李令根

周围血管病临证治验

主　审　李令根

主　编　高　杰

副主编　夏联恒　信铁峰　郭伟光　赵　钢

编　委（按姓氏笔画排序）

丁戊坤　孙　秋　李婉婷　宋美玉　张　航
张百亮　赵　钢　信铁峰　姚伊依　贾　振
夏联恒　高　杰　郭伟光　崔　璇　梁学威

人民卫生出版社
·北京·

图书在版编目（CIP）数据

李令根周围血管病临证治验 / 高杰主编 . —北京：
人民卫生出版社，2023.12
ISBN 978-7-117-35729-6

Ⅰ. ①李… Ⅱ. ①高… Ⅲ. ①血管疾病－中西医结合
疗法 Ⅳ. ①R543.05

中国国家版本馆 CIP 数据核字（2023）第 226372 号

| 人卫智网 | www.ipmph.com | 医学教育、学术、考试、健康，
购书智慧智能综合服务平台 |
| 人卫官网 | www.pmph.com | 人卫官方资讯发布平台 |

李令根周围血管病临证治验
Li Linggen Zhouwei Xueguanbing Linzheng Zhiyan

主　　编：高　杰
出版发行：人民卫生出版社（中继线 010-59780011）
地　　址：北京市朝阳区潘家园南里 19 号
邮　　编：100021
E - mail：pmph @ pmph.com
购书热线：010-59787592　010-59787584　010-65264830
印　　刷：北京汇林印务有限公司
经　　销：新华书店
开　　本：710×1000　1/16　印张：16.5　插页：2
字　　数：229 千字
版　　次：2023 年 12 月第 1 版
印　　次：2023 年 12 月第 1 次印刷
标准书号：ISBN 978-7-117-35729-6
定　　价：68.00 元

打击盗版举报电话：010-59787491　E-mail：WQ @ pmph.com
质量问题联系电话：010-59787234　E-mail：zhiliang @ pmph.com
数字融合服务电话：4001118166　E-mail：zengzhi @ pmph.com

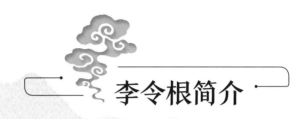

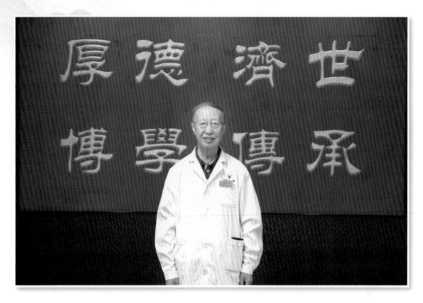

　　李令根，二级教授，博士研究生导师、博士后合作导师，黑龙江中医药大学附属第一医院血管外科顾问，全国中医周围血管病医疗中心主任。第三至六批全国老中医药专家学术经验继承工作指导老师，第二届黑龙江省名中医，黑龙江省首届"龙江名医"，享受国务院政府特殊津贴。中国中西医结合学会理事；中国中西医结合学会周围血管疾病专业委员会第七、第八届主任委员，第九届名誉主任委员，中国中西医结合学会"中西医结合贡献奖"获得者。国家中医药管理局重点专科带头人。国家自然科学基金评审专家，国家药品监督管理局药品审评中心专家。中国医师协会腔内血管学专业委员会副主任委员，中国医师协会腔内血管学专业委员会血管炎性疾病专家委员会主任委员，黑龙江省中西医结合学会常务理事。由国家中医药管理局推荐作为"医药名家"，两次接受中央电视台采访。

序

　　我和李令根教授亦师亦友，转瞬间相识已五十余年。李令根1970年毕业于哈尔滨医科大学，1971年即在黑龙江中医药大学附属第一医院从事临床、教学和科研工作。其间曾多次参加"西学中"班学习，并在黑龙江中医药大学举办的"中医经典学习班"学习一年，获得优异成绩。此间也曾多次在中国中医科学院广安门医院、北京中医医院、南京中医药研究院进修学习，掌握了牢固的中医学基础知识。

　　记得20世纪90年代，因工作原因本人曾帮助李令根教授申报国家中医药管理局的"全国中医周围血管病医疗中心"，并组建了黑龙江省中医药学会周围血管病专业委员会。此后，李令根教授于90年代末连续两届当选为中国中西医结合学会周围血管疾病专业委员会主任委员，成为全国周围血管疾病的领军人物，本人倍感欣慰。

　　令根教授聪颖好学，每有机会常与我交流心得，说是请教却常常独有见地。本书《李令根周围血管病临证治验》，令根教授即说是受我所赠《卢芳临床思维》一书的启发而成，令我愉而阅之。

　　令根教授专攻中医药治疗周围血管疾病几十年，收获不凡。本书翔实地记录了他的临床病案，又独有卓识地提出了"春治秋防""动静脉同治""利湿化痰"等见解，还对其应用多年的"康脉系列药"进行了深入阐述。这是一部凝聚了心血和经验的著作，值得一读。故为之序。

国医大师　卢芳

2022年9月1日于哈尔滨

前言

时光荏苒，恍惚之间已从医五十余载。五十多个寒来暑往，可以说是五味杂陈，但细细回想还是甘甜大于其他，有苦中求乐的摸索，也有初心得偿的欣慰。

受家庭和几位邻居大哥的影响，我从小就萌生了学医的想法。1965年考上哈尔滨医科大学的我，于1970年毕业。也许是命运的安排，1971年我到黑龙江中医药大学附属第一医院参加工作，从住院医师（助教）、主治医师（讲师）、副主任医师（副教授）到主任医师（教授），陪伴着患者、师长、学生一起经历了半个多世纪。其间，除进修、学习外从未离开过临床第一线。或许是习以为常，我给自己的定位一直是一个看病的大夫。

时间和经历是最好的老师，五十多年的工作也使自己从小大夫变成了老大夫，成为一个还算合格的中西医结合外科医生，所掌握的普外科疾病、中医外科疾病的知识也都可以很好地服务于临床和教学。

也许又是一份机缘吧，1984年受张述刚主任安排，帮他一起指导研究生，方向是中西医结合血管外科。因工作需要开始重点学习血管外科的知识，临床工作重点也转向了血管外科疾病。此间有幸结识了王嘉桔老师、尚德俊老师、顾亚夫老师、奚九一老师、冯友贤老师、孙建民老师、张培华老师和崔公让老师等中西医结合血管外科的业界前辈，他们的高尚品格、敬业精神、精湛医术和无私传授使我获益匪浅，受用终身，促使我很快成为中西医结合血管外科的一员。

中西医结合血管外科是我国独有的一门学科，开始于20世纪50年代，是我国中西医结合学科的一个重要组成部分。70多年来，在几代人的努力下，这一学科不断地发展和完善，在学术和临床上都发挥了重要作用，现已成为我国血管外科的重要一环。由于我一直在中医院校工作,临床上更多地应用了中医药的治疗方法,因此学习和积累了一定的中医药治疗周围血管疾病的知识和经验。

2003年开始,本人荣幸地成为全国老中医药专家学术经验继承工作指导老师,从第三批到第六批,先后培养了八位传承弟子,陆续指导了数十位博士、硕士研究生一起学习,教学相长,日积月累,对中医药治疗周围血管疾病有了更多的病例积累及更深入的认识和总结。为了传承这些成果,遂与学生们一起编辑了本书,尤其是此书得以由人民卫生出版社垂青出版,更感荣幸。

本书分为三章。第一章是本人几十年来应用中医药治疗周围血管疾病的心得体会;第二章是常见疾病的临证治验;第三章是精选的医论医话。希望本书对中西医结合血管外科的同仁们有所裨益,若有不当之处,诚请批评指正。

本书承蒙亦师亦友的国医大师卢芳教授作序,在此深表谢意!

李令根

2022 年 11 月

目录

绪论　周围血管疾病——中西医结合治疗的切入点⋯⋯⋯⋯⋯ 1

　一、周围血管疾病的分类和特点⋯⋯⋯⋯⋯⋯⋯⋯⋯⋯⋯ 1

　二、中医药治疗周围血管疾病的临床研究⋯⋯⋯⋯⋯⋯⋯ 2

　三、现代血管外科学的难点和需要解决的问题⋯⋯⋯⋯⋯ 6

　四、中医药治疗周围血管疾病的优势和特色⋯⋯⋯⋯⋯⋯ 8

第一章　学术思想与临床思维 ⋯⋯⋯⋯⋯⋯⋯⋯⋯⋯ 19

　第一节　活血化瘀与利湿化痰 ⋯⋯⋯⋯⋯⋯⋯⋯⋯ 19

　　一、活血化瘀在周围血管疾病中的应用⋯⋯⋯⋯⋯⋯⋯ 19

　　二、利湿化痰在周围血管疾病中的应用⋯⋯⋯⋯⋯⋯⋯ 27

　第二节　春治秋防思想 ⋯⋯⋯⋯⋯⋯⋯⋯⋯⋯⋯⋯ 30

　　一、概述⋯⋯⋯⋯⋯⋯⋯⋯⋯⋯⋯⋯⋯⋯⋯⋯⋯⋯ 30

　　二、现代研究⋯⋯⋯⋯⋯⋯⋯⋯⋯⋯⋯⋯⋯⋯⋯⋯⋯ 32

　　三、验方举例⋯⋯⋯⋯⋯⋯⋯⋯⋯⋯⋯⋯⋯⋯⋯⋯⋯ 34

　第三节　下肢深静脉血栓形成"迁延期" ⋯⋯⋯⋯⋯ 35

　　一、下肢深静脉血栓形成的分期⋯⋯⋯⋯⋯⋯⋯⋯⋯⋯ 35

　　二、深静脉血栓形成迁延期的治疗⋯⋯⋯⋯⋯⋯⋯⋯⋯ 36

　第四节　电针夹脊穴治疗周围血管疾病 ⋯⋯⋯⋯⋯ 37

　　一、作用机制⋯⋯⋯⋯⋯⋯⋯⋯⋯⋯⋯⋯⋯⋯⋯⋯⋯ 38

　　二、实验研究⋯⋯⋯⋯⋯⋯⋯⋯⋯⋯⋯⋯⋯⋯⋯⋯⋯ 39

　　三、临床研究⋯⋯⋯⋯⋯⋯⋯⋯⋯⋯⋯⋯⋯⋯⋯⋯⋯ 41

四、操作规范 ……………………………………………………… 42

第五节 "气行则血行"的治疗理念 ……………………… 45

第六节 "动脉静""静脉动"理念 …………………………… 48

一、"动脉静" ……………………………………………… 48

二、"静脉动" ……………………………………………… 49

第七节 动静脉同治的治疗理念 ………………………… 54

一、动静脉疾病的相互影响 …………………………… 54

二、"动静脉同治"理念临床应用基础 ……………………… 56

第八节 关于在治疗的全程应用溶栓药的理念 ………… 57

一、血栓形成机制 ………………………………………… 57

二、全程应用溶栓药的理论基础 ………………………… 58

三、全程应用溶栓药的优势 …………………………… 59

四、目前溶栓药应用简况 ………………………………… 60

五、小结 …………………………………………………… 61

第九节 关于早期离断的治疗理念 ……………………… 62

一、肢体早期离断的提出 ………………………………… 62

二、肢体早期离断的应用 ………………………………… 63

第十节 李令根教授应用蓬子菜治疗周围血管病经验 ……… 65

第二章 临证治验 ……………………………………………… 69

第一节 动脉硬化闭塞症 ………………………………… 69

一、概述 …………………………………………………… 69

二、常见症状及体征 ……………………………………… 71

三、辅助检查 ……………………………………………… 72

四、诊断与鉴别诊断 ……………………………………… 73

五、治疗 …………………………………………………… 73

六、预防及护理 …………………………………………… 76

七、验案举例 ……………………………………………… 77

八、诊疗体会 …………………………………………… 84

九、现代研究 …………………………………………… 85

第二节　糖尿病性动脉硬化闭塞症 ……………………… 87

一、概述 ………………………………………………… 87

二、常见症状及体征 …………………………………… 89

三、辅助检查 …………………………………………… 91

四、诊断与鉴别诊断 …………………………………… 91

五、治疗 ………………………………………………… 92

六、预防及护理 ………………………………………… 94

七、验案举例 …………………………………………… 94

八、诊疗体会 ………………………………………… 101

九、现代研究 ………………………………………… 102

第三节　血栓闭塞性脉管炎 …………………………… 103

一、概述 ……………………………………………… 103

二、常见症状及体征 ………………………………… 105

三、辅助检查 ………………………………………… 107

四、诊断与鉴别诊断 ………………………………… 109

五、治疗 ……………………………………………… 110

六、预防及护理 ……………………………………… 117

七、验案举例 ………………………………………… 117

八、诊疗体会 ………………………………………… 125

九、现代研究 ………………………………………… 126

第四节　下肢深静脉血栓形成 ………………………… 127

一、概述 ……………………………………………… 127

二、常见症状及体征 ………………………………… 129

三、诊断与鉴别诊断 ………………………………… 131

四、治疗 ……………………………………………… 132

五、预防及护理 ……………………………………… 135

六、验案举例 ·· 137

七、诊疗体会 ·· 143

八、现代研究 ·· 144

第五节　下肢静脉曲张及其并发症 ······················ 146

一、概述 ·· 146

二、常见症状及体征 ·· 148

三、辅助检查 ·· 149

四、诊断与鉴别诊断 ·· 150

五、治疗 ·· 150

六、预防及护理 ··· 154

七、验案举例 ·· 155

八、诊疗体会 ·· 158

九、现代研究 ·· 159

第六节　血栓性浅静脉炎 ·································· 161

一、概述 ·· 161

二、常见症状及体征 ·· 162

三、诊断与鉴别诊断 ·· 163

四、治疗 ·· 164

五、预防及护理 ··· 166

六、验案举例 ·· 167

七、诊疗体会 ·· 171

八、现代研究 ·· 171

第七节　多发性大动脉炎 ·································· 173

一、概述 ·· 173

二、常见症状及体征 ·· 175

三、辅助检查 ·· 176

四、诊断与鉴别诊断 ·· 177

五、治疗 ·· 178

六、预防及护理 ………………………………………… 182

七、验案举例 …………………………………………… 183

八、诊疗体会 …………………………………………… 189

九、现代研究 …………………………………………… 193

第八节　急性动脉栓塞 ……………………………… 195

一、概述 ………………………………………………… 195

二、常见症状及体征 …………………………………… 198

三、辅助检查 …………………………………………… 199

四、诊断与鉴别诊断 …………………………………… 199

五、治疗 ………………………………………………… 200

六、验案举例 …………………………………………… 202

七、诊疗体会 …………………………………………… 209

八、现代研究 …………………………………………… 210

第九节　雷诺病 ……………………………………… 211

一、概述 ………………………………………………… 211

二、常见症状及体征 …………………………………… 213

三、诊断与鉴别诊断 …………………………………… 215

四、治疗 ………………………………………………… 216

五、预防及护理 ………………………………………… 218

六、验案举例 …………………………………………… 218

七、诊疗体会 …………………………………………… 221

八、现代研究 …………………………………………… 221

第三章　医论医话 …………………………………… 223

第一节　侧支循环——慢性血管闭塞性疾病的治疗支点 … 223

一、慢性血管闭塞性疾病概述 ………………………… 223

二、侧支循环在慢性肢体缺血恢复中的意义 ………… 223

三、慢性血管闭塞性疾病常用治则及方药 …………… 225

四、临床案例 ··· 226

第二节 "急斩之"解 ·· 228

一、"急斩之"古代文献解 ·· 228

二、"急斩之"现代临床应用 ······································ 231

第三节 慢性创面治疗难点、临床现状及其评价 ············· 233

一、常见慢性创面及其特点 ·· 233

二、常用治疗技术 ··· 235

三、慢性创面的治疗难点 ·· 238

四、全身治疗在慢性创面治疗中的重要性 ····················· 238

五、中医药的治疗优势 ··· 239

第四节 糖尿病足坏疽的人性化评估 ·························· 240

一、案例分析 ··· 240

二、总结 ··· 244

第五节 血管闭塞的细节 ··· 245

一、血栓形成 ··· 245

二、血管栓塞 ··· 249

三、血管狭窄 ··· 250

四、血管痉挛 ··· 251

第六节 中西医结合外治法在糖尿病足溃疡中的应用 ········ 252

一、常用清创技术 ··· 252

二、常用中药外治法 ·· 253

三、其他治疗方法 ··· 254

第七节 中医药治疗周围血管疾病漫谈 ······················· 255

一、辨证论治在周围血管疾病治疗中的意义 ··················· 255

二、周围血管疾病的预防与康复 ································· 256

绪论

周围血管疾病
——中西医结合治疗的切入点

中西医结合医学同中医药学一样,是我国特有的医学体系,正逐步成为世界医学体系中的一员。如何更好地开展中西医结合基础和临床研究,使中西医结合医学成为全世界认可的完整的医学体系,是我们中西医结合医学工作者的责任和使命。

基础医学随着现代科学和现代医学的不断发展与进步,相信会有一个很好的突破,而临床医学通过大量的临床实践也一定会有可靠的进展。下面我们想从周围血管疾病的角度谈一谈中西医结合临床研究的切入点。

我们认为,这个"切入点"一定是中医药治疗的优势和特色。通过大量的中医学研究和临床实践证明,周围血管疾病恰恰是中医药治疗可以和现代医学治疗疗效相媲美的一类疾病。

一、周围血管疾病的分类和特点

(一)周围血管疾病的分类

周围血管疾病,顾名思义就是发生在周围血管的病变。从解剖学角度讲,周围血管是指除心血管以外的血管及淋巴系统。由于脑血管在疾病中的特殊性,临床上又常将心脑血管并列称之。因此,一般而言的周围血管疾病通常则指除心脑血管以外的动脉、静脉和淋巴管道的疾病。而临床常见的周围血管疾病则主要是指发生于四肢的动脉、静脉和淋巴管道的疾病。

到目前为止,除 1989 年王书桂、赖尧基编写的周围血管疾病分类外,还没有新的系统的分类方法。我们以上述分类为基础,结合当前临床血管

外科常涉及的疾病,对周围血管疾病重新作了以下分类:

1. 按疾病发生部位分类,分为动脉系统疾病、静脉系统疾病、毛细血管疾病、淋巴管疾病、血液性血栓性疾病。

2. 按疾病发病原因分类,分为免疫性血管疾病、炎症性血管疾病、血栓栓塞性疾病、血管损伤性疾病、先天性血管疾病、血管肿瘤、医源性血管疾病。

3. 从临床治疗需要的角度,我们常将其分为先天性血管疾病、免疫性血管疾病、炎症性血管疾病、血栓栓塞性血管疾病、血管损伤。

（二）周围血管疾病的病变规律

在以上疾病分类的基础上,我们又总结了周围血管疾病的病变规律:除血管损伤造成的急性出血外,一般均表现为"管道"的闭塞。在动脉,表现为闭塞远端供血不足引起的功能障碍、组织坏死;在静脉,则造成静脉回流受阻、组织肿胀、淤血,或晚期的瓣膜功能破坏,静脉内血液倒流;在淋巴,则表现为淋巴液淤积,皮肤感染、化脓或增生肥厚。

从中西医结合诊疗周围血管疾病的角度来看,本病是指发生于四肢的血管疾病,主要包括三种基本病变,即动脉硬化闭塞症、糖尿病足、深静脉血栓形成。所有的周围血管疾病都包含一个基本问题,即血管的狭窄和闭塞。

通过对周围血管疾病进行分类及总结其病变规律,有利于中西医结合治疗本病。

二、中医药治疗周围血管疾病的临床研究

（一）中医学对周围血管疾病病机的认识

我们在治疗周围血管疾病的临床实践过程中,总结了以"瘀"为主的病因病机理论,全身上下之经脉血络,无论是在周围血管病变的哪一阶段均含有"瘀血"的病变,且因瘀而成病。无论是外伤、感受外邪或脏腑功能失调等均可导致血行不畅和血液瘀滞,造成四末经脉不通而发为周围血管疾病。因而通过活血化瘀法疏通经脉、濡养肢体,则本病可解也。我们在临床上总结出活血化瘀十二法,适用于以下疾病:①各种原因所致的动脉闭

塞和栓塞,如血栓闭塞性脉管炎、肢体动脉硬化闭塞症、雷诺病、大动脉炎和急性动脉栓塞;②各种静脉循环障碍,如血栓性浅静脉炎、下肢深静脉血栓形成和下肢静脉曲张;③急性血管炎症,常与清热解毒药配合使用,以控制血管炎性病变;④周围血管疾病稳定阶段,以活血化瘀法来改善肢体血液循环,并进一步清除血管炎症。

人是一个完整统一的机体,虽然血管病变多数在血管的某一局部,但与脏腑气血有密切关系。脏腑功能失职,会出现运血无力、统摄无权、疏泄失常,使血液不能正常运行而发生病变。反之,血液瘀阻后,也会使脏腑失去濡养而虚损。气血盛衰与血管疾病关系密切,如肾阳虚易受外寒,寒凝脉络,肢体末端失于温煦濡养,则出现患肢冰凉、疼痛、麻木、间歇性跛行等症状,如血栓闭塞性脉管炎、大动脉炎、雷诺病等。如果气虚血瘀,则易出现肿胀、疼痛,进而发生肢端坏死。

由于治疗的作用或正气来复则邪气衰退;或因失治误治,导致邪愈盛、正愈衰,等等。这些因素都可导致周围血管疾病的邪正相争处于不断变化之中,一是邪气渐衰、正气来复,表现为侧支重建或者血管再通,病情逐步稳定而痊愈;一是邪气愈来愈盛,由瘀化热,由热成毒,使正气愈来愈弱,病情恶化,甚至死亡;也有正邪相持缠绵者,则病情时好时坏,反复发作。

(二)周围血管疾病常见症状的中医辨析

引起疼痛的原因众多,如气滞、寒凝、热灼等可导致疼痛,而湿滞、气血不荣、阴虚阳亢亦可引起疼痛。气滞血瘀是周围血管疾病的总病机,无论什么原因,最后导致血瘀者即可引起疼痛。我们临床治疗时主要针对血瘀,瘀为有形之邪,阻碍气血运行,其基本特点是痛如针刺,痛有定处,夜间尤甚。因夜间阳气入脏,阴气用事,血凝寒重,故夜间疼痛尤甚。除此之外,疼痛尚与肢体的位置、温度及运动有关。例如,周围环境寒冷时,血栓闭塞性脉管炎患者的疼痛可加重,并且在行走运动后出现间歇性跛行,此类患者肢体抬高时疼痛亦可加重。

酸胀则是由于筋肉失养或水湿停滞所致。麻木是一种肌肤感觉障碍,表现为反应迟钝,亦为气血虚少、肌肤失养,或血瘀气滞、气血不达所致。

而肺气不宣、脾气转输失常、肾失开阖、三焦决渎失职,水湿内停则发为水肿,其与脾脏关系最为密切。在人体气虚、阳气不足,或寒凝、气血瘀滞时,因"气主煦之""阳虚则寒",故人体皮温降低,当热邪为患或湿热下注时则皮温升高。血不荣肤、血虚有寒,则肤色苍白;热邪侵袭,燔灼肌肤,则肤色发红;血瘀脉道,则皮色紫红或青紫;肌死肉枯,则肤色黑黯。湿热瘀滞、郁久化热、热腐成脓,则成溃烂坏疽。另外,经脉瘀阻,血不循常道,加之湿秽污浊积聚,亦可导致溃烂坏疽。

(三)周围血管疾病的中医药治疗方法

周围血管疾病在不同阶段具有不同的证候及临床表现。如血栓闭塞性脉管炎,在发病初期可能是寒凝经脉、气滞血瘀,引起肢寒、怕冷、足部皮色发白、疼痛等症状。发展到寒化为热、热盛肉腐时,就会出现溃脓坏死。因此在治疗时,要辨清病证,掌握病机,综合分析局部与全身情况,采用内治与外治配合的方法,以缩短疗程,提高疗效。

周围血管疾病中的化脓性感染性疾病,如丹毒等(热毒证),宜清热解毒、凉血清营,内服五味消毒饮加减或清营解毒汤等,外用解毒洗药熏洗患处或外敷大青膏等,此类方药具有明显的抗炎解毒作用,可迅速控制感染。

急性下肢深静脉血栓形成(湿热证),宜清热利湿、活血化瘀,内服四妙勇安汤加味、安宫牛黄丸,同时使用溶栓疗法,结合应用硝矾洗药等熏洗热罨患肢,可迅速消除下肢瘀血肿胀,明显提高疗效。

血栓闭塞性脉管炎、动脉硬化闭塞症等疾病,若严重肢体缺血,特别怕冷发凉,患肢呈苍白色(阴寒证),宜温经散寒、活血通络,内服阳和汤加味,应用回阳止痛洗药、温脉通洗药等熏洗患肢,可明显改善患肢血液循环障碍。

下肢慢性蜂窝织炎、慢性丹毒、静脉曲张并发慢性炎症等,局部皮肤红肿发硬,宜活血化瘀,佐以清热利湿,内服活血通脉饮、西黄丸等,应用硝矾洗药、解毒散瘀洗药煎汤趁热熏洗、热罨患处,外涂丹参酊等,对消除慢性炎症有良好效果。

（四）中西医结合治疗周围血管疾病的意义

对于严重的周围血管疾病,如慢性肢体动脉闭塞性疾病,施行血管重建手术可迅速改善肢体缺血状态。对于严重的下肢静脉曲张和深静脉瓣膜功能不全,施行大隐静脉高位结扎、曲张静脉剥除和静脉瓣膜矫正手术等,可有效消除下肢静脉淤血状态。对于严重的肢体缺血性坏疽,可施行坏死组织切除和不能完全避免的截肢手术。对于周围血管损伤,可施行血管吻合术、血管修补术和血管搭桥术等。这些手术治疗,与中医药辨证论治相结合,可以缩短疗程,提高疗效,改善患者全身情况,预防和治疗手术并发症。

另外,严重感染、感染性休克等,需及时应用有效抗生素,控制感染;予输液、输血等支持疗法,纠正水、电解质平衡紊乱,防治休克。这些都是治疗周围血管疾病的重要措施。

（五）现代医学对中医药治疗的支持

随着现代医学的发展,各种诊断、治疗手段日新月异,使中医学对周围血管疾病的认识更加深入,中西医结合治疗手段更加多样化,治疗效果也更加显著。

现代医学诊断技术的进步,使传统中医命名更加细化,治疗更有针对性。在中医命名中,脱疽是指可能会发生肢端坏疽的一类疾病,其中包括动脉硬化闭塞症、糖尿病足、血栓闭塞性脉管炎、雷诺病等。但这些疾病在治疗时,方法不尽相同,在现代医学诊断的辅助下,中西医结合治疗能够更精准、更有针对性。同样的问题也存在于股肿(下肢深静脉血栓形成、下肢淋巴性水肿等)及臁疮(下肢静脉溃疡、免疫性血管炎溃疡等)这些疾病的诊治当中。尤其是股肿(下肢深静脉血栓形成),随着近年来对其病因病机的认识逐渐深入,我们提出了更为合理的分期方式,从生理、病理及临床表现论证了迁延期的存在,并证实中医药治疗在迁延期确有优势。

现代医学治疗技术的进步能够弥补单纯中医药治疗的不足。例如糖尿病足引起的脱疽,如果局部缺血严重,就需要先开通血管,改善供血,这样不但能增加创面愈合的概率,还能缩短治疗时间;对于预防臁疮(下肢静脉溃疡)的复发,采用手术截断交通静脉支的方法,优于单纯应用中医药;对于缺损较大的创面,负压引流技术与中药灌洗液合用能有效控制感染,缩短创面愈合时间;"急斩之"理论的早期离断思维,巧妙地结合了现代医学与传统中医的优势,能有效降低死亡率,同时降低截肢平面,尽量提高患者的生存质量。

三、现代血管外科学的难点和需要解决的问题

由于血管腔内技术的应用,以及新的诊断技术与治疗方法的出现,现代血管外科疾病的检出率大为提高,临床疗效也有所增加。同时,也涌现出了新的临床难点和热点,如术后再狭窄问题,下肢动脉缺血腔内的治疗及疗效评估,急性下肢深静脉血栓形成溶栓治疗等,均是值得血管外科认真研究及探讨的临床问题。

(一)下肢动脉缺血的腔内治疗难点

腔内治疗已成为当前治疗下肢动脉硬化闭塞症的热点。但如何获得更佳的远期疗效,使患者保肢生存之路走得更远,是血管外科医生关注的焦点问题。其中,膝下动脉严重缺血的血管腔内介入治疗一直是有待解决的难点问题,主要有以下几个原因:①小腿动脉直径细小,目前尚无合适的球囊和支架可以选择;②小血管病变多发生于糖尿病性下肢动脉硬化闭塞症,此病形成的斑块比一般动脉硬化形成的斑块更坚硬,不容易被扩张;③膝下动脉距离心脏远,动脉的压力小,容易形成血栓;④远端流出道差,小动脉扩张后容易形成血栓。下肢动脉硬化闭塞症经血管腔内治疗后,支架内或病变血管内血栓形成或内膜增生再狭窄,是目前影响远期疗效、尚未克服的难点问题。

(二)急性下肢深静脉血栓形成溶栓治疗

外科手术取栓治疗存在伤口感染、出血、延迟愈合等缺点,系统溶栓治疗一直是急性下肢深静脉血栓形成或肺动脉栓塞的主要治疗手段,但该法血栓溶解率低,易导致出血风险及增加病死率,这也限制了系统溶栓方法

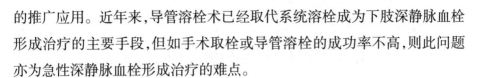

的推广应用。近年来,导管溶栓术已经取代系统溶栓成为下肢深静脉血栓形成治疗的主要手段,但如手术取栓或导管溶栓的成功率不高,则此问题亦为急性深静脉血栓形成治疗的难点。

(三)支架植入后血管内膜增生问题

经皮腔内气囊导管血管成形术与腔内血管支架,利用气囊的张力来分离硬化内膜壳,使血管中膜进行一定程度的扩张,管腔得以扩大。在进行扩张的过程中,中膜的平滑肌、胶原纤维都会发生不同程度的损坏,管腔在扩大后将由扩充的血流量及压力脉冲进行支撑。利用腔内血管支架进行操作是为了有效避免术后发生血管再狭窄和夹层等现象。术后发生血管再狭窄情况的主要原因是血管壁的收缩程度不够,利用腔内血管支架虽然能够在一定程度上阻碍血管回流,但是却不能阻止内膜增生现象的发生。

因此,需对此项技术进行改进,从而减少再狭窄现象的发生。通过放射治疗能使内膜增生减少,此疗法产生的放射线对细胞能够进行高等级的损伤,使细胞的 DNA 不能进行正常补救,利用带放射源的支架、导管及液体来扩张球囊,此种方式的治疗在短期和中期会有一定效果。光动力治疗也是常用的方法之一,通过使用光敏药物加速局部增生细胞的凋亡,进而抑制内膜增生现象的发生。内膜增生的问题比较复杂,需作进一步的探讨和研究,今后要对内膜增生形成的机制进行探索,并对技术方法进行改进和完善。

(四)淋巴系统疾病认识及治疗

目前对于淋巴系统疾病的认识及治疗可谓停滞不前。外科手术可以处理的淋巴系统疾病主要是淋巴水肿,但手术效果欠佳,术后复发率高。也罕有针对这一疾病新的治疗方法的报道。

(五)医疗器械成本问题

医疗器械和耗材成本逐年升高、医保覆盖范围有限、家庭经济条件差等因素制约了部分患者就医。血管外科作为高度依赖医疗器械和耗材的科室注定也要受到冲击,如何通过降低成本和费用来满足大多数患者的需求也是必须要考虑和解决的问题。

四、中医药治疗周围血管疾病的优势和特色

（一）免疫性血管疾病

1. 免疫性血管疾病的现代医学治疗现状 免疫性血管炎是由外来物质作为抗原或某些自身抗原进入人体后引起病态的免疫反应，形成免疫复合物，并沉积于血管，导致以血管壁的炎症和纤维素样坏死为病理特征的一组异质性疾病。2012 年 Chapel Hill 会议将血管炎分为大血管炎、中血管炎、小血管炎、变异性血管炎、单器官性血管炎、与系统性疾病相关的血管炎、与可能病因相关的血管炎等 7 类，包括数十种疾病。免疫性血管炎发病机制复杂，临床表现变化多端，反复发作，缠绵难愈，给患者带来极大的身心负担。

目前免疫性血管炎常用的西医治疗方法为非甾体抗炎药、糖皮质激素、免疫抑制剂等联合用药，长期使用会产生各种副作用，患者依从性差，停药会出现病情反复，远期疗效不尽如人意。而生物制剂、免疫球蛋白、血浆置换与免疫吸附等治疗方式虽然可使疾病缓解，但远期效果及安全性有待进一步研究，且价格昂贵，一般患者难以承受。

对血栓闭塞性脉管炎患者实施血管腔内治疗，术后易出现病变血管即刻弹性回缩、血栓、狭窄残留及限制性夹层等问题，可能会增加支架内狭窄的发生率。

例如多发性大动脉炎的发病机制至今仍未明确，现有几种类型的治疗药物也仅能降低炎症反应、稳定病情，从而延缓疾病进展，并不能彻底根治。手术治疗往往也只是对症靶向治疗，手术对象主要是那些造成明显缺血症状的狭窄动脉。因此，手术虽有效，但只是局部治疗，并不能延缓其他部位的动脉炎进展，无法根除多发性大动脉炎的病因。虽然血管旁路手术及置换术的效果比较确切，但开放性大手术的风险高，对患者的创伤也比较大。

2. 免疫性血管疾病中医药治疗优势和特色 免疫性血管炎在中医文

献中无相应病名,但中医学对本病的认识早有记载。根据其症状可归属于中医学"脉痹""血痹""五脏痹""脱疽""狐惑""瓜藤缠""梅核火丹""湿毒流注"等范畴。但大多医家认为本病与湿、热、瘀、痰、虚等密切相关。我们认为,免疫性血管炎属中医学"络病"范畴,热毒伤络是关键病因。毒邪可从外直接侵袭人体,或夹时邪侵入,或与体内湿、痰、瘀等病理性产物相兼为患。各种毒邪导致变态反应,产生炎症因子,造成血管损伤是络病形成的病理基础,络脉受邪且殃及四肢百骸。

中医药可以双向调节人体功能,纠正机体失衡状态。中医辨证论治,随证加减,具有个体化治疗的独特优势。

(二)慢性动脉闭塞性疾病

慢性动脉闭塞性疾病是近年来发病率不断增高的疾病之一,也是目前肢体慢性缺血性疾病中较常见的疾病,其病变多发生于下肢的中、小动脉。同血栓闭塞性脉管炎不同的是,本病没有明显的静脉病变,动脉硬化性斑块造成的动脉狭窄比血栓闭塞性脉管炎多见,侧支循环的开放较多,病情进展也较慢,早期治疗效果明显优于血栓闭塞性脉管炎。一般认为,动脉缺血性疾病需要终身用药,给患者的生活带来极大不便。

现代医学认为非手术治疗不是慢性动脉闭塞性疾病患者的首选治疗方法,但由于动脉流出道差及手术耐受力低等无法进行手术治疗(血运重建或截肢手术)时,非手术治疗则成为不得已的选择,包括药物和伤口护理等。常用药物包括扩血管药物(如类前列腺素)、抗血小板药物(如氯吡格雷、西洛他唑)和他汀类药物等。近年来,开始尝试应用基因治疗和干细胞移植,其主要目的是促进肢体远端侧支血管的再生,但这些治疗方法的安全性和有效性尚待进一步明确。

对病变动脉远端流出道良好、无严重心脑血管并发症,且手术耐受力良好的慢性动脉闭塞性疾病患者,可选择血运重建手术(手术旁路或腔内治疗),但首选手术旁路还是腔内治疗目前尚存在争议。腔内治疗虽然具有相对较高的技术失败率和术后12个月的二次干预率,但并不影响患者接受再次腔内治疗或转行手术旁路。有研究显示,手术旁路的截肢率和死亡率低于腔内治疗,但行膝下人工血管旁路则预后较差。虽然腔内治疗技术的发展使越来越多的慢性动脉闭塞性疾病患者从中受益,但旁路手术仍是治疗本病的"金标准",自体静脉旁路转流的中、远期通畅率仍高于腔内治疗。内膜下血管成形术可治疗长段的动脉闭塞,但重建通道的中、远期通畅率尚不够理想。虽然内膜下血管成形术后支架的使用能有效降低因血管弹性回缩和内膜夹层形成所致的早期动脉闭塞,但支架相关并发症如支架断裂、内膜增生等问题仍有待进一步解决。

从治疗角度来看,除手术的血管搭桥、转流、腔内的取栓、支架、球囊扩张等方法外,恢复血运最主要的方法是侧支循环的建立,而如何建立稳定的侧支循环,使肢体的缺血状态不再复发,从而保证远期疗效,是临床最主要的目的。从基础研究角度来看,动脉硬化的病理生理过程存在动脉硬化性斑块消退期,所以从理论上讲,动脉硬化性闭塞的血管应该存在复通机会,我们观察部分患者,发现治疗前后,腘动脉、胫后动脉有从搏动消失到搏动恢复的病例。

中医认为,本病总属虚实错杂、本虚标实。故其辨证,首当明辨虚实、标本主次。初期多以邪实为主,当辨寒凝、血瘀、瘀热、热毒之不同;后期则转为虚实夹杂,须辨阴虚有热、气血亏虚之异。其次重视局部的望诊和切诊,以助辨别寒、热、虚、实,区分气血是否闭阻。再根据患者的不同状况,分别应用我们自制的康脉注射液、康脉Ⅰ~Ⅲ号胶囊、中药药膜等治疗,疗效显著。

1. 慢性动脉闭塞性疾病的病理过程

(1) 首先是各种原因造成的动脉狭窄或闭塞,必然会引起供血不足,并造成供血区域内的功能障碍,甚至局部组织的缺血、坏死。其程度则取决于血管闭塞的程度和侧支循环建立的情况。对慢性动脉闭塞的病变,在血管闭塞的同时,侧支循环的建立也在同时形成。这样一个病理生理过程,就决定了局部血运慢性不足的演变过程。在此情况下,由于病情进展或者其他诱因的发生,则将产生病情加重的后果,而此时则将产生微循环障碍,从而发生组织坏死。

（2）造成动脉闭塞的原因则因病因不同而各异,如血栓闭塞性脉管炎是血管内膜、肌层至全层的病理性改变,加之管腔内血栓形成而逐渐闭塞;动脉硬化性闭塞症则是在动脉硬化的病变基础上加之血栓形成,而功能性血管疾病则是因动脉的反复痉挛造成内膜损伤,逐渐产生血栓而导致管腔闭塞。总之,慢性闭塞性动脉病变的共同规律:一是血栓形成,二是侧支循环的建立。其他则可有动脉的功能性病变、动脉内膜的病变、动脉壁的病变,以及营养动脉本身的血管和神经的病变。

2. 慢性动脉闭塞性疾病治疗的见解

（1）基于以上病理过程,慢性动脉闭塞性疾病的治疗,除病因治疗外,为了更好地改善供血情况,主要应从两方面着手。一是促进侧支循环的建立,二是避免血栓的形成。尤其是动脉闭塞晚期,已经闭塞或狭窄的血管,再通的可能性很小,故改善或促进侧支循环是重要的途径。并且,此时肢体远端微血管的血栓亦开始形成,更增加了组织的缺血、缺氧程度。

（2）关于血管闭塞性疾病的治疗:抗凝、祛聚、溶栓是针对血管内流动的血液而言的方法,而对于改善血管本身的病变情况,则主要包括以下3种方法:①针对病因的治疗;②改善血管内皮细胞功能的治疗;③扩张血管。

（3）溶栓治疗:在病变的急性期应及时应用溶栓药物(静脉给药、动脉给药或导管介入给药),可有效溶解血栓,解决血栓栓塞问题;在病变的慢性期亦要应用溶栓药物进行冲击治疗,此种方法在临床上取得了良好疗效。在临床应用中,应监测血浆纤维蛋白原含量,不管治疗前指标如何,治疗中的血浆纤维蛋白原含量应保持在正常值或其1/2以下,李令根教授认为只有这样,才能使血液处于稀释状态,达到治疗目的。由于患者的个体差异性,用药后纤维蛋白原的下降速度和回升速度均不同,所以在整个住院治疗过程中需定期监测凝血,只要符合标准,并且没有禁忌证,无论是哪一期患者,溶栓皆可贯穿整个治疗过程。

（4）促进侧支循环建立:侧支循环的建立是机体对抗组织供血不足的本能。从解剖学角度来看,组织间的微血管及网状血管是侧支循环建立的基础。从临床角度来说,如何使这些微血管的功能增强,使其供血网络更加系统化,从而更好地改善局部血运情况,是我们医务人员努力的方向。基于这样一个病理生理基础,就可以更好地解释为什么血栓形成后局部血运不足,当侧支循环建立后局部血运恢复。这也为我们临床强调巩固治疗作用提供了依据。

(5)"动静脉同治"理念:我们通过总结多年的临床经验发现,在手术和药物等改善动脉缺血的治疗过程中,患肢可能出现疼痛加重、肿胀等表现。由此,我们提出"动静脉同治"的理念构想。

(6)"动脉静"理念:我们在四肢血管疾病的临床实践中提出"静脉动""动脉静"的预防及治疗原则。"动脉静"即动脉求"静",指的是下肢动脉闭塞性疾病的发病及治疗过程中,由于动脉闭塞造成局部供血不足,过度运动则会导致局部组织的耗氧量增加,加重组织缺血。因此,动脉缺血性疾病的治疗需要静养,不宜勉强、过度行走。

(7)活血化瘀思想:我们在治疗周围血管疾病时,总结了以"瘀"为主的病因病机理论,无论是感受外邪,还是脏腑功能失调,均可导致血流不畅、经脉不通,而发为本病。因此,李令根教授总结出活血化瘀十二法,以疏通经脉、濡养肢体。

(8)利湿化痰思想:我们在多年的临床实践中发现,在应用中医药治疗周围血管疾病的过程中,虽然较多的病症属于"血瘀"范畴,应用活血化瘀疗法也可以收到较好的效果,但是有一部分病因不明的难治性疾病并不都明显表现为血瘀证候,而是显示"痰瘀"证候,通过以化痰为主的治疗方法则取得了较好的疗效。"动脉硬化闭塞症内膜出现粥样硬化斑块与腔内继发血栓形成"这一系列病理改变多从痰瘀论治。

随着生活水平提高,人们的饮食结构亦发生改变,现代人多见痰湿体质,以此辨析此类患者病机,素体痰湿尤重于外侵之湿。痰湿阻络,气血运行不畅,阻遏脉道,导致或加重血瘀形成。临证中虽然有时只表现痰或瘀某一方面的症状,但痰瘀二者同源而互化,痰阻则血滞而瘀,血瘀则痰结难化。因此,治疗中要做到见瘀之证而防痰之生,见痰之象而防瘀之结,治瘀不忘祛痰,祛痰兼顾化瘀。正如《血证论》所言:"须知痰水之壅,由瘀血使然,但去瘀血,则痰水自消。"故使用祛瘀化痰之品,同时酌配理气之药,调理气机,以使气顺痰消瘀解,盖痰不去则病不拔。善治痰者,不治痰而治气,气顺则一身津液亦随气而顺矣。治瘀须治气,治血之病,率先治气,气行则血行,气滞则血瘀。所以,在祛瘀化痰时加入益气、行气之品,可增强药力,相得益彰。尚要注意寒热之分,寒痰则用"温药和之",热痰则宜清热化痰,如此则痰瘀之证可除。

(三)糖尿病足溃疡

1. 糖尿病足溃疡的治疗难点

(1)深部组织及肌腱的感染甚至坏死。

(2)血运基本恢复后的肢体肿胀,以及再灌注损伤问题。

(3)对于出现严重感染的糖尿病足,在动脉开通后,静脉回流加速导致的全身中毒问题。

(4)膝下血管的开通后远端坏死问题。膝下血管的开通虽然为糖尿病足的血运改善提供了极大利处,但因足部位于肢体末端,开通过程中的微血栓常常造成肢端动脉栓塞,从而使病情加重,甚或造成截肢。

2. 糖尿病足溃疡的常用外治法 ①化腐清创法:五五丹、九一丹、化腐生肌散;②祛腐生肌法:化腐生肌散、生肌玉红膏、全蝎膏;③箍围法:铁箍散、金黄散、洪宝散;④生肌敛创法:冲和膏、生肌玉红膏、全蝎膏;⑤清热解毒法:三黄洗剂。

3. "肢体早期离断"思想在糖尿病足溃疡治疗中的意义 目前临床上对于坏死肢体,截肢术是最为彻底,也是较为常规的治疗方法之一。截肢术的应用,使得因肢端坏死导致机体损伤加重,甚至危及生命的情况得到了极大改善。在当前的治疗水平下,肢端一旦因缺血而引起坏疽往往是不可逆的,这给患者的生活带来了极大的负面影响。李令根教授结合临床实践,提出了"肢体早期离断"的治疗思想。

4. "祛瘀补虚"在糖尿病足溃疡治疗中的意义 糖尿病足溃疡属于下肢慢性溃疡的一种,患者发病前多有气虚下陷病史,即站立时间长或走路后下肢便觉沉重肿胀、疲乏欲歇,溃疡日久不愈则表现为疮口下陷,疮缘较硬,脓液稀少或恶臭不秽,肉芽灰白或暗淡等虚证现象,此乃气血亏虚的表现;病久患者疮口隐痛,入夜尤甚,同时可见疮周皮肤颜色暗黑、肌肤甲错、毛发不荣等瘀血证候。

李令根教授认为,本病初痛者多实多热,久痛则因瘀因虚,与"久病必瘀,久病必虚"的中医理论相符。因此,糖尿病足溃疡的主要病机是久病正虚,气血瘀滞,营卫不畅,肌肤失养,复染邪毒所致;又湿性下趋,脾虚不能运化水湿,湿邪积聚不散,化热熏蒸肌肤,发于表为湿热毒象,而病之源却在于血脉瘀滞,肌肤失荣,且皮溃之后,经络又被阻隔,加重气血瘀滞,恶肉腐蚀气血,阻遏气机。"虚""瘀"为本,"腐"为标,内先虚,而后外溃,且疾病的发展是一个变化过程,常常"因瘀致虚,因虚致瘀",互为因果,从而导致下肢慢性溃疡创面难以愈合。

在治疗上,祛"腐"治疗溃疡只是治标之技,李令根教授强调"祛瘀补虚",主张从整体出发,调动全身的积极性,平衡阴阳气血,助养生新,辨明分期,内外合治,标本兼顾。重视温通托补,强调活血通络和健脾益气之法同用,益气升阳,托毒生肌,通畅血脉,祛除瘀滞。着眼于消、通、和三法。消者,消其瘀滞湿浊;通者,通其经脉阻塞;和者,调和气血,恢复其运行之常度。治疗之初,重在消和通,为气血的流行扫清障碍,稍配调和气血之品,寓和于消、通之中;至疮面洁净红活,则以和为主,益气养荣,调和气血,少佐活血通络之品,寓消、通于和养之中,使养而不滞,利于创面的愈合。用药宜气血兼顾,或行气以消瘀,或调气以和血,或补气以生血。

(四)下肢深静脉血栓形成

李令根教授认为在下肢深静脉血栓形成的急性期和血栓形成的后遗症期之间存在迁延期,此期是中医药治疗的优势时期。

1. 下肢深静脉血栓形成的治疗现状 抗凝治疗是下肢深静脉血栓形成最基本的治疗措施,有效的抗凝治疗可以抑制下肢深静脉血栓的进展与复发。低分子量肝素与华法林是临床最常用的抗凝药物,但低分子量肝素需要皮下注射,患者往往无法自行完成,影响其依从性,而华法林治疗窗较窄,容易受食物或药物影响,患者需要频繁抽血监测凝血功能,增加了患者痛苦,抗凝效果无法保证稳定,出血风险较大。目前,单个患者抗凝时间及何时降低药物用量尚无统一标准,一般情况下,临床上患者的抗凝周期至少是 3 个月,但患者个体差异较大,并发症往往复杂多变,因此何时终止抗凝治疗及在抗凝过程中如何调整药物剂量成为困扰临床工作者的难题。

介入治疗旨在将纤维蛋白溶解药物直接递送至血栓局部或将栓子清除,从而降低给药剂量、缩短载栓时间、降低出血风险。对于拟行导管接触溶栓、经皮机械血栓清除术等患者,可先行置入滤器,以防止致命性肺栓塞的发生。因为永久下腔静脉滤器由于长期留置体内而易出现并发症,如滤器移位、断裂、下腔静脉闭塞及下腔静脉穿孔等,所以一般选择可取出滤器置入,血栓清除后予以滤器取出,减少滤器相关并发症。导管接触溶栓即采用头端带有多侧孔的溶栓导管直接向血栓内灌注溶栓药物。其适应证为急性期、亚急性期中央型或混合型深静脉血栓;全身情况好,预期生存期≥1 年、出血风险小;无抗凝和溶栓治疗禁忌。

2. 下肢深静脉血栓形成分期的认识　本病临床一般分为急性期和后遗症期两个阶段。我们发现两期之间,存在一段难以界定的病理过程,将其称为"迁延期"。由于这一阶段的时间很难界定,病理生理过程又很难描述,所以关于深静脉血栓形成的资料很少提及这一阶段,在深静血栓形成的论述中亦无"迁延期"这一提法。但我们认为,在深静脉血栓形成的病理生理过程中,这一阶段确实存在,同时也是我们病例统计中就诊和住院患者最多的时段。因此我们认为,在当前的深静脉血栓形成患者中,临床见到的大多数是"迁延期"患者。

3. 对于深静脉血栓形成迁延期认识的意义　关于"迁延期"的治疗,目前仍处于一个消极阶段,或者说是治疗中的"空白区"。有些医生认为这一阶段无须治疗,只需等患者过渡到后遗症期即可。而李老认为,这一阶段恰恰是中西医结合,尤其是中医药治疗的优势阶段,能够取得较好效果,我们在临床实践中也印证了这一点。

（五）血管再狭窄的中医药预防和治疗优势

经皮腔内血管成形术（percutaneous transluminal angioplasty，PTA）因早

期疗效好、安全便捷,已广泛应用于临床。但其术后再狭窄(restenosis,RS)率高,远期疗效不佳。已知周围血管 PTA 术后 RS 率达 40%~60%,冠状动脉球囊成形术后 6 个月内 RS 率为 32%~57%,对此现代医学尚无良策,中医药在防治 RS 方面有其独特理念和优势。

1. 西医对术后血管再狭窄机制的认识　目前认为内皮细胞的损伤及剥脱,血小板的黏附、聚集,多种促裂素的释放,作用于血管平滑肌细胞(VSMC),促其向内膜的迁移、异常增殖及大量合成细胞外基质是导致血管成形术后内膜过度增生、管腔狭窄的主要原因。已有文章证实,VSMC 只有从分化状态转变为去分化状态,才能获得增殖和合成能力,故 VSMC 表型转化是上述过程发生的前提条件,在血管再狭窄发病机制中占有重要地位。因此,再狭窄的形成是由多因素参与的复杂的生物学过程。近年来,国内外相关专家都进行了大量的临床和基础研究,旨在发现有效防治再狭窄的药物。但众多的试验药物大都因作用机制单一,只能作用于再狭窄形成的某一个环节,并且需要长时间用药,易造成患者的出血倾向。

2. 中医对术后血管再狭窄机制的认识　血管再狭窄后导致血流缓慢,甚至血管瘀阻,从而引起一系列相应的缺血症状,属于中医血瘀证范畴,治疗宜以益气活血化瘀为原则。

在实际应用中,已有报道对黄芪、当归、丹参等药物进行了详细的临床研究。黄芪、当归是益气活血的常见中药,近代药理学研究表明,黄芪的化学成分包括苷类、多糖、氨基酸、叶酸、胆碱及微量元素,具有强心、扩张血管、抗自由基,抑制血栓形成,降低血小板黏附率,改善细胞钙平衡和能量代谢的作用,对缺血、缺血/再灌注损伤均具有明确的治疗作用,对抑制 VSMC 由收缩型向合成型转变,抑制 VSMC 增生及胶原的合成与分泌,减轻血管再狭窄有一定疗效。当归的主要成分为丁二酸、尿嘧啶、腺嘌呤等,具有扩张血管,保护心肌,抗心律失常,降低血小板凝集,促进造血,清除自由基,抗氧化,增强免疫功能,抗炎等多种作用。黄芪与当归联合应用,可益气补血,扶正固本,标本同治,增强治疗效果。中医学认为,丹参具有活血化瘀功效。多年来的研究证明,丹参具有抑制血小板、抗凝、钙拮抗、抑制成纤维细胞增殖和分泌基质等多种药理作用,涉及再狭窄形成的多个环节,因此,它可能具有潜在的预防再狭窄作用。由于血管再狭窄发生机制的复杂性,迄今尚未找到理想的防治药物或方法,黄芪、当归、丹参等药物有望成为预防术后血管再狭窄的有效药物。

在临床上我们应用康脉注射液治疗部分术后血管再狭窄的患者,取得了较好疗效,同时还进行了治疗前后血流变学变化的观察,发现康脉注射液可以降低全血黏稠度及血脂水平。从中我们感觉到,术后血管再狭窄的形成,血栓形成也是一个重要原因。患者血液黏稠度增高,血液处于高凝状态,当内皮细胞损伤或剥脱后,极易使血小板黏附、聚集产生新的血栓,导致血管的最终狭窄闭塞。应用康脉注射液治疗后,大大降低了血液黏稠度,从而降低了血栓形成的概率,改善局部血液供应,达到治疗目的。同时,中药的应用改善了患者的整体状态,祛除了血栓形成的危险因素,且不会给患者带来副作用。

（李令根　夏联恒）

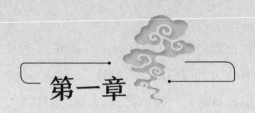

第一章

学术思想与临床思维

第一节　活血化瘀与利湿化痰

　　周围血管疾病是一组涉及机体动脉、静脉、淋巴系统的疾病,其病因不同,病理表现不同,迄今为止仍有许多疾病无法探知其发病原因,给临床治疗带来许多困难,也给患者带来诸多痛苦,一直是临床和基础研究的重要课题。

　　中医药治疗周围血管疾病有着非常悠久的历史、丰富的经验,以及良好的治疗效果。现代研究认为血瘀是周围血管疾病的重要病因,治疗方法也基本围绕活血化瘀这一原则进行,取得了不错效果。李令根教授根据多年的临床经验、实验研究,以及今人的饮食和体质特点,认为现在周围血管疾病的病因应包括"血瘀"和"痰凝"两方面,在治疗上根据疾病不同病程所表现出的不同特点以及相应证候,选择"活血化瘀"或"利湿化痰"治则。下面对其在周围血管疾病中的应用分别介绍,具体内容如下。

一、活血化瘀在周围血管疾病中的应用

　　血液循行于全身的脉道之中,依赖肝脾运化生成,肝藏脾统之功,皮毛、筋骨、经络、脏腑等一切组织器官均由血液供给营养,以维持各种生理功能活动。正如《素问·五脏生成》所言:"肝受血而能视,足受血而能步,掌受血而能握,指受血而能摄"。

　　在中医学理论中,瘀血既是某些病因所导致的病理产物,又是引起许多疾病的原因。周围血管疾病的主要症状为疼痛、感觉异常,主要体征为

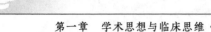

瘀点瘀斑、水肿、肢体萎缩、皮下肿物、皮温改变、皮色改变、指/趾甲及毛发改变、溃疡坏疽等。而每一个症状和体征都与瘀血密不可分。

"通则不痛，痛则不通"，疼痛是瘀血最常见的症状之一，表现为刺痛、隐痛、灼痛等特点。如血栓闭塞性脉管炎，当下肢动脉供血不足，血行不畅时即可产生疼痛症状。《素问·五脏生成》："血凝于肤者为痹，凝于脉者为泣，凝于足者为厥。"故当瘀血不散，肌肤不濡养，则会麻痹不仁，出现感觉异常如麻木感、蚁行感、灼热感、凉感等症状。当瘀血日久或热邪迫血妄行时，可见肌肤甲错，瘀点瘀斑，如《金匮要略》所云："五劳虚极羸瘦……内有干血，肌肤甲错。"亦从侧面阐述了瘀血的表现。

水肿是下肢深静脉阻塞的主要表现，其在中医外科中与湿热下注、瘀血阻滞经脉有密切关联，《外科正宗》曾记载瘀血流注，亦发肿胀是也。由于气血不畅，瘀于经脉之后，下肢经脉不通，回流受阻而发水肿，这是血瘀的结果，也是一系列外因内因导致瘀血的病机。肌肉萎缩为血瘀日久，留滞于脉中，血脉不通，瘀而成痹阻之势，血脉流行不畅，四末无以濡养而致。当瘀血日久，郁而化热时，则"发于足指，名脱痈。其状赤黑，死不治；不赤黑，不死。不衰，急斩之，不则死矣"（《灵枢·痈疽》），这是由于肢体严重瘀血，经络完全闭阻而导致的坏疽。

总之，周围血管疾病的症状及体征与血瘀有密切关系，无论外感六淫、外伤及感受特殊毒邪、饮食失调、吸烟、劳倦、房事过度、内伤七情及瘀痰、正虚等均与血瘀有关，易引发血行不畅、血行不周、血滞不行、迫血妄行等病理过程，因此，在对症治疗时常加入不同的活血化瘀药物。综上可知，无论在周围血管疾病的哪个过程均有血液运行不畅的病变特点，这种血液运行不畅就是中医所说的"血瘀"，所以周围血管疾病因瘀致病是根本，祛瘀治疗当贯穿始终。在此认知基础上，李令根教授根据自身多年临床经验总结出活血化瘀十二法。

（一）理气活血化瘀法

周围血管疾病患者，相当一部分人有气滞、气郁、气虚的改变，如动脉硬化闭塞症多半为老年人，伴有气血虚弱，此时宜益气化瘀，采用补阳还五汤、八珍汤等加减。补气活血可以达到通络的作用,适用于气虚血瘀证。

另外,对于实证之气滞血瘀患者,宜用行气活血化瘀法,如雷诺病患者中以女性为多,应用血府逐瘀汤加减行气化瘀以达通络之功,疗效显著。

验案举例:雷诺病(脉痹)

金某,女,24岁,两年前双手手指变色,遇冷及情绪改变时加重,伴有麻木、针刺、冰凉等感觉,胸胁胀痛,善太息,上述症状反复加重。初诊见双手皮肤发白,继则发绀,持续数分钟后皮肤恢复正常。近来病情逐渐加重,皮温低,手僵硬,冷激发试验(+),舌紫暗,苔薄白腻,脉沉涩。光电血流图示指端缺血样波形。风湿系列正常。

中医诊断:痹证,气滞血瘀兼寒凝证。

西医诊断:雷诺病。

治疗方案:疏肝理气、温阳化瘀;方拟血府逐瘀汤合阳和汤加减。

(二)温经散寒化瘀法

在周围血管疾病中,因寒而瘀之病症较多,《素问·调经论》曰:"寒独留,则血凝泣,凝则脉不通,其脉盛大以涩,故中寒。"又曰:"血气者,喜温而恶寒,寒则泣不能流,温则消而去之。"这里是指治疗周围血管疾病宜重视温经活血法,疏通气血,以消除瘀血,改善肢体循环。

在动脉硬化闭塞症和血栓闭塞性脉管炎的中医分型中有寒湿型,对于此型治疗主要以阳和汤、温经汤、生化汤为主。此型的适应证表现为局部肤色苍白、发凉、疼痛、遇热则缓,舌淡苔白润、脉沉紧。应用时要注意温经散寒与活血行气之药需搭配得当。

验案举例:血栓闭塞性脉管炎(脱疽)

张某,男,38岁,吸烟史,3年前右足部怕冷,发凉,间歇性跛行,足部动脉搏动消失,局部皮肤苍白,知觉减退,脉沉涩,舌暗,苔白腻。多普勒血管超声示:右下肢腘动脉以下间断闭塞,内膜改变。免疫球蛋白A及补体异常。

中医诊断:脱疽,寒凝血瘀证。

西医诊断:血栓闭塞性脉管炎。

治疗方案:温经散寒,通络化瘀;阳和汤加减。

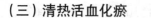

（三）清热活血化瘀

清热活血化瘀法多应用于血栓闭塞性脉管炎和动脉硬化闭塞症的热毒型及下肢淤积性静脉炎的湿热下注型。

余热在里应"热者寒之"，西黄丸、四妙勇安汤、红藤煎、犀角地黄汤、顾步汤为泻实热、清热解毒之要方，而萆薢渗湿汤、茵陈蒿汤均为清利湿热之要方。本法适应证为血瘀证基础上有皮肤红、皮肤溃疡、坏疽，舌红苔黄、脉弦洪实数等表现。治疗中要注意药物寒性偏重时的调和作用，及患者平素体质之偏差。

验案举例：动脉硬化闭塞症（脱疽）

赵某，男，67岁，长期吸烟史，高脂饮食习惯，半年前起感到双足开始发凉，麻木，并出现间歇性跛行，近1个月来，出现右足小趾疼痛、发黑坏疽，蹞趾趾腹部可见瘀斑，双足汗毛脱落，趾甲增厚、变形，双足背及胫后动脉搏动消失。舌质红，苔滑腻，脉弦滑。X线平片检查：腹主动脉和下肢动脉有钙化阴影。多普勒超声：双下肢多发硬化斑块，双胫后动脉闭塞，胫前动脉高度狭窄。出现双角及低平波，提示血管弹性差，周围阻力高，有肢体供血不足。ABI（踝肱指数：踝部胫前或胫后动脉收缩压与同侧肱动脉压之比）：0.25。动脉造影：患肢股动脉狭窄、闭塞。

中医诊断：脱疽，瘀热型。

西医诊断：动脉硬化闭塞症。

治疗方案：清热解毒，活血化瘀；内服四妙勇安汤加减、外用全蝎膏。

（四）滋阴活血化瘀法

用于血瘀证兼见阴虚者，如肾虚型血管闭塞性脉管炎，在治疗中针对其阴虚表现，如五心烦热、潮热盗汗、腰痛、足跟痛、腰膝酸软无力、肢体疲软等，宜用滋肾阴活血化瘀法。

六味地黄丸是补肾阴之要方，在补阴的同时要注意活血健脾药的应用。同时还要根据患者情况辨证用药，如阴虚火旺者可适当降心火，阴阳俱虚者勿忘阴阳并补，等等。

验案举例：血栓闭塞性脉管炎（脱疽）

田某，男，43岁，血栓闭塞性脉管炎十余年，创面经久不愈，创面肉芽淡白、上皮不生；五心烦热、潮热盗汗、腰膝酸软、神疲乏力、食少纳呆、尿黄便溏。舌质淡红少苔，脉细数无力。

中医诊断：脱疽，肾阴虚型。

西医诊断：血栓闭塞性脉管炎。

治疗方案：补肾健脾，活血化瘀，补肾活血汤（归脾汤合六味地黄汤）加减。

（五）回阳活血化瘀法

用于瘀血阳虚证，如雷诺病患者四肢畏冷、身凉、体虚消瘦、舌质淡、苔薄、脉微表现者，尤以肢体四末苍白、皮肤冰冷、指（趾）尖干硬、皮肤无泽、毳毛脱落，此为阳虚而气不行血，血不濡养四末，阳气不达所致，故治以四逆汤方，以回阳救逆、化瘀通脉。

验案举例：大动脉炎（无脉症）

侯某，女，36岁，患大动脉炎8年，左下肢大腿中段截肢术后，腰膝酸软、肢体麻木、肢冷无力、脘痞纳少、腹胀便溏、畏寒喜暖、神疲健忘、头晕气短、经期腹痛、面色㿠白，舌淡体胖，苔白，脉微细或无脉，趺阳脉消失。

中医诊断：脉痹病，脾肾阳虚证。

西医诊断：大动脉炎（慢性期）。

治疗方案：温肾健脾，散寒活血；四逆汤合阳和汤加味。

（六）攻下活血破瘀法

在周围血管疾病中，凡形成血栓者，其血瘀于里积留日久，肢体瘀肿，疼痛难消，可见于深静脉血栓后；瘀热蕴结，急血瘀结于内可见于急性动脉血栓形成、下肢深静脉血栓形成等。同时当肢体有严重的坏疽，患者见热邪炽盛之象，如高热、烦躁、神志不清、热结、舌苔黑燥或黑苔等，须用大黄汤、桃仁承气汤等方。

本法亦称攻下法，运用以大黄为主的方剂治疗是其特点之一。临床以桃核承气汤为主加减治疗动脉硬化闭塞症，疗效显著，使许多近于截肢的患者恢复健康。其中,大黄用量几乎是常用剂量的几倍乃至十倍。

验案举例:下肢深静脉血栓形成(股肿)

张某,女,28岁。于3个月前行右股骨干骨折手术,术后5天出现左下肢肿胀,明显疼痛,症状渐加重,皮温高,皮色暗红,患者发热、躁动。Homans征(+),股三角区压痛(+),血管超声:股总静脉、股静脉管腔内未探及血液信号,浅静脉扩张。舌质暗红,有瘀斑、瘀点,苔薄,脉弦涩。

中医诊断:股肿,血瘀湿热证(瘀重于湿)。

西医诊断:左下肢深静脉血栓形成。

治疗方案:清热攻下逐瘀,利湿通络;桃核承气汤合五皮饮加减。

(七)开窍活血化瘀法

本法主要用于血瘀于上部之疾病,如颈部血管血栓性疾病。中医治病,善于分部位而用药,病发于头者,其瘀在上,必当有向上之引经药及芳香开窍之品。如通窍活血汤,其中有赤芍、川芎、桃仁、红花等活血药物,又有老葱、麝香等芳香上行之品,生姜辛通,大枣安神,同时再加地龙、鸡血藤等活血祛瘀之品,在治疗头颈部血管病如颈动脉硬化闭塞症、大动脉炎等病症时,取得了较好疗效。

验案举例:动脉硬化闭塞症(脱疽)

时某,男,68岁,动脉硬化闭塞症十余年,近期心脑血管检查均出现斑块狭窄,头痛、胸闷经常发作。多普勒血管超声显示:双下肢股浅动脉以下重度狭窄;头MRA示双侧颈动脉重度狭窄。近期头痛明显。舌紫暗,苔薄黄腻,脉弦涩。

中医诊断:脱疽,热毒兼血瘀证,并发血瘀头痛。

西医诊断:动脉硬化闭塞症。

治疗方案:清热利湿兼通窍活血,四妙勇安汤合通窍活血汤加减。

(八)软坚活血化瘀法

软坚活血化瘀法,是用软坚散结的药物配合其他活血化瘀药物来消除久积之血或久瘀之肿块的方法,用于周围血管疾病血栓形成后遗期的情况。临床上以化瘀汤、鳖甲煎丸等为主要方剂,常用药物有穿山甲、海藻、大黄、牡蛎、三棱、莪术、鳖甲、乳香、没药等。

验案举例:浅静脉血栓(筋瘤)

顾某,女,36岁,浅静脉曲张数年,两天前局部红肿硬痛,伴有间歇性跛行。皮肤有硬结节状物,针刺样疼痛。舌质暗红,伴有瘀点瘀斑,苔薄白,脉细数涩。

中医诊断:筋瘤,脉道血瘀。

西医诊断:急性下肢浅静脉血栓形成。

治疗方案:活血化瘀,散结通脉;桃红四物汤合复元活血汤加减。外治疗法:给予消瘀软膏外敷。

(九)祛风活血化瘀法

本法适用于雷诺病、结节性红斑等与外风有关的疾病,以及血小板减少性紫癜、静脉曲张出血等与人体内风有关的疾病。古人云:"治风先治血,血行风自灭。"指出风与瘀血证的关系密切,当归饮子为本法的代表方剂,镇肝熄风汤则是治疗肝风内扰的代表方剂,常用药物有当归、生地、艾叶、川芎、防风、白蒺藜、钩藤等。在运用祛风药物的同时,酌加祛瘀药及健脾行气之品,意在风血并治,但要兼顾全身症状,辨证施治。

验案举例:浅静脉曲张血栓(筋瘤)

陈某,男,58岁,静脉曲张5年,近期下肢疼痛,沿静脉走行红肿并有出血斑,肢体拘挛疼痛、触痛、皮温高,头痛、头晕,口苦咽干,烦躁易怒,舌红苔黄,脉弦。多普勒血管超声示:右下肢股隐静脉瓣膜反流。患者素有高血压病史,血压160/106mmHg。

中医诊断:筋瘤,肝阳上亢、血瘀脉络证。

西医诊断:①下肢静脉曲张(静脉高压);②高血压。

治疗方案:平肝潜阳,活血止血,化瘀通络;镇肝熄风汤合归脾汤加减。

(十)祛湿活血化瘀法

瘀血兼有湿邪者用此法,如下肢淤积性静脉炎、淋巴水肿、动脉硬化闭塞症等,但在临床应用时需注意兼顾利湿清热、利湿祛寒、利湿祛风,因湿邪易合并风邪而致风湿,合并热邪而致湿热,故应以合治为宜。萆薢渗湿汤、顾步汤、羌活行痹汤、蠲痹汤等均为治疗湿证的方剂,常用药物有萆薢、威灵仙、防风、秦艽、羌活、茵陈等。

验案举例:免疫性血管炎(臁疮)

秦某,女,35岁,风湿病史,半年前双下肢出现多处红斑,后渐坏死溃烂,肢体肿胀,下肢沉重感,头重,四肢无力,小便黄,舌质暗淡,苔黄腻,脉濡。实验室检查:类风湿因子(+),抗链球菌溶血素O试验(+),红细胞沉降率增高,免疫球蛋白IgA、IgE、IgG增高,抗CCP抗体(+)。

中医诊断:臁疮,湿热血瘀脉络。

西医诊断:免疫性血管炎。

治疗方案:清热祛湿,健脾通络;顾步汤合萆薢渗湿汤加减。

(十一)止血活血化瘀法

本法用于瘀血兼有出血之症,如下肢静脉曲张合并毛细血管扩张症、大隐静脉曲张破裂出血等。代表方剂有活血丹。

验案举例:下肢静脉曲张(臁疮)

王某,男,67岁,右下肢静脉曲张十余年,近3年来下肢足靴区色素沉着,并有散在瘀血斑,伴有刺痛,皮温高,轻触痛,Homans征(−),下肢沉重感,纳差,舌质紫暗、有瘀点,苔薄黄,脉弦。

中医诊断:臁疮,血瘀兼湿热证。

西医诊断:大隐静脉曲张伴淤积性静脉炎。

治疗方案:止血、利湿、化瘀、通络;萆薢渗湿汤合七厘散加减。

(十二)活血破瘀法

破瘀法是治疗周围血管疾病的重要方法,特别是一些虫类药物的应用。根据现代药理研究,水蛭可提取出具有强烈溶栓、抗凝作用的水蛭素,地龙可提取出具有尿激酶作用的蚓激酶等,说明虫类药物对于血栓类疾病有肯定疗效。代表方剂有大黄䗪虫丸、蜈蚣脱毒丸、四虫丸等,常用药物有全蝎、蜈蚣、土鳖虫、地龙、水蛭等。

验案举例:急性动脉栓塞(脱疽)

贾某,男,52岁,风湿性心脏病史14年,心房纤颤,未发生过心衰。3

天前突然感到右侧腰部及右下肢疼痛,呈持续性,剧烈难忍,不能入睡,伴有右下肢麻木,不能活动及行走,局部不温。右下肢皮肤疼痛,最初苍白,后渐青紫、麻木,触诊冰凉,右足背动脉搏动微弱,脉沉涩结代,舌质紫暗,少苔。凝血功能试验:凝血酶时间(TT)20.4秒,凝血酶原时间(PT)14.2秒,纤维蛋白原 6.1g/L,D- 二聚体 >0.5μg/ml。多普勒血管超声提示:右下肢动脉栓塞。

中医诊断:脱疽,血瘀型。

西医诊断:急性动脉栓塞。

治疗方案:破瘀通络;大黄䗪虫丸加减。

二、利湿化痰在周围血管疾病中的应用

多年来人们一直认为血瘀是周围血管疾病的主要病机,而应用活血化瘀治疗此病也形成了诸多宝贵经验,对血管病的防治起到了重要作用。但也有一部分患者疗效并不满意,李老在临床实践中发现这部分患者的病机尚有痰瘀因素,辨证使用利湿化痰方法,取得了满意疗效。以下介绍李老利湿化痰法在周围血管疾病中的应用。

(一)古代中医对周围血管疾病的认识

1. 动脉疾病 这类疾病属于中医"脱疽"范畴,包括动脉硬化闭塞症、糖尿病足、血栓闭塞性脉管炎等。《素问》论及脱疽的几种病因,如痰湿、寒邪等;《灵枢》认为气血衰败和气滞血瘀是本病的病因病机。明代薛己《外科枢要》详论脱疽,认为脾肾损伤是导致本病的主要原因。陈实功的《外科正宗》进一步详述了脱疽的病因、病机、证候、治疗及其预后,指出膏粱厚味和房劳过度导致脾肾虚衰,从而发生脱疽。

2. 下肢肿胀类疾病 中医学无下肢深静脉血栓形成、静脉曲张及其并发症、深静脉瓣膜功能不全、急性淋巴管炎、淋巴水肿等病名,但根据其临床表现及发病特征,可将其归属为"脉痹""瘀血流注""肿胀""股肿"等范畴。《备急千金要方》中说"久劳,热气盛,为湿热所折,气结筋中""气血瘀滞则痛,脉道阻塞则肿,久瘀而生热"。《景岳全书》中记载有流注之证,

其描述符合产后深静脉血栓形成的临床表现。王肯堂的《证治准绳》记载了产后肿胀的病例,这与产后深静脉血栓形成的临床表现极为类似。唐容川《血证论》对股肿有详细论述,不但记载其临床表现,而且提出了重要的治疗方法。

3. 血栓性浅静脉炎 《诸病源候论》《备急千金要方》中提到了"瘤病":"此由春冬受恶风,入络脉中,其血肉瘀所作也,宜五香连翘汤……仍敷丹参膏"。这种被称为"瘤病"的症状,颇为类似今天所说的血栓性浅静脉炎。

4. 下肢溃疡 江瓘《名医类案》记载了臁疮(下肢溃疡)的证候及治法:"一人臁疮三年矣,色黯肿硬,恶寒发热,饮食少思,形体消瘦……此脾气虚寒,用补中益气加干姜、肉桂,五十余剂而愈。"《医宗金鉴》总结道:"臁疮当分内外臁,外臁易治内难瘥,外属三阳湿热结,内属三阴虚热缠。"

5. 下肢静脉曲张及血管瘤 张介宾《景岳全书》中记载了"筋瘤""血瘤"的病因病机及临床表现,与下肢静脉曲张和血管瘤颇为类似。《外科正宗》云:"筋瘤者,坚而色紫,垒垒青筋,盘曲甚者,结若蚯蚓。"

(二)关于痰的认识

1. 痰的概念 中医学所说的痰有广义和狭义之分。狭义之痰亦称有形之痰,指我们平时咳出之痰,为肺和呼吸道的分泌物。而广义之痰亦称无形之痰,是机体气机郁滞或阳气衰弱,无法正常运行津液,以致体液停留积聚于脏腑或经络之间。其无形而善变,故有"痰生百病"之说。痰和瘀是中医学的两大病理产物,为临床各科疾病的致病因素,可单独为病,亦可互为因果,共同致病。

2. 痰与血液流变学的关系 中医认为痰是由水湿津液凝聚而成,其性黏稠,而现代实验研究亦证明痰浊患者血流呈高黏、高凝、血瘀状态。同时患者血液总胆固醇、甘油三酯、低密度脂蛋白亦升高。由于血液黏度增高,微循环易发生障碍,甚至出现微血栓,这就是痰浊造成的血液流变学后果。

3. 痰与免疫系统 现代医学研究表明,痰与免疫系统关系密切。第一,免疫活性细胞的活动中,任何一个环节的故障都可造成免疫功能失调,从而形成痰浊之病理基础,引发相关疾病;第二,在人体非特异性免疫和特异性免疫应答活动异常时亦可出现痰浊证,一些免疫复合物因其大小、性质、浓度的改变,或因机体清除功能差,沉积于组织器官中,从而引起相关病变,如肾小球肾炎、类风湿关节炎、红斑狼疮等。

4. 痰与周围血管疾病的关系　①痰与动脉硬化闭塞症(ASO):研究证明痰浊与动脉硬化关系密切,临床中 ASO 患者亦多有痰浊之症状表现;②痰浊与免疫性血管疾病:大动脉炎、血栓闭塞性脉管炎、红斑肢痛症、结节性多动脉炎等属中医难治之"怪病",多表现为痰浊之证,临床中以利湿化痰治疗常可收到良好效果;③痰与淋巴回流障碍性疾病:淋巴液回流障碍常积聚于组织间,与中医之痰极为相似,临床应用活血法治疗时因血流增加、血管扩张,淋巴液反而增加,效果常适得其反,而应用利湿化痰之法常可收到较好疗效;④痰与静脉回流障碍性疾病:一些深静脉血栓形成患者因静脉回流障碍或静脉血液倒流常造成肢体肿胀,而此时应用利水消肿之法常可收到较好效果。

(三)化痰方法

1. 疏肝散寒,祛风化痰

方药:钩藤,柴胡,延胡索,吴茱萸,生姜,白芍,甘草,浙贝母。

主治:游走性浅静脉炎、结节性动脉炎、红斑性肢痛症、变应性血管炎等。

2. 益气养阴,清热化痰

方药:人参,麦门冬,五味子,浙贝母。

主治:下肢深静脉血栓形成、大动脉炎、雷诺病等。

3. 疏肝解郁,理气化痰

方药:柴胡疏肝散加半夏、陈皮。

主治:血栓性浅静脉炎、游走性浅静脉炎、多发性大动脉炎、变应性血管炎等。

4. 健脾和胃,利湿化痰

方药:香砂六君子汤加减。处方:人参,白术,茯苓,甘草,陈皮,半夏,砂仁,木香,猪苓,车前子,瞿麦。

主治:下肢深静脉血栓形成、血栓性浅静脉炎、游走性浅静脉炎、变应性血管炎等。

5. 活血化瘀,利湿化痰

方药:桃红四物汤合涤痰汤。

主治:下肢深静脉血栓形成、血栓性浅静脉炎、游走性浅静脉炎、淋巴系统疾病、大动脉炎、雷诺病、结节性动脉炎、多发性大动脉炎、变应性血管炎等。

6. 清热解毒,利湿化痰

方药:茵陈赤小豆汤(验方)。处方:茵陈,赤小豆,生薏米,苍术,黄柏,苦参,防己,泽泻,佩兰,木通,栀子,甘草。

主治:下肢深静脉血栓形成、血栓性浅静脉炎、游走性浅静脉炎、红斑性肢痛症、变应性血管炎等。

7. 补肾温阳,利湿化痰

方药:金匮肾气丸合五苓散加减。处方:地黄,茯苓,山药,山茱萸(酒炙),牡丹皮,泽泻,桂枝,牛膝,车前子(盐炙),附子(炙),半夏,白术,干姜(炮),炙甘草,猪苓。

主治:下肢深静脉血栓形成、淋巴系统疾病、大动脉炎、雷诺病、结节性动脉炎、变应性血管炎等。

(郭伟光)

第二节　春治秋防思想

一、概述

"治未病"是中医学的一大特点,《素问·四气调神大论》曰:"是故圣人不治已病治未病,不治已乱治未乱,此之谓也。夫病已成而后药之,乱已成而后治之,譬犹渴而穿井,斗而铸锥,不亦晚乎!"证明古人早在两千多年前就认识到预防疾病的重要意义。

古人云"春夏养阳,秋冬养阴"。四季具有春温、夏热、秋凉、冬寒的特点,人体亦相应具有春生、夏长、秋收、冬藏的特点。因此,对于患者的治疗,春秋两季应采用不同用药原则。我国古代医家很早就提出"天人相应"的观点,认为人体受自然界气候变化的影响,其功能活动、病情变化等具有一定规律性,根据这些规律,选择针对性的治疗方法,可收到较好效果。

脱疽、脉痹等动脉缺血性疾病的病因病机主要是人到中老年,脏腑功能渐衰,血虚脉涩,气亏乏力;加之疏于养身,冬受风寒,夏不防湿,则寒凝血脉,湿滞气机,若饮食甘肥,素嗜烟酒等,则痰湿内困;以及情志不畅,忧思郁怒,气血暗耗,或长期劳累过度,房事不节,精气消损等。致使经脉中阳气亏乏,气血温煦、推动、循行、疏布功能受损,血液运行缓慢,甚至凝结成块,不能正常濡养形体官窍,导致机体出现发凉、疼痛、麻木等以缺血为主要症状的临床表现。

针对动脉缺血性疾病患者,从中医对疾病认识的角度出发,在遵循"未病先防""已病防变"两大防治原则的前提下,李令根教授提出"春治秋防"原则,以达到治疗疾病和巩固疗效的目的。

正气不足是疾病发生发展的内在因素,邪气侵袭人体是发病的重要条件。未病先防,必须从增强人体正气和防止病邪侵害两方面入手。增强人体正气的目的是加强自身防御能力,防止病邪侵害的目的是消除致病因素。由于邪正斗争的消长,在疾病发展过程中,可能会出现由浅入深、由轻到重、由单纯到复杂的病理变化。既病防变是指在疾病发展的初始阶段,应力求做到早期诊断,早期治疗,以防止疾病的进一步发展与传变。

为此,李令根教授针对病情稳定的患者,即侧支循环已建立较好的患者,采用一年两次常规用药的办法,即2~4月(立春期间)和8~10月(立秋期间)两个阶段,无论患者当时的病情如何,均常规用药2~3周,我们追踪统计了5~8年的40余例患者,每年春秋两季常规用药,患者病情一直保持稳定,未发现病情加重现象。对血栓闭塞性脉管炎患者,应用此方法防治亦收到了较好效果。从中医治未病的角度来看,应用春治秋防方法防治周围血管疾病具有现实意义。

二、现代研究

我们于 2003 年至 2011 年以"春治秋防"为原则治疗动脉硬化闭塞症,取得良好的临床疗效。本组共 40 例,均为缺血期(Ⅰ期),脉络寒凝型。40 例中,男 32 例,女 8 例。年龄 46~81 岁,平均 58.2±6.34 岁。病程 5 个月~8 年,平均 5.3±2.62 年。参照相关学会制定的疗效判定标准,将肢体发凉、酸胀、麻木,间歇性跛行、静息痛等症状分等级记分,以治疗后与治疗前的分数比值大小评定疗效:临床治愈 <0.3,显效 0.3~0.6,有效 0.6~0.9,无效 0.9~1。

(一)疗效

1. 春治之后

(1)疗效:治愈 25%,显效 30%,有效 40%,无效 5%,总有效率 95%。

(2)足背温度:治疗后与治疗前比较,足背温度明显升高,具有显著性差异。

(3)症状及体征:治疗组患者的肢体疼痛、怕冷、麻木,及间歇性跛行症状均有改善。

2. 秋防之前　部分患者肢体疼痛、怕冷、麻木,及间歇性跛行症状有所加重,足背温度降低。

3. 秋防之后　患者肢体疼痛、怕冷、麻木,及间歇性跛行症状明显改善,足背温度升高,有显著性差异。

(二)总结

春季是指从立春到立夏前的六个节气,此时春回大地,阳气升发,冰雪消融,万象更新,自然界生机勃勃,一派欣欣向荣的景象。春季是阴气始衰、阳气渐生的季节,万物复苏,其特点是生长和生发,《灵枢·邪客》说:"人与天地相应。"即人体的生理活动与自然界的变化规律是相适应的。《素问·宝命全形论》又言:"人以天地之气生,四时之法成。"即自然界的运动变化直接或间接地影响人体,而人体对这些影响也相应地反映出各种不同的生理、病理变化。所以春天是对疾病防治、修复的最好时机,春天以"治"为主。

春季特点是生长和生发,对于人体也一样,春天的勃勃生机给人体注入了强大的动力,是疾病修复的最好时机。此时,我们再给予一定外力,即应用适当的药物(顺应春季阳气升发、万物始生的特点,应用温经散寒的药物),就容易达到事半功倍的效果,同时可促进侧支循环的"再生"及壮大,改善肢体供血。周围血管疾病最重要的修复方法就是侧支循环的建立,尤其是动脉硬化闭塞症,主干动脉狭窄闭塞后,侧支循环的建立是血运恢复的重要途径。春季的治疗,对侧支循环的建立和巩固具有重要意义。

周围血管疾病中的动脉疾病大多是以脉道狭窄、闭塞为特点,在初春2~4月间,对患此病的人进行恰当的药物治疗,遵循"天人合一"思想,借助自然界的阳气,以增强人体阳气,祛除病邪。通过建立侧支循环,可以有效减缓由于脉道狭窄或闭塞引起的疼痛、麻木、发凉等一系列症状的进一步发展。在利用药物扶正的前提下,合理地规避风寒,调整起居,调节情志、饮食,增强了正气,避免了邪气侵害,从而达到防止疾病进一步发生发展的目的。

秋季是指立秋至立冬以前的六个节气,此时气候由热转凉,是阳气渐收,阴气渐长,阴阳交互、转换的关键时期,故天气燥热急迫,大地一派肃杀收敛之象。因此,秋三月气候变化较大,人体若不能适应,则新感易得,旧病易发,堪称"多事之秋"。

秋季万物萧条,肃杀将至,其特点是敛藏和蛰守,人体应之,也处于一个抑制为主的状态,阴阳变化也开始了阳消阴长的过渡,阳气开始内收。相对于春季而言,在阴阳上属阴,而阴者,对于血管来说是抑制的、收缩的,对于血液来说是凉润的、凝聚的。加之气候寒冷,常常导致交感神经兴奋,血流相对缓慢,血小板聚集,毛细血管痉挛,甚至继发性血栓形成,加重动脉管腔狭窄,严重者发生闭塞,使肢体出现缺血症状,可加重动脉硬化闭塞症的病情。

这与《素问·调经论》里"寒则泣不能流"和《医林改错·积块》中"血受寒则凝结成块"的认识是一致的。由于人与自然界环境的统一性,由夏入秋导致温度改变,致使人体随着自然界的变化而发生相应变化,即阳气不足,阴寒内生,阴阳失调,而阴阳失调又是导致疾病发生发展的重要因素。寒客脉道,因寒邪为阴邪,易损伤阳气,阳气受损则不能推动血液正常运行。寒性凝滞,易使气血津液凝结,导致经脉阻滞。人体气血津液之所以畅通不息,全赖一身阳和之气的温煦推动。一旦阴寒之邪侵犯,阳气受损,温煦作用减弱,易使经脉气血运行不畅,甚或凝结阻滞不通,不通则痛,这是导致周围血管疾病患者病情加重的主要因素。

因此,秋季应注意对于血栓性疾病发生或复发的防范,要在 8~10 月期间,适当地选择温和药物补益阳气、活血化瘀,平衡人体阴阳,保证机体拥有足够的正气以抵御病邪侵袭,防止病情因为自然界的变化而加重。

从 2010 年起,黑龙江中医药大学附属第一医院周围血管病科以“春治秋防”为原则,对于早期脉络寒凝型动脉硬化闭塞症患者,制订了治疗上以温经散寒为主,春季加入疏肝理气行血等药物,秋季则加入滋阴润燥、益气行血等药物的防治方案,并对 138 例患者进行追踪随访。结果示其复发率较小,多数呈恢复趋势,患者本人反馈较好。实践证明“春治秋防”思想对治疗周围血管疾病中动脉缺血性疾病有重要意义。另外,李老认为无论是“春治”还是“秋防”,都是为了能够有效地稳定、改善病情。治中有防、防中有治、防治结合才是核心思想。

三、验方举例

1. 春治方案

口服方药:阳和汤加减。

方剂:熟地 20g,黄芪 30g,党参 15g,鸡血藤 20g,赤芍 15g,牛膝 10g,附子 10g,肉桂 10g,当归 12g,炮姜 10g,白芥子 10g,鹿角胶 10g,炙甘草 10g。

阳和汤加减用药:肢体疼痛,肢端有瘀斑,加桃仁、红花;腰膝酸软,乏力倦怠,加山萸肉、山药;肢体沉重、舌苔白腻,加茯苓、白术;心烦易怒、胸闷不舒,加柴胡、枳壳;失眠健忘、耳鸣头晕,加生龙骨、生牡蛎、代赭石。

足浴方:透骨草,延胡索,当归,姜黄,川椒,海桐皮,威灵仙,川牛膝,乳香,没药,羌活,白芷,苏木,五加皮,红花,土茯苓各15g,装入纱布袋中水煎,煎好后趁热先熏,待水温适宜后再用药液浸洗,每日1~2次。

2. 秋防方案

方剂:熟地20g,黄芪30g,党参15g,西洋参15g,鸡血藤20g,赤芍15g,牛膝10g,肉桂10g,炮姜10g,白芥子10g,鹿角胶10g,石斛10g,麦冬10g,炙甘草10g。

足浴方:透骨草,伸筋草,延胡索,当归,姜黄,海桐皮,威灵仙,川牛膝,乳香,没药,羌活,白芷,苏木,五加皮,红花,土茯苓,蛇床子,地肤子各15g,装入纱布袋中水煎,煎好后趁热先熏,待水温适宜后再用药液浸洗,每日1~2次。

（高杰　夏联恒）

第三节　下肢深静脉血栓形成"迁延期"

一、下肢深静脉血栓形成的分期

下肢深静脉血栓形成是周围血管疾病中发病率较高的疾病,其发病率呈逐年上升趋势,临床一般把它分为急性期和后遗症期两个阶段。

急性期发病在3~4周,其病理基础为血栓形成以后,存在血栓的自溶、机化和内膜覆盖及血栓的再形成,这个时期适合取栓,且为最佳时机,西医在急性期的治疗方法主要以手术取栓为主,可同时配合应用溶栓、抗凝、降纤、祛聚等疗法。

临床上急性期患者由于患肢肿胀、疼痛等症状比较急重,可以做到尽早就医。但大多数患者的病情及症状为逐渐加重,还有部分患者由于失治误治,未能及时得到正确而有效的治疗,在他们前来就诊时,已经错过了最佳的溶栓和手术时机。后遗症期多指发病6个月以后,其病理基础是血栓形成后导致机化,血栓机化导致血清析出,可继发新鲜血栓,同时血管管腔存在一部分再通，静脉瓣膜也存在一定的关闭不全，进而加重静脉回流障碍，静脉腔内高压，浅静脉注入深静脉因受到高压影响而致迁曲、扩张，现代医学多行瓣膜移植治疗。

李令根教授发现在急性期与后遗症期之间，存在一段难以界定的病理过程，称为迁延期。关于深静脉血栓形成的资料很少提及这一阶段，在相关论述中亦无"迁延期"这一提法。李老总结多年临床经验，并结合动物实验证实下肢深静脉血栓形成确有迁延期的存在。李老认为，目前从急性期（3周）到后遗症期（半年或数年之间）这一阶段的治疗尚无有效方法，且从临床观察来看，本阶段病例数量又非常多。因此，针对这一阶段寻求行之有效的方法对该病的治疗有着重要意义。

二、深静脉血栓形成迁延期的治疗

下肢深静脉血栓形成属中医学"股肿""脉痹"等范畴。《素问·痹论》说"痹在于骨则重，在于脉则血凝而不流"，且载有"脉痹"之名。下肢深静脉血栓形成"迁延期"属脾虚湿阻证，主要表现为血管的急性期反应已基本过去，但静脉回流仍未得到缓解，甚至进一步加重，从而引起一系列临床表现。如患肢肿胀疼痛较重，皮色暗红，或伴有浅静脉扩张，活动后症状加重，按之凹陷，食欲减退，口渴不欲饮，舌质淡有齿痕，舌苔滑或腻，脉沉迟或沉缓或沉弱。此期热邪已去，湿浊困脾、脾气不健，运化水湿不利。同时患者因久病卧床，久卧则伤气，思虑伤脾，脾虚不能运化水谷精微而荣四末，脾喜燥恶湿，脾伤导致水湿运化失常，湿邪下注，停聚于肌肤脉络之中，则下肢肿胀疼痛。故迁延期的病机是本虚标实，本虚为脾虚，标实为湿阻，治疗应以健脾利湿为主。

李老根据迁延期的形成机制，研制出以蓬子菜（属东北地方药材）为主药的复方制剂——康脉Ⅱ号胶囊（由蓬子菜、茯苓、黄柏、苍术、三棱、莪术、甘草等组成），在本院临床应用30余年，疗效安全可靠。方中蓬子菜为君药，味微辛、苦，性寒，具有清热解毒、利湿行瘀、消肿等功效。现代药理实验表明，蓬子菜可降低血液黏滞度，抑制血小板聚集，改善血液循环。茯苓、黄柏、苍术为臣，茯苓味甘淡、性平，归心、脾、肾经，利水渗湿，调畅三焦，祛湿以利筋骨；黄柏苦寒，清热燥湿，善祛下焦之湿热；苍术燥湿健脾，扶后天之本。三棱破血逐瘀，莪术破血行气，又可止痛。使以甘草，味甘、性平，补中益气，调和诸药，全方共奏健脾利水渗湿、通络止痛之功。

临床中，康脉Ⅱ号胶囊通过改善患者的凝血功能，降低血浆纤维蛋白原、D-二聚体，从而有效治疗下肢深静脉血栓形成。我们通过动物实验，进一步证实康脉Ⅱ号胶囊可以降低ET-1、IL-6含量，还能抑制血管细胞中血小板活化因子（PAF）、核因子κB（NF-κB）等信号传导通路，通过调控转录因子水平抑制其炎症反应，从而减轻血管壁损伤，预防血栓形成。

（高杰　夏联恒）

第四节　电针夹脊穴治疗周围血管疾病

外周动脉疾病引起的严重下肢缺血性疾病，属于中医学"脱疽""脉痹"范畴，本病治疗时间长，医疗费用高，并发症多，致残率高，肢体坏疽严重感染时需截肢以维持生命，严重影响患者的生活质量。目前本病主要以内科治疗和外科手术为主，但是内科抗血小板聚集、降脂等治疗仅能延缓病程进展，不能从根本上消除血管的狭窄、闭塞；外科血管内膜剥脱、人工血管置换、旁路重建等手术创伤大、风险大，尤其不适用于合并严重心脑血管疾病、糖尿病患者，远期通畅率低。支架植入远期疗效有限，主要是由于下肢动脉硬化闭塞症内膜增生导致的管腔再闭塞，目前有用覆膜支架进行外周介入治疗的报道，但远期通畅率仍未有明显改善。下肢动脉硬化闭塞症血管腔内硬化斑块旋切术初期成功率高，但由于钻头振动对血管壁有机械性刺激，其远期疗效比支架植入低得多。

针灸疗法具有疏通经络、调理气血等功效，可以改善肢体缺血症状。高杰教授严格制订选穴及治疗规范，采用常规疗法配合电针刺激夹脊穴治疗下肢缺血性疾病，收到较好疗效。结果显示该法可显著提高皮肤温度、减轻患肢疼痛、恢复皮肤色泽、增加间歇性跛行患者行走距离。

一、作用机制

关于"夹脊"的理论渊源，可以追溯到《黄帝内经》。《素问·刺疟》云："十二疟者……又刺项以下侠脊者，必已。"所言"夹脊"即是脊柱两侧之部位，虽为广义之夹脊，未言具体夹脊穴，但可视为夹脊穴产生的理论基础，为现存文献对"夹脊"的最早记载。针灸学家承淡安在所著《中国针灸学》中首次提出"华佗夹脊穴"名称，其定位为第一胸椎至第五腰椎正中旁开0.5寸，左右共计34穴。

夹脊穴位于督脉与足太阳膀胱经之间，与两经关系最为密切。督脉总督诸阳脉，为"阳脉之海"，能统摄调节全身阳气；足太阳膀胱经接纳、转输各经脉之经气，为整个经脉系统中核心经脉之一；两脉又同络于脑，行于人体阳中之阳的背部，在循行上密切联系，在生理上息息相通。夹脊穴恰在督脉与足太阳膀胱经外延重叠覆盖之处，于此联络沟通两脉，为调控两脉之枢纽。颈部、胸部、腰部的夹脊穴分别位于头、胸、腹气街中，脏腑、经络气血可流注于气街中，气街亦可调节脏腑、经络气血的运行，因此夹脊穴具有"通经络，调气血"的作用。

下肢缺血性疾病属于中医"脱疽"范畴，是由脾气不健、肝肾不足、寒湿侵袭，凝滞脉络所致。脾肾阳气不足，肢体失于温养，复感寒湿之邪，则气血凝滞，经络阻遏，不通则痛；肢体气血不充，失于濡养，则皮肉枯槁不荣；肝肾不足，或寒邪郁久化热，湿毒浸淫，脉络闭阻，四末失于濡养，而致焦黑坏死，甚至脱落。

下肢缺血性疾病的特点是气滞血瘀，针刺夹脊穴的基本作用在于疏通经络、调和阴阳。一方面调节气血，气行则血行，气滞则血瘀，通过针刺使气血运行正常，则瘀血自除，经脉自通，"通则不痛"；另一方面针刺还可调节脏腑经络气血的偏盛偏衰，损有余而补不足，使阴阳平衡，气血旺盛，脏腑经络得到温煦濡养，"荣则不痛"。现代研究亦表明，针刺的机械刺激可激活血管的自律运动，使微血管血流速度加快，血液灌注增加，从而改善缺血病灶的血供。

电针疗法是在针刺腧穴的基础上,加以脉冲电的治疗作用,针与电两种刺激相结合,可提高疗效。同时,电针疗法容易掌握刺激参数、频率稳定、重复性好;代替手法行针,节省人力;操作简便、创伤性小,无副作用、费用低廉,易被国人接受。

现代解剖学研究证实,"夹脊穴区域组织中分布广泛的末梢神经、脊神经后支和邻近穴位的椎旁交感神经干,这是夹脊穴针灸效应的神经生理学基础"。"电针夹脊穴可降低佐剂性关节炎大鼠的外周血钠、多巴胺含量,表明交感神经活动受到抑制"。这一作用与治疗外周血管疾病的腰交感神经节切除术的效应相近。研究表明,针刺夹脊穴能提高急性心肌缺血大鼠的血清 NO 含量,降低血浆 ET-1 含量,从而提高 NO/ET-1 的比值。而冠心病与动脉硬化闭塞症的发病学具有同源性,故致病后 NO、ET-1 变化相近,而对于血管舒缩、内皮细胞功能的调整作用应同样适用于外周血管疾病。

夹脊穴处布有脊神经根的前后支、脊神经节、交感神经节,以及交感神经的灰白交通支和其他丰富的神经血管组织,与脊髓神经节段关系极为密切,针刺夹脊穴不但可影响脊神经后支,还涉及前支及其与交感干的相互联系,也影响交感神经的传出活动。针刺夹脊穴时,针尖经竖脊肌沿棘突两侧进入,可刺激脊神经前支、后支、交感神经干。华佗夹脊穴的治疗作用与脊神经节段性分布有密切关系,对相关夹脊穴进行刺激,能够使其周围的脊神经根通过脊髓内传导通路传达至中枢系统,起到调节作用。

二、实验研究

高杰教授在美国做访问学者期间,曾参与脊髓刺激疗法(spinal cord stimulation,SCS)课题研究,该研究发现刺激植入脊髓硬脊膜表面电极可引起外周血管扩张效应。后期研究进一步揭示出 SCS 引起外周血管扩张的机制:通过激活具有辣椒素受体 -1 表达的感觉神经纤维,使感觉神经末梢去极后释放降钙素基因相关肽等血管扩张因子进入血管平滑肌层。SCS

通过扩张外周血管,能很好地改善局部血流供应,减轻疼痛、减少闭塞形成、促进溃疡愈合、增加跛行距离,用于治疗下肢和足部周围动脉闭塞性疾病,可作为血管手术和药物治疗失败后的方法。SCS作为一种非药物微创治疗方法,其扩张血管作用能很好地缓解肢体缺血症状,全球每年约有14 000例患者进行脊髓刺激治疗,总有效率约80%。但目前SCS花费较高,对患者依从性要求较高,难以纳入国内的常规治疗。

高杰教授从SCS通过刺激脊髓背柱纤维以扩张外周血管的治疗思路中得到启发,在临床中采用针刺夹脊穴治疗下肢血管闭塞性疾病,取得很好的临床疗效。一方面,夹脊穴具有"疏通经络,调理气血"作用,可改善该类疾病由于气滞血瘀所致的肢体疼痛、发凉、麻木症状。另一方面,解剖证实夹脊穴处分布有脊神经根的前后支、脊神经节、交感神经节等组织,这与SCS电极植入和刺激部位相似。按脊髓和神经节段分布,第一腰椎至第五腰椎夹脊穴主要用于治疗下肢疾病,故选定第一腰椎至第五腰椎棘突双侧夹脊穴作为针刺治疗穴位。电针夹脊穴通过刺激传入纤维,沿脊髓背根进入脊髓,兴奋脊髓背柱纤维,这与脊髓刺激相似,都是以微弱电流直接刺激脊髓背柱的技术,解决了脊髓刺激疗法创伤性大及费用高昂等缺点。脊髓刺激是通过植入脊髓刺激器刺激粗的神经纤维,而电针夹脊穴通过电针刺激细的神经纤维。

实验研究证实,电针夹脊穴同样可以扩张外周血管,增加肢端缺血区域血供,改善临床症状,其扩张血管机制与SCS机制相似:通过激光多普勒血流仪观察电针刺激大鼠"夹脊穴"可以增加缺血区域皮肤血流,这种血管扩张效应能被辣椒素类似物RTX(树脂毒素)、CGRP8-37等部分阻断;电针治疗后大鼠下肢动脉TRPV1(辣椒素受体1)、PKA(蛋白激酶A)、eNOS(内皮型一氧化氮合酶)蛋白表达增加,血浆NO(一氧化氮)含量升高。证实电针夹脊穴可激活脊髓背根神经节含有的TRPV1受体传入神经纤维,释放CGRP、P物质等,激活血管TRPV1,促进NO释放,引起血管扩张,增加缺血区域皮肤血流,为电针夹脊穴临床应用提供了可靠的理论依据。

三、临床研究

在临床中,针对周围血管疾病特点及脊髓刺激疗法的相关研究,我们改进了电针仪设备,严格制订选穴及治疗规范,收到了良好的临床效果。

1. 雷诺病　杨丽焕采用电针夹脊穴结合常规疗法治疗雷诺病。常规疗法:盐酸丁咯地尔扩张血管,改善循环;环磷酰胺免疫抑制治疗;激素治疗;红花注射液,活血化瘀治疗;戒烟、避免受凉和情绪激动。电针夹脊穴操作手法:患者取端坐或俯卧位,常规穴位消毒后,使用 28 号 1~1.5 寸毫针斜刺,手指病变者针刺第三至第七颈椎棘突两侧,颈部后正中线旁开 0.5寸,足趾病变者针刺第一腰椎至第四腰椎棘突下旁开 0.5 寸,接脉冲电疗仪,疏密波型,以患者耐受为度,维持 30 分钟;每天治疗 1 次,30 天为 1 个疗程,疗程期间休息 5 天。1 个疗程后观察疗效:电针夹脊穴可有效改善雷诺病患者的临床症状;降低冷水激发试验、复温试验阳性率;明显改善雷诺病患者血流动力学的异常指标;提高肢体末端的温控血流,明显改善肢体末端的微循环。〔杨丽焕.电针夹脊穴治疗雷诺氏病的临床研究[D].黑龙江中医药大学,2013〕

2. 血栓闭塞性脉管炎　张茜运用电针夹脊穴辅助治疗Ⅰ期血栓闭塞性脉管炎。在常规治疗(首先患者需配合戒烟,按需要可给予镇痛、抗炎等基础对症治疗;前列地尔注射液扩张血管,改善循环;丹参川芎嗪注射液行气活血通络;口服通塞脉片以活血化瘀)基础上,给予电针夹脊穴治疗。治疗方法:患者俯卧位,皮肤穴位消毒后,针刺第三腰椎至第一骶椎棘突下旁开 0.5~1 寸,双侧穴位,使用 1~1.5 寸毫针斜刺,得气后接脉冲电疗仪,调至疏密波型(疏波 4Hz,密波 60Hz),以患者自身耐受为度,留针 30 分钟,每日1 次,21 日为 1 个疗程。治疗后观察,电针夹脊穴辅助治疗能促进侧支循环建立,明显改善缺血肢体末端的微循环血流量;还能使Ⅰ期血栓闭塞性脉管炎患者的踝肱指数、最大行走距离、足部皮肤温度、血液流变学、微循环血流等指标得到改善。〔张茜.电针夹脊穴辅助治疗Ⅰ期血栓闭塞性脉管炎的临床研究[D].黑龙江中医药大学,2014〕

3. 糖尿病足 夏联恒在控制血糖、血脂、血压、调节饮食,以及运用活血化瘀法改善微循环治疗的基础上,采用电针夹脊穴辅助治疗 0 级糖尿病足患者。治疗方法:患者俯卧位,皮肤穴位消毒后,针刺第一腰椎至第四腰椎棘突下旁开 1 寸,双侧穴位,使用 1.5 寸 28 号毫针斜刺,得气后接脉冲电疗仪,调至疏密波型(疏波 4Hz,密波 60Hz),刺激强度以患者自身耐受为度,留针 30 分钟,每日 1 次,3 周为 1 个疗程。治疗后观察,电针夹脊穴能有效改善温控血流、红外热像图等相关指标,阻断后反应性充血,改善微循环。〔夏联恒 . 电针夹脊穴辅助治疗 0 级糖尿病足病的临床观察[D]. 黑龙江中医药大学,2015〕

4. 下肢动脉硬化闭塞症 张雅在常规治疗的基础上,予以电针夹脊穴辅助治疗 I 期下肢动脉硬化闭塞症。电针治疗方法:患者取俯卧位,穴位皮肤常规消毒,选取第一腰椎至第四腰椎棘突下旁开 1 寸的夹脊穴,采用 1.5 寸 28 号毫针斜刺,同时针刺双侧穴位,针刺得气后,接通脉冲电疗仪,调节治疗波形旋钮至疏密波型,密波选择 60Hz、疏波选择 4Hz。每次留针 30 分钟,每日 1 次,治疗周期为 3 周。治疗后观察,电针夹脊穴可显著改善下肢慢性缺血、肢体肿胀、麻木、间歇性跛行等症状;同时还能改善患肢微循环血流量,增加血流灌注,提高临床疗效〔张雅 . 电针夹脊穴辅助治疗 I 期下肢动脉硬化闭塞症的临床观察[D]. 黑龙江中医药大学,2016〕。

四、操作规范

(一)夹脊穴的定位

夹脊穴位于督脉与足太阳膀胱经之间,从第 1 胸椎(T_1)至第 5 腰椎(L_5)棘突下两侧,距后正中线旁开 0.5 寸,一侧 17 个穴位。本技术操作规范中,颈部夹脊穴取穴同理,位于第 3 颈椎(C_3)至第 7 颈椎(C_7)棘突下两侧。这里的距后正中线旁开 0.5 寸,应为同身寸,由于每个人的骨骼发育和身高比例不同,因此选用拇指同身寸直接测量定位,以减少人为测量因素对定位产生的影响。本研究电针夹脊穴针刺施术部位在颈部与腰部,颈部夹脊穴为第 3 颈椎（C_3）至第 7 颈椎（C_7）棘突下两侧,腰部夹脊穴为第 1 腰椎（L_1）至第 5 腰椎（L_5）棘突下两侧,均距后正中线旁开 1 寸,双侧成对取穴。

（二）电针夹脊穴的针具选择

选用规格为 0.35mm × 40mm 的一次性无菌针灸针为施术针具,在操作前严格检查针具的针尖、针身、针根、针柄有无损坏,确认有无质量问题。

（三）脉冲电疗仪和使用参数

选择脉冲电疗仪（六路输出）,核查并确认全部开关、按键、旋钮、指示灯、显示屏和输出电极线导电性能正常,输出电流稳定安全。按下脉冲电疗仪开机键,选择波形为疏密波（频率:疏波 4Hz,密波 60Hz）。针刺得气后,由患者自行调节,配合呼吸,缓慢匀速,可耐受为度,时间旋钮设置计时 30 分钟。

（四）针刺前准备

1. 体位 根据针刺部位选择体位,针刺颈部夹脊穴时保持俯伏坐位,针刺腰部夹脊穴时保持俯卧位,因身体受限无法取俯卧位的患者可取侧卧位。体位选择的原则要有利于夹脊穴正确定位和施术操作,规定时间留针而患者不至疲劳。

2. 消毒 严格保证针具消毒质量,医者手部消毒,用七步洗手法洗手,干燥后全手涂擦足量 75% 乙醇消毒凝胶、水剂或泡沫,确保双手被完全覆盖并润湿,待干燥后方可持针操作。在患者针刺部位用 75% 乙醇棉球擦拭消毒,擦拭时以针刺部位为中心,从中心向外周边缘延伸 5cm 为消毒范围,缓慢逐步绕圈消毒 2 遍,作用 3 分钟。针灸治疗室内包括空气及物品定期严格消毒净化,治疗床上垫单一人一用[消毒流程均参照《医院消毒卫生标准》（GB 15982—2012）和卫生行业标准《医务人员手卫生规范》（WS/T313—2009）]。

（五）针刺方法

本技术遵循《针灸技术操作规范 第 11 部分:电针》（GB/T 21709.11—2009）和《针灸技术操作规范 第 20 部分:毫针基本刺法》（GB/T21709.20—

2009），由具备从事 3 年以上临床工作经验的中医执业医师进行针刺操作。待针刺穴位皮肤消毒后，刺手采用拇指、食指加持针柄，中指抵于针根，若针刺部位皮肤松弛则用押手轻压并舒张针刺部位表面皮肤。毫针斜刺颈部或腰部夹脊穴，针与皮肤形成 45° 夹角。进针深度为 0.8~1.2 寸，依患者体质、年龄、病情和部位，配合呼吸，适当调节进针深度。颈部夹脊穴注意进针深度，切勿损伤血管、神经。针刺的同时询问患者感受，患者自觉得气或医师手下有沉紧、涩滞感后，视为得气。尤其注意进针手法要稳准迅速，进针时间 0.2 秒左右，以减少患者对针刺产生的恐惧和疼痛。

针刺进针顺序为腰部夹脊穴从 L_5 依次向上至 L_1，颈部夹脊穴从 C_7 依次向上至 C_3。得气后在针柄下三分之一处夹上电针电极夹，顺序为腰部夹脊穴从 L_5 依次向上至 L_1，颈部夹脊穴从 C_7 依次向上至 C_3，对应电极夹连接顺序从左向右，从输出电极第 1 项到第 5 项，正极连接身体左侧腧穴，负极连接身体右侧腧穴。确认计时和全部电流调节旋钮归零后，按下开机键，选择疏密波模式按键，顺时针旋转调节计时旋钮定时 30 分钟。依次顺时针旋开输出电极第 1 项到第 5 项输出电流调节旋钮（均小于第 1 档位），每旋开一个旋钮，由患者自行调节，配合呼吸，缓慢匀速调至患者自觉可耐受最大安全刺激电流为度，避免产生电震（均小于第 8 档位），每日 1 次，电针夹脊穴治疗 3 周为 1 个疗程。

（六）针刺后处理

针刺治疗后，缓慢逆时针旋转电流调节旋钮归零，关闭电源键。从第 5 腰椎夹脊穴依次向上至第 1 腰椎夹脊穴对应电极夹连接顺序，轻轻摘取下针柄上的电极夹，一手持消毒干棉球轻压针刺部位周围皮肤，另一手拇、食指夹持针柄沿针尖反方向轻柔缓慢拔出针灸针，如有针孔出血者轻压 30 秒。嘱患者 2 小时内勿清洗针刺部位，避免感染。

（七）禁忌证

以下情况不宜针刺：患者状态不佳，处于饥饿、紧张、疲劳时；有血液病、传染病、精神病、近期使用抗凝药物治疗等患者；针刺范围皮肤有感染、溃疡、瘢痕、肿瘤或皮肤下有手术植入物者；生理或心理上对针刺、电针治疗不耐受者;各种原因不能自行调节电针刺激强度或无法感知电针刺激强度者。

(高杰 夏联恒)

第五节 "气行则血行"的治疗理念

周围血管疾病种类繁多,病因复杂,但究其根本原因多与气血相关,或是气滞、气虚,或是血瘀、血虚。中医认为气血同源,为人之根本,其中气属阳,有温煦作用,血属阴,有濡养作用,《难经·二十二难》:"气主煦之,血主濡之。"

李老认为,周围血管疾病患者普遍存在气血不和、脉络瘀阻问题。一方面,周围血管疾病老年人多发,老年人大多气血衰败,血行无力,四肢缺乏血液濡养,出现发凉、麻木、疼痛甚至坏死症状;另一方面,周围血管疾病大多表现为脉络瘀阻症状,无论是静脉疾病还是动脉疾病,肢体肿胀、发凉、颜色紫暗、疼痛等血瘀症状普遍存在。因此,活血化瘀是治疗周围血管疾病的常用治则,以活血为主要手段,活血之时需行气,气行则血行。

气机不畅有虚实之分。虚证是气虚,表现为疲倦乏力、少气懒言、语声低微、易汗、食少纳呆、小便清长、大便溏泄,多见于老年患者。气虚则鼓动无力,无法推动血行,久之必然导致血瘀。治疗气虚血瘀须先补气,中气充盈才能引血前行,循行经脉,灌注脏腑。实证是为气滞,大多因情志、水湿、痰浊、瘀血等原因导致脉络瘀阻,气机不畅,气滞则血瘀。治疗气滞先要祛除病因,情志因素需要疏肝理气;水湿致病需要利水渗湿,行气通络;痰湿致病要利湿化痰,健脾行气;瘀血致病要活血化瘀,行气止痛。不管何种因素导致的气滞,行气通络是基本的治疗原则。

养血补气药物中,黄芪和党参是常见配伍。李老治疗周围血管疾病常用两药,尤其治疗下肢慢性动脉闭塞性疾病,黄芪是必用药物。根据李老多年临床经验,黄芪用量以 50g 左右效果最佳。现代研究亦表明,黄芪与党参都有调节血糖、血脂、抗炎、抗氧化作用,能够保护血管内皮细胞,增强机体自身免疫力。因此,黄芪补气、党参生血,以血载气,以气领血,二药合用,使气血循经脉而行,滋养脏腑和四肢百骸,达到温养缺血肢体的效果。李老在多年医疗实践中还认识到,生黄芪与炙黄芪功效有差别,生黄芪补气力更强,若患者患有高血压,应减少用量或改用炙黄芪。党参有生用和炒用之分,生用偏于益气生津,炒用偏于补气健脾,所以李老在选用药物时,气虚者多选用生党参,痰湿者多用炒党参。

李老认为,补益气血时应该配伍行气药物,否则会导致气滞。行气药物有多种,针对不同证型,所用的行气药物也不同。例如对于寒湿阻络者,当用陈皮,因其苦温燥湿,且能行气止痛,配合补益气血药物能祛除寒湿,通络活血;对于气滞血瘀,兼有胸胁疼痛者,当用枳壳,因其苦辛酸温,能行气化痰以消痞,破气除满而止痛;脾肾阳虚,气虚血瘀者当用香附,因其味辛、微苦、微甘、性平能行,理气调中,长于止痛。行气药物药性大多偏温,多用耗气伤阴,临床应用需中病即止。

【验案举例】

马某,女,72岁。

患者自述既往有高血压病史20余年,有糖尿病病史,半年前出现双小腿发凉、麻木、无力及间歇性跛行,继而出现双下肢疼痛症状,以夜间为重,近半个月症状加重,不能行走。遂来我院求治。

入院时症状:患者有典型的糖尿病症状,多食、多尿、多饮、消瘦,伴口干唇燥,神疲乏力,时有胸闷,两胁胀满,下肢疼痛,夜间尤甚,间歇性跛行距离约500米。查体见双小腿以下皮色紫暗,皮温低,肌肉萎缩,汗毛稀疏,双足背动脉搏动消失,左股动脉搏动消失,右股动脉搏动微弱,左足小趾背侧有1.0cm×1.0cm溃疡,表面有少量脓性渗出,周围皮肤红肿,触痛明显。舌质紫暗,苔薄白,脉沉细。

入院诊断:中医诊断为脱疽,血瘀脉阻型;西医诊断为糖尿病性动脉硬化闭塞症。

治疗方案:

1. 0.9% 生理盐水 300ml,注射用头孢哌酮钠舒巴坦钠 2.0g,每日 1 次,静脉滴注。

2. 木糖醇 250ml,东菱克栓酶 1 支,首次倍量,每日 1 次,静脉滴注。

3. 格列本脲 2.5mg,早晚两次,饭前服。

4. 局部创面,外涂壳聚糖复方药膜(我院自制中药),每日 1 次。

5. 中药汤剂 炙黄芪 50g,炒党参 15g,当归 10g,白芍 10g,枳壳 10g,生地 10g,萸肉 15g,延胡索 10g,川芎 10g,牛膝 15g,白术 10g,云苓 15g,地龙 15g,葛根 15g,黄连 10g,蕲蛇 10g,生甘草 10g,地骨皮 10g,天麻 10g,水煎剂 100ml,每日 2 次,口服。

患者年迈久病,气血亏虚,行气无力,日久血瘀于脉,故以黄芪、党参为君药,补益气血。患者气滞于中,故见胸闷,两胁胀满,加枳壳宽中理气。多食、多尿、多饮、消瘦,伴口干唇燥,神疲乏力为阴液亏虚、虚火内生之象,用白芍、生地、萸肉、葛根、黄连、天麻养阴清热。地龙、蕲蛇活血化瘀,延胡索、川芎行气止痛,牛膝引药下行,白术、云苓健脾和胃,生甘草调和诸药。

治疗经过:经 1 周治疗,患肢疼痛略减轻,夜间尤甚,入睡困难,自觉胸闷,足趾部溃疡处有少量脓液,创面处理后,外涂壳聚糖复方药膜。检测患者的凝血系列情况,纤维蛋白原(Fbg)2.3g/L,D-二聚体 <0.5μg/ml,停东菱克栓酶,继续治疗。

15 天后,患肢疼痛减轻,睡眠尚可,下肢皮色紫暗,皮温低,足趾部溃疡处创面肉芽组织生长良好,无渗出。停用注射用头孢哌酮钠舒巴坦钠,换用抗生素硫酸头孢匹罗 2.0g,每日 1 次静脉滴注,继续治疗。

中药方剂调整为:炙黄芪 50g,炒党参 15g,当归 10g,白芍 10g,生地 10g,萸肉 15g,延胡索 10g,川芎 10g,牛膝 15g,白术 10g,云苓 15g,地龙 15g,葛根 15g,黄连 10g,蕲蛇 10g,生甘草 10g,地骨皮 10g,红花 15g,水煎剂 100ml,每日 2 次,口服。患者胸闷及两胁胀满消失,故减枳壳、天麻,下肢皮色紫暗、血瘀明显,加用红花,与地龙共用,增强活血化瘀之力。

4 周后,患者疼痛、麻木症状消失,溃疡愈合,皮色暗,皮温略低。踝肱指数 0.5,仍有间歇性跛行,间距为 800 米。

中药方剂调整为:炙黄芪 50g,炒党参 15g,当归 10g,白芍 10g,生地 10g,萸肉 15g,牛膝 15g,白术 10g,云苓 15g,地龙 15g,葛根 15g,生甘草 10g,地骨皮 10g,红花 15g。上方制成散剂,每剂药 5g,每日 2 次,服用 8 周。

8 周后,患者疼痛、麻木症状消失,行走自如,行走距离延长至 1 500 米。

（信铁峰）

第六节　"动脉静""静脉动"理念

周围血管疾病主要以四肢血管病变为主,李老在临床实践中提出"动脉静""静脉动"的预防及治疗原则,现介绍如下。

一、"动脉静"

"动脉静"即动脉疾病要求"静",指的是动脉闭塞类疾病,尤其是下肢动脉闭塞性疾病的发病及治疗过程中,由于动脉闭塞造成患肢局部组织供血不足,过度运动会导致局部组织耗氧量增加,还可使血管内血液灌流进入到运动的肌肉组织中,出现"盗血"现象,引起患肢缺血和组织供氧不良。因此,动脉缺血性疾病的治疗需要静养,不宜过度运动、行走。

动脉壁经常处于紧张状态,不但承受相当高的压力,还不断受到血流冲击,容易发生损伤。随着年龄增长,动脉壁可有不同程度硬化,尤其是冠状动脉、脑动脉血管壁易于发生粥样硬化,使动脉管腔狭窄。动脉的解剖特点决定其发生病变时,为了维持基本的功能,需要保持静养状态,不可过度运动,以静为要,循序渐进地治疗、恢复。

对于局部组织已出现严重缺血的动脉闭塞疾病患者,过度运动反而会使局部组织耗氧量大幅增加,动脉在已经处于病理状态的情况下,无法有效输送富氧血流,局部肢体缺血或坏死的程度加重,故应避免过度运动,利用适度规律的有氧运动进行改善。对于下肢动脉硬化闭塞症的老年患者,运动治疗可增加无痛步行和最大步行距离,同时降低血浆胆固醇浓度,降低收缩压。

侧支血管是存在于主干血管旁的血管,通常不开放,当主干血管狭窄或闭塞时,由于血管两端的压力差,侧支血管会逐渐开放扩张。侧支循环可为慢性单一血管节段性闭塞提供适当血流,满足肢体静止时的需要;或提供额外血流以维持中等量运动。但是突然发生的动脉闭塞使侧支循环没有充足时间代偿,可导致肢体组织缺血甚至坏死。若缺血导致的动脉闭塞性病变进展速度与侧支循环建立的程度相同,患者的临床症状可能没有变化;若前者进展速度大于后者,患者则有可能出现短暂的肢体严重缺血,但可随着侧支循环的开放而逐渐缓解。

二、“静脉动”

“静脉动”即静脉求“动”,指的是静脉回流障碍的患者要适当做一些运动,尤其是下肢站立时的小腿运动,可以通过小腿肌肉收缩,促进静脉血液回流。国外文献常提到的“经济舱综合征”,恰是小腿屈曲、静止时间过长造成的肌肉丛血栓形成。因此在久站久坐时,如果适当地做一些肌肉收缩运动,则可避免此类病症的发生。

静脉疾病主要表现为循环血液的停滞,即肢体静脉血流缓慢,静脉壁扩张,收缩减弱,静脉回流受到的阻力增加。静脉血液由于重力作用,对血管壁和静脉瓣膜产生一定压力,正常生理状态下不会对静脉血管造成损伤。静脉壁是容量血管,管壁薄,扩张性大,弹力小,长时间卧床,静脉血液流速缓慢,可导致血流淤滞,回心血量减少。当静脉压持续升高时,可导致瓣膜关闭不全和静脉壁膨出,组织液回流障碍,血管壁受损,并发生静脉曲张、水肿、淤积性皮炎、静脉血栓形成等疾病。

适当的运动,如踝泵运动,及直腿抬高、屈腿伸腿、蹬腿运动等可以激发肌肉泵功能,小腿肌肉收缩挤压血液,促进静脉回流。快速行走、慢跑、Allen-Buerger、下蹲起立、甩腿、足趾运动等,可锻炼静脉瓣膜组织,使足底和腓肠肌泵发挥效应,促进血液流动,改善淤血状态。肢体的肌肉运动量大,局部微循环血流速度加快,使静脉管壁组织的新陈代谢加快,促进恢复。患者应适当活动下肢,促进静脉回流,防止血栓形成,有利于防止静脉阻塞性水肿,对于此病患者,更应鼓励其进行适当的运动锻炼,促使静脉管壁弹性恢复,促进血液回流,减轻静脉压力。

静脉淤血容易导致淋巴管回流受阻,淋巴管中的蛋白质又加重组织纤维化,致使局部缺氧加重,抗损伤能力降低,容易发生局部皮炎、湿疹、溃疡、感染。肌肉收缩可压缩淋巴管,推动淋巴液向心流动。临床上,常以淋巴管加压作为治疗疾病或预防病变的手段,如运用按摩促进淋巴回流,以加速局部水肿消退等。当然,在运动时,除肌肉收缩外,肌肉血管也会扩张,毛细血管压增高,淋巴生成量增多,也可促进淋巴回流。

静脉淤血伴有静脉曲张时,其主要病理变化在管壁中层,后期可见弹力组织和肌组织萎缩、消失,被结缔组织替代,静脉壁变薄,失去弹性而扩张。在单纯的静脉曲张过程中,曲张的浅静脉受重力影响,小腿比大腿明显。因此,静脉淤血类疾病应避免长期站立,站立时亦当适当活动;宜抬高患肢,以促进下肢血液回流,减轻患肢的淤血肿胀和溃疡;穿弹力袜发挥腿部"肌肉泵"作用,促进下肢血液回流,减轻症状。

静者为阴,动者为阳,静脉求"动"和动脉求"静"符合中医"阴中求阳,阳中求阴"之理,阴平阳秘是中医学养生防病的目标。

【验案举例】

案1:王某,女,56岁。

主诉:双下肢静脉迁曲扩张10年,双下肢沉胀3年,自觉晨轻暮重,加重2月余。

现病史:患者自述工作时间久站,双下肢静脉迁曲扩张10年,并伴有毛细血管扩张,近3年自觉双下肢沉胀,晨轻暮重,严重时可出现肿胀疼痛,2个月来症状逐渐加重,遂来我院求治。

入院查体:双下肢大隐静脉走行区可见明显的青筋暴露,皮温无明显改变,腓肠肌挤压试验(-),股三角区压痛试验(-),双足背、胫后动脉搏动明显,Perthes试验(-)。舌质红绛,苔黄腻,有齿痕,脉弦滑,纳呆,睡眠尚可。

相关辅助检查:下肢静脉彩超示双下肢隐 - 股静脉瓣反流,双下肢浅静脉曲张。血常规、尿常规、生化全项、肝功能、肝脏 B 超均无异常。

入院诊断:中医诊断为筋瘤,湿热下注型;西医诊断为双下肢大隐静脉曲张、下肢静脉回流障碍。

治疗计划:清热利湿消肿、活血化瘀通络。

治疗方案:

1. 5% 葡萄糖 250ml,康脉注射液(我院自制纯中药制剂)60ml,每日 1 次,静脉滴注。

2. 康脉Ⅱ号胶囊(我院自制纯中药制剂),每日 3 次,每次 5 粒,口服。

3. 地奥司明片,每日 2 次,每次 2 片,口服。

4. 中药溻渍治疗,每日 1 次,每次 15 分钟,外敷。

5. 气压治疗,每日 1 次,每次 30 分钟。

6. 医用压力袜治疗,晨起穿、就寝脱,穿压力袜行走,每日 1~2 次,每次 30 分钟。

7. 抬高患肢,与床面形成 30°,避免久站、久坐、久蹲。

治疗经过:治疗 15 天后,双下肢沉胀明显好转,胀痛症状消失,晨轻暮重表现消失,气压治疗和穿戴压力袜行走后症状减轻。

本例难点及对策:本患者工作时间久站,受重力影响,静脉管腔内压力增大,回流缓慢,血液瘀滞,日久化热,形成湿热下注型筋瘤病。治疗原则应以清热利湿消肿、活血化瘀通络为主,降低静脉管腔压力,改善静脉瓣膜功能,促进血液回流,缓解沉胀症状。静脉滴注康脉注射液和口服康脉Ⅱ号胶囊,能够起到活血化瘀通络的作用,血脉瘀滞为致病之本,因此活血化瘀通络是治疗本病的关键。地奥司明片主要治疗与静脉功能不全相关的各种症状,能够缓解腿部沉重、疼痛、酸胀等不适感,加之气压治疗和穿戴压力袜行走,可有效改善静脉回流障碍状态,激发小腿腓肠肌"肌肉泵"功能,为静脉血液回流增加助力。中药溻渍治疗,施以清热利湿、活血化瘀为治则的方药,对患肢进行湿敷,使药物有效成分透皮吸收直达病所,利湿消肿,活血通脉。此类静脉回流障碍疾病的治疗遵循李老"静脉动"理念,嘱患者穿戴压力袜行走,通过小腿肌肉收缩挤压静脉,起到运动调护作用,促进静脉回流,改善患肢瘀血状态,疏通气血,畅达经络,消除肿胀和疼痛。

案2:吴某,男,70岁。

主诉:双下肢发凉、麻木伴乏力10年,行走后症状明显,加重2月余。

现病史:患者自述40年前常于寒冷环境工作,长期吸烟史。双下肢发凉、麻木伴乏力10年,行走后症状明显加重,常因疼痛被迫停止行走,休息后缓解,跛行距离500米,严重时可出现夜间抱膝而坐,疼痛难以入眠,症状逐渐加重2月余,遂来我院求治。

入院查体:双足汗毛脱落,趾甲增厚、变形,右小腿汗毛稀疏,皮温较低,肌肉松弛,双足背及胫后动脉搏动消失。肢体抬高下垂试验(+),舌质紫,有瘀斑,苔白润,舌下静脉瘀紫,脉细滑,纳呆,睡眠欠佳。

相关辅助检查:①全血黏度、血浆黏度升高,红细胞、血小板聚集性升高,红细胞变形性降低,纤维蛋白原、胆固醇、甘油三酯水平增高。②下肢动脉彩超示下肢动脉搏动减弱,供血量明显减少。③动脉造影示动脉狭窄、闭塞,呈树枝样改变。④尿常规、生化全项、肝功能、肝脏B超均无异常。

入院诊断:中医诊断为脱疽,气虚血瘀型;西医诊断为下肢动脉硬化闭塞症。

治疗计划:行气活血,化瘀通络,温阳散寒,健脾益气。

治疗方案:

1. 5%葡萄糖250ml,康脉注射液60ml,每日1次,静脉滴注。

2. 康脉Ⅱ号胶囊,每日3次,每次5粒,口服。

3. 脉血康胶囊,每日3次,每次2粒,口服。

4. 艾灸治疗,肾俞、腰阳关穴,每日1次,每次30分钟。

5. 穴位注射。丹参注射液1ml,选取双侧足三里、血海,每日1次,皮下注射。

6. 中药熏洗疗法,每日1次,每次30分钟,水温不超过40℃。

7. 减少活动,注意行走时间不宜过长,一旦出现疼痛,宜停下休息。

治疗经过:治疗 15 天后,双下肢发凉、麻木明显改善,乏力症状基本消失,跛行距离 1 500 米,夜间抱膝而坐症状消失,疼痛明显缓解,皮温改善。

本例难点及对策:本患者受寒冷刺激,肢体血管痉挛,供血减少,患肢缺血缺氧,出现肢体发冷、麻木和乏力症状。久病耗伤气血,气虚致行血无力,血脉瘀滞。治疗原则以行气活血,化瘀通络,温阳散寒,健脾益气为主,改善患肢供血,促进侧支循环建立。康脉注射液和康脉Ⅱ号胶囊活血化瘀;脉血康胶囊破血逐瘀、通脉止痛,用于血瘀证的治疗,能够缓解患肢因瘀血阻滞产生的发凉、麻木和疼痛等症状。用丹参注射液行穴位注射,可祛瘀止痛、活血通经,药物随肢体运动持续刺激足三里和血海,有效增加患肢局部组织含氧量,改善缺血缺氧状态。加之艾灸能够温阳散寒、健脾益气,助气血运行,从而改善患肢麻木、疼痛症状。中药熏洗疗法,可根据证型选方用药,起到活血祛瘀、温阳散寒之效。主要用于慢性缺血性疾病早期及恢复期,肢体仍发凉、怕冷,遇冷后症状加重,伴有患肢酸胀、疼痛,关节屈伸不利,可用柴胡、当归、鸡血藤、川椒、海桐皮、威灵仙、川牛膝、羌活、白芷、苏木、五加皮、红花各 15g,装入纱布袋中水煎,煎好后趁热先熏,待温度适宜后再用药液浸洗,每日 1~2 次。此类慢性缺血性疾病的治疗遵循李老“动脉静”理念,嘱患者减少活动,注意行走时间不宜过长。

中药熏洗疗法属于中医外治法,主要是利用中药煎汤,趁热在皮肤或患部进行熏蒸和浸浴的一种治疗方法。熏洗可增加患肢血流量,改善血液循环,对于有溃疡的患者,也可清洁创面,抑制细菌,促进创面愈合,消肿止痛。由于周围血管疾病多为肢体末端受累,中药熏洗疗法能够使药物中的有效成分经过皮肤孔窍吸收。但是有下列情况者,不宜应用熏洗疗法:①急性活动期,肢体坏疽呈进行性发展,而未局限稳定者;②肢体干性坏疽;③熏洗引起肢体创口疼痛者;④对外洗药过敏者。

(孙秋　崔璇)

第七节　动静脉同治的治疗理念

人体的动静脉是一个整体通道,动、静脉疾病的发生也会相互影响,如动脉血栓脱落可引起静脉栓塞,静脉血栓也可引起肺动脉栓塞,动静脉血管的炎症因子会经过血液循环扩散至全身,引起全身血管的广泛性炎症。李令根教授总结多年临床经验发现,通过手术和药物等改善动脉缺血的过程中,患肢可能出现疼痛加重、肿胀等表现,而在治疗静脉疾病时,动脉的相应症状反会得以改善,由此提出"动静脉同治"的理念构想。

一、动静脉疾病的相互影响

动脉与静脉是一个循环整体,在循环系统中起到运输全身血液,形成和维持血压,调节组织器官血流量,实现血液与组织间的物质交换等作用。心脏收缩泵血,血液进入动脉,主动脉有明显的扩张性和弹性,产生心舒张期推动血液的动力,静脉血管有较大容量,静脉管壁的平滑肌舒缩使静脉血容量发生明显变化,改变回心血量,进一步影响心输出量。动脉疾病常累及静脉,静脉疾病也常累及动脉,在治疗动脉(静脉)类疾病时,应充分考虑是否累及静脉(动脉),动静脉同治。

1. 在动脉系统疾病中,临床表现不仅局限于动脉,还会波及静脉系统,出现动静脉均有症状的情况。动脉长期缺血,血液充盈不足,动脉组织与器官缺血、缺氧,动脉管壁发生退行性改变、炎症发生、管壁硬化狭窄、血栓形成,同时静脉不能得到充分营养,出现静脉功能受损,当动脉扩张后,失去功能的静脉不能及时循环血液,引起静脉瘀滞,使得局部疼痛和症状加重。深静脉或小静脉血栓、静脉窦血栓等不易触及的血栓采用动脉溶栓时,经动脉途径的溶栓方法可将溶栓药物顺行送达静脉端,有效溶解皮质及深静脉血栓,在主引流静脉不通畅的情况下,可促进侧支循环的建立,开放侧支静脉回流通路。

血栓闭塞性脉管炎是一种常见的以中小动脉结节性、周期性、非化脓性炎症和动脉血栓发生为主要特征的疾病,患者常伴有游走性浅静脉炎,沿浅静脉走行突发红肿、灼热、疼痛症状,出现条索状物或硬结,具有血栓形成、静脉壁炎症反应的组织学形态。在治疗时,应注重静脉的病理改变,防止静脉局部炎症导致的缺氧和感染性病变。

部分动脉疾病伴有血栓形成,栓子脱落时,较小的血栓可通过血液循环经毛细血管进入静脉,引起静脉栓塞。下肢动脉硬化闭塞症是动脉粥样硬化引起的动脉闭塞性疾病,动脉粥样硬化性斑块导致动脉中层变性和继发血栓形成,还有急性动脉栓塞,血栓在血流的冲刷下,阻塞毛细血管和静脉,血栓阻塞静脉血管或黏附于静脉壁,使静脉管壁变窄,血液流动缓慢,静脉血管扩张,局部血管和组织发生缺氧或痉挛。在治疗时应使用抗血小板聚集药物(阿司匹林、双嘧达莫)、降纤溶栓药(尿激酶、巴曲酶)和抗凝疗法,一方面是抑制动脉的血栓形成,另一方面是防止由动脉病变直接或间接导致的静脉血栓形成。动脉发生炎症时,如多发性大动脉炎,动脉血液中的炎症因子如白细胞介素 -1(IL-1)、肿瘤坏死因子(TNF)、干扰素 -γ(IFN-γ)等,随着血液流动转移至静脉,引起静脉炎症性损伤,静脉水肿和部分组织液渗出,静脉血液呈高凝状态,凝血系统和抗纤溶系统激活,静脉血液中出现血栓形成。在治疗方面,应以控制病情发展为主,改善组织缺血和并发症。

2. 静脉疾病的患者,应适当地进行运动锻炼,促使静脉管壁弹性恢复,促进血液回流,减轻静脉压力。静脉管壁的弹力小,扩张性强,长期卧床时,受体位和重力的影响,静脉中血液的淤积加重,病情将进一步发展。

静脉血液回流受阻,回心血量减少,心脏泵血不足,导致动脉供血不足,动脉组织及周围器官发生缺血、缺氧性改变,以及动脉血压的异常。静脉血液停滞时血液呈高凝状态,血液经心脏泵出进入动脉,动脉血液黏稠,容易导致动脉血栓形成和管壁硬化。静脉血栓在血流冲刷下或由于其他原因脱落,栓子经心脏进入肺循环引起肺动脉栓塞,同样肺静脉血栓可脱落进入体循环阻塞血管,引起局部组织缺血、缺氧。静脉血液不畅,容易感染引发炎症,炎症可经血液循环扩散至全身血管。

原发性静脉曲张容易引起血栓形成和静脉周围炎,导致局部硬结与皮肤粘连,静脉周围的动脉受到影响可发生血流障碍,局部微小动脉血液淤阻,若伴有感染时可采用抗生素。静脉曲张破裂出血,因静脉压力高而出血速度较快,应抬高患肢或者加压止血,若是血流不止,可以缝扎与之连通的上级动脉止血。深静脉血栓脱落进入肺动脉,可引起肺动脉栓塞,严重者可致死亡,临床上可以考虑放置永久性或临时性下腔静脉滤器,防止肺栓塞的发生。

二、"动静脉同治"理念临床应用基础

1. 动脉疾病长期卧床的患者,受重力和体位影响,静脉血液回流障碍,易致静脉疾病的发生。动脉硬化闭塞症的治疗过程中,尤其是扩血管药物应用时,患肢可能出现疼痛、肿胀加剧等表现。这往往是由于用药后造成的微循环入口即动脉端的开放,而作为静脉端的出口舒张相对滞后,造成微循环"入多出少"的状态,进而压迫因缺血已损伤的神经,使患肢出现上述症状,严重影响患者的依从性及对医生的信任度。此时可用消肿、抗渗出的七叶皂苷钠、迈之灵、地奥司明片等静脉活性药物,既可应对治疗过程中副反应的出现,促进静脉回流、消除肿胀,又可为增加组织交换提供良好的环境。同时这也提醒我们,在应用扩血管药物时,应预想到这种情况,提前做好准备。

2. 静脉疾病患者,应适当进行运动锻炼,增加局部组织肌肉活性,激发肌肉泵功能,以促进组织液的吸收与回流。同时,血液的回流增加,可使心脏泵血增加,减轻受累动脉症状。当静脉血栓脱落引起动脉急性栓塞,可以手术治疗,使用肝素抗凝和普鲁卡因缓解血管痉挛,溶栓药物最好直接穿刺或经导管注入栓塞近端的动脉腔内,以达到快速溶栓的效果。

3. 在动静脉血液循环中,形成的不经过毛细血管网的异常短路通道称为动静脉瘘,可导致静脉淤血、溃疡形成、心力衰竭等。最理想的治疗方法是切除瘘口,分别修补动、静脉口,或以补片修复血管裂口。当动静脉瘘不能切除时,可在瘘口两端切断动脉,通过端端吻合重建动脉;缺损长度较

大时,可用自体静脉或人工血管重建动脉,然后修补静脉裂口。对于长期的慢性动静脉瘘,周围已有广泛侧支及曲张血管,上述方法难以处理时,可施行四头结扎术,即在尽可能靠近瘘口处,分别结扎动脉和静脉的输入端和输出端。

(孙秋 崔璇)

第八节 关于在治疗的全程应用溶栓药的理念

一、血栓形成机制

在生理状态下,血液中的凝血系统与抗凝系统相互拮抗,使得血栓处于一个生成与溶解并存的动态平衡状态,这样既保证了血液潜在的可凝固性,又保证了血液的流体状态。

由于血液内部分子或颗粒之间的摩擦,使得血液具有一定的黏滞性(也称黏度)。当某些疾病致使血流速度缓慢时,红细胞易发生叠连,使血液黏滞性增大,从而增加了血流阻力,影响正常的血液循环。伴随着年龄增长,血管内膜增厚,管壁胶质纤维增加,凝血因子不断被激活,纤维蛋白和血小板等物质不断集聚,同时又因为血液中还存在纤溶酶原激活物抑制物(PAI)-1、PAI-2、PAI-3,以及 α2-抗纤溶酶(α2-AP)、凝血酶激活的纤溶抑制物(TAFI)等,通过抑制或灭活组织型纤溶酶原激活物(t-PA)活性,进而调节纤溶系统,保持机体凝血和纤维蛋白溶解的平衡,维持血液黏滞性和正常流动。

在生理情况下,机体常因轻微血管损伤而发生血液凝固。但这一过程仅限于受损局部,在血管内循环的血液并不会凝固,这是因为血液中存在很多抗凝因素:①血管内膜光滑完整,凝血因子Ⅻ及血小板不易黏附;②血液循环流动,即使有少量凝血因子被激活,也会被稀释运走;③血管壁产生前列环素(PGI_2),有抗凝作用;④血液中有抗凝物质。体内抗凝系统可分为体液抗凝系统和细胞抗凝系统,其中体液抗凝系统发挥着更重要的作用。在生理状态下,完整的内皮细胞主要起到以下作用:①屏障作用:完整的单层内皮细胞覆盖在血管内膜表面,形成薄膜屏障,将血液中的凝血因子、血小板与内皮细胞外基质隔离开。②抗血小板聚集:内皮细胞能合成前列环素、一氧化氮、腺苷二磷酸酶等物质,这些物质具有强大的扩张血管和抑制血小板聚集作用。③抗凝血作用:内皮细胞合成位于细胞表面的硫酸乙酰肝素蛋白多糖,与抗凝血酶Ⅲ结合,可以灭活凝血酶和凝血因子Ⅸa、Ⅹa。内皮细胞合成的凝血酶调节蛋白,为凝血酶受体,凝血酶与之结合后转化为凝血物质,进而激活抗凝血因子蛋白 C(肝脏合成的一种血浆蛋白),在蛋白 S(由内皮细胞合成)的协同作用下,灭活凝血因子Ⅴa、Ⅷa,进而起到抗凝作用。④促进纤维蛋白溶解:内皮细胞能生成 t-PA,促进纤维蛋白溶解,清除附着在内皮细胞表面的纤维蛋白。

在血管闭塞类疾病中,凝血和纤溶平衡状态被打破,凝血系统持续激活,血栓持续形成。随着疾病发展,内皮细胞出现不可逆损伤,伴随局部炎症不断发展,同时出现血流缓慢和血液涡流,血液中的血小板和凝血因子增多、纤维蛋白溶解系统活性降低,导致血液的高凝状态。

二、全程应用溶栓药的理论基础

溶栓治疗是指溶解动脉或静脉血管中的新鲜血栓,使血管再通,从而部分或完全恢复组织和器官的血流灌注,达到减轻症状并改善预后的目的。溶栓治疗最佳时间为 4.5 小时之内,尤其是 3 小时以内溶栓治疗效果更佳,时间越长效果越差,超过 24 小时,血栓在血管内随着时间的推移会缓慢机化,导致与血管壁的黏附、粘连,其溶栓效果会随着时间的推移慢慢减弱,甚至发生钙化,溶栓药物难以清除。对于急性肢体动脉栓塞或急性颅内动脉栓塞,最佳溶栓时间是 8 小时以内。血栓的形成在早期没有明显症状,已经形成的血栓,部分溶解或软化,旧血栓改变引起病变。随着病情发展,血栓有机化再通,病情逐渐改善,新血栓持续生成,对机体的影响持续存在,如动脉血栓阻塞,引起局部组织、器官缺血缺氧而坏死、萎缩,甚至发生梗死,栓塞静脉可引起局部组织瘀血、水肿、出血,甚至坏死。血栓脱落随血液运行,可引起其他地方栓塞,如动脉血栓脱落阻塞血管,以致静脉血流障碍。

血栓如果长时间存在,血管壁向血栓内长入新的肉芽组织,逐渐代替血栓成分,血栓水分被吸收,血栓干燥或局部溶解,与血管壁连通形成新的血管。陈旧的血栓可钙化形成静脉石或动脉石。溶栓的时间要控制在溶栓时间窗之内,在此期间,溶栓的效果非常好,超过这个时间,效果较差。如果静脉窦内血栓已经完全闭塞静脉窦,使得窦内血液流动缓慢甚至无血液流动,经静脉输注后,溶栓药物多经侧支途径回流,造成窦内血栓局部溶栓药物浓度很低,溶栓效果降低甚至无效。

在疾病发展过程中,全程使用溶栓药,可以持续激活纤溶系统,破坏血栓形成条件,进而抑制血栓形成,改善血液状态。溶栓药的作用主要是阻断血栓的形成过程,防止新血栓形成,以达到减少血栓的目的。

随着溶栓药物的研究与发展,在血栓的形成阶段阻断血栓发生,对于预防新血栓形成具有重要意义:①直接作用于内源性纤维蛋白溶解系统,能催化裂解纤维蛋白溶解酶原成为纤维蛋白溶解酶,后者不仅能降解纤维蛋白凝块,亦能降解血液循环中的纤维蛋白原、凝血因子 V 和凝血因子 Ⅷ 等,提高血管 ADP 酶活性,抑制由 ADP 诱导的血小板聚集,预防血栓形成;②抑制血小板活性,减少 α 颗粒和 δ 颗粒的释放,抑制血小板黏附与聚集;③与血栓表面的纤溶酶反应,形成纤溶酶 - 葡激酶复合物,后者可激活血栓内的纤溶酶原,使纤溶酶原变成纤溶酶,从而发挥纤溶活性;④作用于纤维蛋白,同时激活体内的 t-PA。

三、全程应用溶栓药的优势

在建立侧支循环过程中,新形成的微型血栓会堵塞侧支循环的细小血管,阻碍血管通路的形成,而全程溶栓治疗通过不间断溶解血管中新形成的微型血栓,防止血栓进一步机化产生的不稳定因素,促使血管恢复通畅并增加血液流量,从而部分或完全恢复组织和器官的血流灌注。

与使用血管内血栓切除装置或开放手术对血栓进行机械破坏相比,溶栓疗法具有多种优势。首先,溶栓不会损伤血管壁,因为血管损伤会创造血栓形成的内皮环境,增加血栓复发风险,如在使用机械血管内装置和开放手术后通常会出现血管损伤。血栓溶解不会对血管壁造成进一步损害,有助于将病变恢复到血栓形成前的状态,有利于观察潜在的病理特征和发展变化,从而使用其他血管内技术选择性地矫正潜在病变,不会造成广泛的血管创伤,消除血栓再形成的威胁。

另外,溶栓药物剂型较多,其中口服制剂在临床中被长期广泛应用,患者的伤口感染风险更小,且适用范围更广泛。溶栓药的有效成分可渗透到毛细血管,溶栓分子由于尺寸小而具有渗透到毛细血管和血管床的能力。而开放式手术和血管支架的作用范围则受到手术工具和支架的直径所约束。

通过全程应用溶栓药彻底清除血栓,不仅关系到恢复主血管的血流,也是消除远端血流阻塞及降低血栓复发风险的关键,亦有利于侧支循环的建立。此外,在进行开放手术取栓后应用溶栓药不仅可以清除大动脉中的残余血栓,还可清除小动脉中的血栓或微血栓,对抑制新血栓的形成有着不可替代的作用。

四、目前溶栓药应用简况

(一)溶栓适应证

1. 深静脉血栓形成和肺动脉栓塞。

2. 动脉继发血栓形成或栓塞、周围动脉慢性闭塞性疾病、脑动脉血栓或栓塞。

3. 急性心肌梗死。

4. 眼科血栓栓塞性疾病。

5. 其他如某些血管手术后、导管检查后血栓栓塞,血液透析、静脉插管并发的血栓形成。

（二）溶栓禁忌证

1. 凝血功能不良、出血倾向或出血性疾病。

2. 严重肝、肾功能不全。

3. 严重药物过敏。

4. 大手术后 3~5 天内。

5. 妊娠初 3 个月或产后 3~5 天内。

6. 高血压患者慎用或忌用。

（三）适用疾病举例

1. 动脉类疾病　血栓闭塞性脉管炎、动脉硬化闭塞症、糖尿病足、多发性大动脉炎、急性动脉栓塞、雷诺病。

2. 静脉类疾病　下肢深静脉血栓形成、血栓性浅静脉炎。

（四）常见溶栓药物及分类

1. 根据发现的先后及药物特点，可将溶栓制剂分为三代：

第一代溶栓剂：尿激酶（urokinase，UK）、链激酶（streptokinase，SK）。

第二代溶栓剂：组织型纤溶酶原激活物（t-PA）：阿替普酶（rt-PA）、乙酰化纤溶酶原 - 链激酶激活剂复合物（APSAC）、单链尿激酶型纤溶酶原激活剂（scu-PA）等。

第三代溶栓剂：替奈普酶（TNK-tPA）、瑞替普酶（r-5PA）。

2. 按对纤溶酶激活的方式分类

非特异性纤溶酶原激活剂：尿激酶（UK）、链激酶（SK）。

特异性纤溶酶原激活剂：阿替普酶（rt-PA）、尿激酶原（pro-UK）、瑞替普酶（r-PA）、替奈普酶（TNK-tPA）。

特点：特异性纤溶酶原激活剂可选择性激活血栓中与纤维蛋白结合的纤溶酶原，应用其溶栓治疗的血管再通率高，对全身纤溶活性影响较小，且出血风险低，溶栓效果优于非特异性纤溶酶原激活剂。

五、小结

现代医学认为下肢动脉硬化闭塞症的发病基础是动脉粥样硬化，其基本病理改变是动脉内膜发生脂质浸润,在局部形成粥样或纤维粥样斑块;斑块的中心部位多为富含胆固醇的脂质,外周有浸润的炎症细胞、增生的平滑肌细胞和胶原纤维;斑块在初起时多呈散在分布,严重时相互融合,体积增大。随着疾病进展,粥样斑块上可发生溃疡和出血,继而形成血栓,引起不同程度的血管管腔堵塞,相关肢体组织缺血。

下肢动脉硬化闭塞症多发于中老年人,病情复杂,治疗困难,李老经过多年临床实践,将治则归纳为以下几点:①改善肢体血液循环,促进侧支循环建立,控制病情发展,降低血液高凝状态,避免血栓形成,促使动脉粥样斑块消退;②积极行内科治疗,控制并发症;③配合有效的手术治疗,保护肢体。其中,溶栓治疗贯穿始终。

血管内皮功能障碍是下肢动脉硬化闭塞症发生的先兆,会导致血管扩张能力减弱,促进血小板激活和血栓形成,此时应用溶栓药物可扩张血管,抑制血小板聚集,预防血栓形成。随着疾病进展,斑块、血栓造成动脉狭窄、远端缺血,一般药物难以到达病变部位,而应用溶栓药可以疏通主干血管及侧支循环,使药物直达病灶。下肢动脉硬化闭塞症晚期,斑块内的巨噬细胞不断凋亡,凋亡细胞清除障碍,造成继发性坏死,促炎性细胞因子释放增加,胞浆中脂质内容物释放,堆积形成脂质池,释放促血栓形成物质。而应用溶栓药既能溶解血栓,还可稀释血液,缓解血液的高凝状态。

（孙秋　崔璇）

第九节　关于早期离断的治疗理念

一、肢体早期离断的提出

中医外科历史悠久,内容丰富。我国古代医家就曾运用去除坏死肢体的方法救治患者。《黄帝内经》最早记载了"急斩之"的外科处理方法,《灵枢·痈疽》:"发于足指,名脱痈。其状赤黑,死不治;不赤黑,不死。不衰,急斩之,不则死矣。"明代陈实功在《外科正宗·脱疽论第十八》中也曾指出:"治之得早,乘其未及延散时,用头发十余根缠患指本节尽处,绕扎十余转,渐渐紧之,毋得毒气攻延良肉。随用蟾酥饼,放原起粟米头上,加艾灸至肉枯疮死为度。"记载了实施截肢(趾)的时机及操作方法。

现代周围血管疾病中,治疗难度大、创伤多、愈合困难者,当属肢端坏疽。多种疾病均可诱发肢体末端缺血性坏死,如雷诺病、糖尿病足、下肢动脉硬化闭塞症及血栓闭塞性脉管炎等,其共同特点为血供中断,导致血液无法流至末梢,肢端无法得到血脉濡养,最终导致坏疽的发生。目前临床中对于坏死肢体的治疗方法,截肢(趾)术是最为彻底,也是较为常规的治疗方法之一,截肢(趾)术的应用,大大降低了因肢端坏死导致机体损伤甚至危及生命的风险。但为了术后残端的快速愈合,手术时机及手术的位置选择就显得尤为重要。在当前的治疗水平下,肢端一旦因缺血而引起坏疽往往是不可逆的,这给患者的生活质量及精神状态带来了极大的负面影响。临床中,肢端坏疽经常遇到如下问题:肢端坏死创面严重感染、肢端剧烈疼痛、肢端组织坏死。针对上述问题,李令根教授传承古代医家经验,结合临床实践,提出了肢体早期离断的治疗方法。

二、肢体早期离断的应用

在治疗过程中,截肢时机和截肢平面的选择是难点。过往临床操作仅依靠医者对创面损伤程度的经验判断,视局部血供情况及感染的危重程度而定,这往往导致截肢平面的过度扩大或不足。针对上述难点,李令根教授给予了细致阐述,包括术前诊断、术前检查及手术平面的定位,其中后两者为重中之重。首先,医者可以通过脉搏示波器、皮肤划痕试验、肢体血压测定等粗略定位;其次,对患者施行血管造影或数字减影血管造影(DSA)进行精确定位,详细了解患肢血供及侧支循环情况;再次,结合皮肤温度、颜色、肢体抬高试验、营养等情况,判定切口能否顺利愈合;最后,进行肢体的离断操作。

为降低患者大范围截肢术比例,缩小截肢面积,减轻痛苦,提高生存质量,李令根教授于2001年首次提出早期离断截肢(趾)术治疗糖尿病足的方法。针对临床中肢端坏疽经常遇到的3个情况:①肢端组织坏死;②坏死创面感染;③肢端剧烈疼痛。李老提出只要满足以下适应证,均应行早期离断:①经过适当治疗,患肢皮肤温度升高,血运改善者;②患肢持续疼痛,影响睡眠并极度消耗体力者;③患肢炎症较重,伴有全身中毒症状者;④确定肢端坏疽为不可逆者。

早期离断截肢(趾)术可解决以下4个问题:①局部血运未能改善,坏死范围不断扩大;②局部炎症控制不佳,疼痛加剧;③患肢(趾)剧烈疼痛导致患者长时间不能睡眠,体力和精力消耗极大;④坏死组织增多,治疗过程中下肢血运改善导致残端毒素吸收加快,加重全身中毒症状,危及患者生命。

早期离断截肢术操作方法:按正常截肢术操作,离断平面应沿正常皮肤与炎症皮肤交界处确定。扎上止血带前抬高患肢5分钟进行驱血。切开皮瓣直达深筋膜,避免剥离皮下组织,保留足够长皮瓣。术中游离神经血管,正常切断结扎后,将肌肉缝于残端(肌肉固定术)。术后残端开放或者简单缝合,下引流条。

术后换药:因残端切口多难以愈合,因此术后换药、促使创面尽早愈合就显得尤为重要。我们常规搭配应用各种外用中药,如控制创面感染可用四黄洗剂湿敷,另用金黄散或洪宝膏箍围;促进坏死组织脱落可用丹药或化腐生肌散外用;促进肉芽生长可用珍珠散或生肌玉红膏外用;创面生长缓慢,肉芽颜色苍白可用冲和膏,等等。除了应用中药外,超声清创、负压治疗、植皮手术等现代医疗技术也是必不可少的治疗手段。

通过长期临床研究和观察,早期离断术可加速创面愈合时间、缩短住院时间、降低截肢平面,减轻患者心理压力,提高生活质量。

(贾振　梁学威　张百亮)

第十节　李令根教授应用蓬子菜治疗周围血管病经验

蓬子菜又名黄米花、柳夫绒蒿、黄牛衣、铁尺草、疗毒蒿,多生于山坡、丘陵坡地及路旁砂质草地,分布于我国东北、西北至长江流域,为茜草科植物,是一种可以全草入药的中药材,其味微辛、苦,性微寒,归肺、肝、肾经,无毒,具有清热解毒、活血通经、利胆、行瘀、止痒之效,常用于治疗急性荨麻疹、皮炎、静脉炎、肝炎、腹水、咽喉肿痛、疮疖肿毒、跌打损伤、毒蛇咬伤等。

1. 历史沿革　关于蓬子菜最早的记载见于明代的《救荒本草》:"蓬子菜,生田野中,所在处处有之。其苗嫩时,茎有红紫线楞,叶似碱蓬叶微细,苗老结子,叶则生出叉刺,其子如独扫子大,苗叶味甜。"《东北常用中草药手册》中记载蓬子菜"微辛苦,寒""消肿祛瘀,解毒止痒。治急性荨麻疹,疮疖疗毒"。《四川常用中草药》中记载蓬子菜"性微寒,味淡苦""清热,解毒,行血,散瘀。治喉痹肿痛,跌打损伤,骨折,妇女血气痛,蛇咬伤"。综合以上文献,可以看出,早期药用蓬子菜均为野生,长期以来,蓬子菜植物来源一直没有变化,2001年版《黑龙江省中药材标准》中开始收录蓬子菜的药用说明,为蓬子菜的应用提供了科学依据。

1986年,李令根教授发现一民间老中医将一种名为"斩龙草"的中药用于脉管炎的治疗,自采自用效果颇佳,遂对该药进行了详细考察,并请相关专家对其鉴定,最终确定其为中药"蓬子菜"的全草。李令根教授在此基础上反复试验,确认其良好的药用效果后,1987年将蓬子菜应用于临床治疗,并以其为君药制成口服、静脉滴注、外用等多种剂型的协定处方药物,称为"康脉系列药"。该系列药物在临床上应用已达30余年,收到了较好效果。

2. "康脉系列药"临床应用

(1)动脉缺血性疾病

1)康脉Ⅰ号胶囊:用于治疗早、中期下肢动脉硬化闭塞症,主要成分为蓬子菜、黄芪、党参、红花、路路通、虎杖、苍术、土茯苓等,具有活血祛瘀、利湿通络止痛之效。研究表明,康脉Ⅰ号胶囊通过改善红细胞的变形性和通透性,降低血液黏稠度,提高受损血管部位的药效浓度,进而增加动脉狭窄部位的血流供应,促进侧支循环的建立,可明显改善患肢缺血症状,延缓病程进展。

2)康脉Ⅲ号胶囊:由蓬子菜、路路通、土茯苓、茯苓、虎杖、甘草6味中草药精制而成,具有活血祛瘀、清热利湿解毒之效。研究表明,康脉Ⅲ号胶囊能够降低糖尿病足患者体内血栓素、内皮素水平,提高血浆6-酮-前列腺素F1α、一氧化氮浓度;并可通过减少外源性脂质的吸收、抑制内源性脂质的合成,促进脂质的肝肠循环,加速其转运和排泄,调节脂质代谢。

3)康脉注射液:由蓬子菜、路路通、土茯苓、茯苓、虎杖、甘草6味中药精制而成,具有活血祛瘀、清热利湿解毒之效。研究表明,康脉注射液能够改善下肢动脉硬化闭塞症患者的全血黏度、红细胞沉降率和纤维蛋白原,降低血液黏滞性和聚集性,缓解高凝状态,有助于预防血栓形成。

(2)静脉回流障碍性疾病

1)康脉Ⅱ号胶囊:由蓬子菜、茯苓、黄柏、苍术、三棱、莪术、甘草等组成,具有健脾利水渗湿、通络止痛之功。研究表明,康脉Ⅱ号胶囊通过改善患者凝血功能,降低血浆纤维蛋白原、D-二聚体,可有效治疗下肢深静脉血栓形成。

2)蓬子菜浸出液:是蓬子菜的提取物,具有芸香碱、香叶木苷、喇叭茶苷等有效成分。其中,芸香碱具有血管升压素样作用,能降低血管通透性,还可抗炎、镇痛、抗氧化;香叶木苷是蓬子菜治疗静脉系统疾病的活性成分,可以增强静脉张力,降低毛细血管通透性,减少微循环瘀滞。将蓬子菜浸出液直接湿敷于患处,可使蓬子菜的有效成分直接经肌肤毛窍渗入局部,起到清热解毒、行气止痛的治疗作用,对血栓性静脉炎、输液性静脉炎疗效确切,配合康脉Ⅱ号胶囊效果更佳。

(3)慢性难愈合性创面:壳聚糖复合膜,为李老根据多年临床经验研发的中药新剂型,用于治疗慢性溃疡的中期,即疮疡已成,热毒未清,腐肉未净,热毒聚而成瘀,瘀热日久,伤正未深之时。复合药膜中的中药成分由蓬子菜、生大黄、三七、地榆、老鹳草、刘寄奴、黄芪等组成,具有清热解毒、活血化瘀、益气敛疮之效。壳聚糖复合膜利用微乳化和微胶囊技术,将中药有效成分与壳聚糖制成复合药膜,可以覆盖整个创面,起到保护作用。一方面形成湿润、密闭环境,使药物有效成分持续、高效缓释作用于创面;另一方面又隔离了创面,以防创面感染。临床应用可达腐肉去净、肿痛消失、创面愈合、无瘢痕形成等效果。

"康脉系列药"既可单独使用,又可配合应用;既具有临床效果,又体现了周围血管疾病的全新治疗理念。其中,壳聚糖中药外用喷膜已申请专利,是中医外治法的创新之举。蓬子菜属于黑龙江省地方药材,李老传承精华、守正创新,通过潜心研究,临床验证,开发出一系列中成药,实属难能可贵。因此,蓬子菜相关课题也受到黑龙江省相关部门的重视,被列为攻关课题,有关成果也获得黑龙江省科学技术奖二等奖等众多奖项。

(丁戊坤　李婉婷　赵钢)

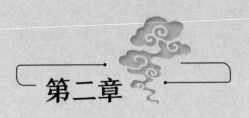

第二章

临证治验

第一节 动脉硬化闭塞症

一、概述

动脉硬化闭塞症（arteriosclerosis obliterans，ASO）是全身性动脉粥样硬化在肢体局部的表现，是全身动脉内膜及其中层呈退行性、增生性改变，使动脉壁增厚、僵硬、迂曲、失去弹性，继发性血栓形成，引起动脉管腔狭窄，甚至发生阻塞，使肢体出现相应缺血症状的疾病。ASO 是常见的周围血管疾病之一，近年来，随着我国人民生活水平的提高、饮食结构的改变以及人口老龄化进程的加速，发病率逐年上升。由于 ASO 常并发高血压、冠心病和糖尿病，严重时可发生肢体坏疽，截肢率和病死率较高，因此受到广泛重视。

本病属中医"脉痹""脱疽"等范畴，在古籍中多有记载。

（一）病因

动脉硬化闭塞症的发病基础是动脉粥样硬化，目前研究其病因主要是从"影响动脉粥样硬化形成"入手。本病形成的确切病因尚不清楚，一般认为与下列因素有关：

1. 年龄　临床上，动脉硬化闭塞症绝大多数为 45 岁以上的中老年患者，男性患者平均年龄为 60 岁，女性为 65 岁。因其发病基础是动脉粥样硬化，而动脉粥样硬化病变与年龄的关系十分明显，老年人动脉发生退行性改变，内膜不断受到损害，内皮细胞屏障功能降低，抗凝物质减少，促凝物质增多,故易发生本病。

2. 性别 在动脉硬化闭塞症患者中,男性明显多于女性,国内统计资料表明,男女患病比例约为(6~8):1;发病年龄女性比男性晚 5~10 年,这可能与雌激素具有保护血管的作用有关。动物实验证明,通过给家兔注射大量雌激素,可有效降低血脂,抑制动脉硬化形成。在临床上用己烯雌酚治疗动脉硬化也有同样效果。

3. 血脂 动脉粥样硬化的发生与食物中过多的饱和脂肪酸有关,外源性脂肪含量过多可使血中胆固醇、甘油三酯、低密度脂蛋白和极低密度脂蛋白的浓度增高,而高密度脂蛋白含量降低,这都有助于动脉粥样硬化的形成。另外,脂质代谢紊乱性疾病,如糖尿病、肾病综合征、黏液性水肿和遗传性脂蛋白代谢异常等,动脉粥样硬化的发病率都比较高,出现的年龄比较早,病变的程度也比较重。

4. 吸烟 动脉粥样硬化与吸烟的关系已引起人们的普遍关注,动脉硬化闭塞症患者中 80% 以上有吸烟史。吸烟可使肾上腺素和去甲肾上腺素分泌增多,使血管收缩和动脉内皮细胞损伤。烟草和焦油中含有促凝血物质(芦丁蛋白),易使血液处于高凝状态。另外,烟草中还含有较多的金属镉,随烟雾进入机体后可沉积在血管壁上,促使动脉硬化发生。吸烟对于脂质的正常代谢也会产生影响,可加速动脉硬化闭塞症的形成。

5. 高血压 是动脉粥样硬化形成的重要因素,也是 ASO 的常见并发症。高压血会对动脉壁产生张力性机械损伤,血管内膜的生理屏障功能降低,动脉结构发生变化,从而形成动脉粥样硬化。50%~70% 的动脉粥样硬化患者伴有高血压。

6. 其他 维生素 C 缺乏、遗传、感染等因素均可使血管内膜通透性增强,血浆内的蛋白质、类脂质、钙质透过内膜,沉积于血管壁,形成动脉粥样硬化;微量元素的平衡失调对动脉硬化的影响越来越受到人们的重视,锌、铬摄入量的减少,锌、铜比值失调及镉、铅等摄入量增加都对血管壁产生不利影响,加速本病的发生。另外,心理因素也是本病的发病原因之一。

（二）病机

动脉粥样硬化发病机制的研究已有百余年,至今仍未阐述清楚,学者们提出了许多经典学说,这些学说虽然往往强调某一方面,如脂质渗入学说、内膜损伤学说、血栓形成学说和平滑肌增殖学说等,但它们并不是相互对立、相互排斥的,而是相互联系,互为补充。

中医学认为本病与饮食失节、脏腑亏虚、经脉瘀阻等有密切关系。多因膏粱厚味损伤脾胃,湿浊内生,痰瘀互结,阻塞经脉;或气血亏虚,运行无力,脉络瘀阻,气血不达四末而发为"脉痹";或因肝肾亏虚,气竭精伤,肾水消灼,筋痿骨枯,而成"脱疽"之症。

（三）病理

ASO 是全身动脉粥样硬化在肢体动脉的局部表现,是动脉硬化病变进一步发展的结果,可分为以下 6 期:①内膜水肿期;②脂纹期或脂斑期;③粥瘤期;④粥瘤溃疡期;⑤粥瘤钙化期;⑥动脉瘤期。

二、常见症状及体征

（一）症状

ASO 临床症状的轻重主要取决于肢体缺血的发展速度及程度,一般表现为:①肢体怕冷、沉重、麻木、刺痛,甚至灼热感,为缺血性神经炎所致;②间歇性跛行;③静息痛,为本病最突出的临床表现之一,也是患者就医的主要原因,多发生在入睡后 10~15 分钟时,为肢体动脉已经闭塞,缺血加重的表现。

（二）体征

1. 肢体动脉搏动减弱或消失。

2. 动脉血管杂音。

3. 营养障碍、溃疡和坏疽。

（三）临床分型

国外曾有多种分期方法描述其缺血表现,以 Fontaine 四期分类法应用最多。我国多采用Ⅲ期三级的分类方法,现介绍如下:

Ⅰ期(局部缺血期):有慢性肢体缺血表现,以间歇性跛行为主,有发凉、麻木、胀痛、抗寒能力减退。

Ⅱ期(营养障碍期):肢体缺血表现加重,同时有皮肤粗糙、汗毛脱落,趾(指)甲肥厚,指(趾)脂肪垫萎缩,肌肉萎缩,间歇性跛行,有静息疼痛。

Ⅲ期(坏死期):除具有慢性肢体缺血表现,间歇性跛行、静息疼痛之外,发生肢体溃疡或坏疽,根据坏死范围又分为三级:

1级:坏死(坏疽)局限于足趾或手指。

2级:坏死(坏疽)扩延至足背或足底,超过趾跖关节(手部超过指掌关节)。

3级:坏死(坏疽)扩延至踝关节或小腿(手部至腕关节)。

三、辅助检查

1. 全身检查　包括血脂测定、心电图、心功能及眼底检查等。

2. 局部检查　①脉搏:腹主动脉、髂动脉闭塞性病变时,根据病变的不同程度及侧支循环的建立情况,双侧股动脉搏动可有不同程度的减弱,甚至消失。②血管杂音:由于血流通过狭窄的管腔引起震颤,故临床上可听到血管杂音。在腹股沟处听到血管杂音多提示髂动脉处病变,脐周听到血管杂音多为腹主动脉处病变。

3. 无创性血管检查　不但可以确定诊断,还可对病变的严重程度进行定量评价。常见的检查方法有彩色超声多普勒检查、光电容积描记等。

4. 血管造影　一直被作为 ASO 诊断的"金标准",经腰部腹主动脉穿刺或经股动脉穿刺插管造影术可以提示动脉病灶的确切范围、是否为多发性以及动脉阻塞程度,也可了解侧支循环的建立情况,为制订手术方案提供依据。

5. 特殊检查　血浆内皮素、一氧化氮水平等内皮细胞活性因子的检测,对本病诊断有一定的辅助作用。

四、诊断与鉴别诊断

（一）诊断

依据 1995 年 10 月，中国中西医结合学会周围血管疾病专业委员会修订诊断标准：

1. 男女之比为 8.5∶1.5，发病年龄大多在 40 岁以上。

2. 有慢性肢体动脉缺血性表现，如麻木、怕冷（或灼热）、间歇性跛行、瘀血、营养障碍改变，甚至发生溃疡或坏疽；常四肢发病，以下肢为重，有 20%~25% 发生急性动脉栓塞或动脉血栓的可能。

3. 患肢近心端多有收缩期血管杂音。

4. 各种检查证明，有肢体动脉狭窄闭塞性改变，下肢腘 - 股动脉以上病变多见（常累及肢体大、中动脉）。

5. 常伴有高血压、冠心病、高脂血症、糖尿病、脑血管动脉硬化等疾病。

6. 排除血栓闭塞性脉管炎、大动脉炎、雷诺病、冷损伤血管病等其他肢体缺血性疾病。

7. 动脉造影。①下肢动脉病变，腘 - 股动脉以上病变占 60% 以上；②动脉多为节段性闭塞，闭塞段之间的动脉和近心端动脉多呈迂曲、狭窄，因粥样斑块沉积，动脉呈虫蚀样缺损；③由于广泛肢体动脉硬化，侧支血管很少，而肠系膜下动脉、骶中动脉、髂内动脉和股深动脉等主要分支动脉，就成为侧支血管，可发生迂曲、狭窄、闭塞。

8. X 线平片检查，主动脉弓、腹主动脉和下肢动脉有钙化阴影。

（二）鉴别诊断

本病常与血栓闭塞性脉管炎、多发性大动脉炎、雷诺病、急性动脉栓塞、红斑性肢痛症、糖尿病足等疾病相鉴别。

五、治疗

本病多发于中老年人，病情复杂，并发症多，治疗比较困难，截肢率和病死率较高。本病的治疗原则是：①改善肢体血液循环，控制病情发展，降低血液高凝状态,促使动脉粥样斑块消退;②积极内科治疗,控制并发症;③配合有效的手术治疗,挽救肢体。

(一)降血脂疗法

动脉硬化闭塞症的发病因素中,脂质代谢异常占有重要地位,患者的血脂多升高;应用药物降脂,对于延缓血管病变的发生和发展有积极作用,为临床上常用的辅助治疗方法。

(二)解痉疗法

应用血管扩张药,解除血管痉挛,促进侧支循环建立,从而改善肢体血运,缓解疼痛,防止坏疽的发生,也是临床常用的预防和治疗方法之一。常用药物有前列腺素 E_1 等。

(三)祛聚疗法

应用血小板抑制剂,抗血小板聚集,防治血栓形成。

(四)降纤和溶栓疗法

这类药物主要是降低纤维蛋白原浓度,预防血栓形成,以及溶解纤维蛋白,使已形成的血栓得以溶解。适应证为血液高凝状态、血栓形成、急性动脉栓塞等。常用药物有尿激酶、东菱克栓酶等。

(五)抗凝疗法

常用药物有肝素等,小剂量肝素皮下注射,安全可靠。口服抗凝剂主要有双香豆素、华法林等。

(六)其他治疗

由于本病患者多为中老年人,病程较长,病情复杂,并发症较多,临床上亦常配合应用其他治疗方法。如抗生素治疗、支持疗法和并发症治疗等。

(七)手术治疗

动脉硬化闭塞症多属节段性阻塞,且位置较高,在患者全身状况允许的情况下,通过动脉造影检查,对血管阻塞部位、范围、程度,以及侧支循环建立状态、远侧流出道状况进行充分了解后,可施行血管重建手术。如果肢体已经发生溃疡和坏疽,就应施行相应的坏死组织切除或截肢术。常用手术术式如下:血管重建术、动脉血栓内膜剥脱术、动脉血栓摘除术、取栓术等。

（八）中医治疗

本病总属虚实错杂、本虚标实。初期多以邪实为主,当辨寒凝、血瘀、瘀热、热毒之不同;后期则转为虚实夹杂,须辨阴虚有热、气血亏虚之异。其次重视局部的望诊和切诊,以助辨别寒、热、虚、实,区分气血是否畅通。

1. 脉络寒凝型

证候:患肢肤色苍白、发凉、麻木、酸胀、疼痛,间歇性跛行,舌质淡紫,苔白润,脉弦紧。

治法:温经散寒,活血化瘀。

方药:阳和汤加减。

熟地 20g,黄芪 30g,鸡血藤 20g,赤芍 15g,牛膝 10g,附子 10g,肉桂 10g,当归 12g,党参 15g,炮姜 10g,白芥子 10g,鹿角胶 10g,炙甘草 10g。

2. 脉络血瘀型

证候:患肢凉麻感加重,持续性疼痛,夜间加重,间歇性跛行更甚。皮色呈紫暗或见紫褐斑,爪甲增厚不荣,肌肉渐瘦削,舌质青紫或紫暗,边有瘀点或瘀斑,苔白润,脉沉紧或沉涩。

治法:益气活血,化瘀止痛。

方药:桃红四物汤加减。

熟地 20g,当归 15g,黄芪 30g,川芎 15g,赤芍 15g,桃仁 10g,红花 10g,金银花 30g,地龙 15g,丹参 20g,牛膝 10g,延胡索 10g,水蛭 10g。

3. 脉络瘀热型

证候:肢端溃疡、坏疽局限,局部红肿热痛,或肢体大片瘀肿、紫红,伴有发热或低热;舌质红绛,舌苔白腻或黄腻,脉象滑数或弦数。

治法:清热利湿,活血化瘀。

方药:顾步汤加减。

黄芪 30g,当归 20g,川芎 15g,石斛 20g,麦冬 10g,远志 10g,金银花 60g,蒲公英 30g,地丁 30g,牛膝 10g,茯苓 30g,甘草 15g。

4. 脉络热毒型

证候:严重肢体坏疽感染,红肿热痛,脓多味臭;伴有高热,烦躁,或有神昏谵语,口渴引饮,便秘溲赤;舌质红绛、紫暗,舌苔黄燥或呈黑苔;脉象洪数或弦数。

治法:清热解毒,凉血化瘀。

方药:四妙勇安汤加减。

金银花 30g,玄参 30g,当归 15g,黄柏 15g,川芎 15g,赤芍 15g,连翘 15g,牛膝 10g,紫草 10g,甘草 10g。

5. 脾肾阳虚型

证候:肢体发凉、怕冷,或创面肉芽淡白,上皮不生;全身畏寒,腰膝酸软,神疲乏力,食少纳呆,尿清便溏。舌质淡红,苔白,脉沉细迟。

治法:补肾健脾,活血化瘀。

方药:补肾活血汤加减。

熟地 30g,当归 12g,鸡血藤 15g,川芎 12g,赤芍 15g,威灵仙 10g,金银花 30g,山药 15g,丹参 10g,牛膝 10g,茯苓 15g,桑寄生 15g。

六、预防及护理

(一) 预防

由于动脉硬化闭塞症常合并高血压、高血脂及心、脑、肾等脏器功能损害,故平时要重视饮食及生活调理,加强身体的抗病能力,延缓病情发展。

(二) 护理

1. 生活调理　穿宽松鞋袜,经常更换,避免摩擦和受压。注意手、足保暖,避免足部损伤,避免用冷水、温度过高的水洗脚。

2. 饮食调理　饮食以清淡为主,可吃易消化的营养品,忌食辛辣炙煿及胆固醇高的食物。

3. 精神调理　该类患者多为中老年人,病程长,多呈进行性加重,故患者对该病感到十分恐惧,害怕肢体坏疽或截肢。应向患者详细解释,鼓励开导,使他们树立战胜疾病的信心,以积极的态度配合治疗。

七、验案举例

【医案一】

赵某,男,87 岁,初诊时间:2003 年 9 月 13 日。

主诉:右足趾疼痛 1 月余。

病史:半年前患者自感双足发凉、麻木,行走距离约 500 米后上述症状加重,未经系统治疗。经询问患者得知,其有长期吸烟病史 50 余年(日均 10~20 根),有高脂饮食习惯。近 1 个月来,患者自觉右足足趾疼痛,且足趾皮色暗红、肿胀,遂于我院就诊。

现症:自述右足足趾疼痛,皮色暗红、肿胀,步履不利,口干、口苦,心烦多梦,小便色黄,大便黏滞。察其形体偏瘦,面色萎黄,精神欠佳,右足足趾肿胀,皮色暗红,触之皮温略高,触痛明显,右足大趾趾腹部视及两处 0.5cm×0.5cm 大小的瘀斑。双足汗毛脱落,趾甲增厚、变形,右小腿汗毛稀疏,肌肉松弛,双足背及胫后动脉搏动较弱,肢体抬高下垂试验(+)。舌质暗红,苔黄腻,脉弦滑。

辨证:湿为阴邪,易伤阳气,其性重浊、黏滞、趋下。患者嗜食肥甘厚味,湿邪积聚,日久化瘀,瘀久化热,炼液成痰,阻塞脉道,血滞而不通,气血无以正常温养机体,故肢体发凉、麻木;经脉阻塞,瘀滞肌肤,故肢体皮肤有瘀斑;脉络不通,气血鼓动无力,故远端肢体脉搏搏动弱。口干、口苦,小便色黄,大便黏滞,心烦多梦,舌质暗红,苔黄腻,脉弦滑为瘀热之象。治以活血化瘀、清热利湿。

处方:

1. 口服汤剂 黄芪 30g,当归 20g,川芎 15g,石斛 20g,麦冬 10g,远志 10g,金银花 25g,蒲公英 20g,地丁 30g,牛膝 10g,茯苓 30g,鸡血藤 30g,炒酸枣仁 30g,生甘草 15g。7 剂,水煎,每日 2 次,分服。

2. 中药渍渍 银黄洗剂(作用:清热消肿,组成:黄芩、黄连、黄柏、栀子、马齿苋、白鲜皮等),每日 1 次,外敷 30 分钟。

3. 脉血康胶囊,每次 3 粒,每日 3 次,口服。

9月20日,患足足趾红肿症状明显缓解,皮温较治疗前明显下降,疼痛有所减轻,睡眠明显改善,按照目前治疗方案,继续治疗。

9月27日,患足足趾红肿症状消失,皮温较治疗前明显下降,瘀斑颜色淡暗,口干、口苦症状有所改善。调整中药方剂:原方去金银花、蒲公英、地丁、炒酸枣仁、石斛,加赤芍15g、地龙10g、延胡索15g、乳香15g、没药15g,7剂,水煎,每日2次,分服。

10月4日,患者疼痛症状基本消失,逐步恢复功能锻炼,目的是促进肢体侧支循环的建立,改善缺血肢体的血运。步行练习:步行速度、距离都以不产生跛行痛为标准。患者自述近期偶有下肢乏力的症状,调整中药汤剂:9月27日方加党参20g,黄芪加至50g。

1个月后随访,患者步行距离增长,已能连续步行1 000米,患足无不良反应,嘱患者戒烟,调整饮食习惯;保护肢体;继续治疗,防止复发。

按:《素问·太阴阳明论》云:"伤于湿者,下先受之。"因患者平素嗜食肥甘厚味,易生湿困脾,脾之气机受阻,运化失司,湿邪积聚,日久化瘀,瘀久化热,炼液成痰,阻塞脉道,以致气血无以温煦濡养肢体,发为此证。李老以顾步汤加减治之。该方"用金银花以解毒,非用牛膝、石斛则不能直达于足趾,非用人参、归、芪亦不能流通气血而散毒也"(《辨证录·脚疽门》)。重用黄芪,旨在补气扶正鼓动血行,石斛、麦冬滋阴生津,当归养血活血,川芎、鸡血藤活血行气,水渠盈满自可周流;黄芪与金银花配伍,其一益气和营清热,其二益气养阴、活血通脉;牛膝、石斛相配,引药下行,通补兼施,二者对于下肢疾病可以起到引药入经,直达病所的治疗作用。金银花、蒲公英、地丁三味药是五味消毒饮的重要组成部分,具有清热解毒、消肿散结之功。再加茯苓增强利湿之力,远志、酸枣仁增加安神之效。全方清热解毒利湿,益气活血化瘀,攻补兼施,祛瘀不伤正,从而气血两清,脉道通利。

【医案二】

陈某,男,70岁,初诊日期:2003年11月5日。

主诉:左下肢怕凉、麻木、沉胀2年余,加重1周。

病史:2年前出现左下肢怕凉、麻木、沉胀症状,步行40米后症状加重,休息后可缓解,左足偶有抽筋,曾于外院住院治疗,效果欠佳。1 年前于外院行动脉斑块环切术。1 周前患者自觉双下肢怕冷,左下肢尤甚,并明显加重,夜间自觉胸闷、心悸,为求进一步系统治疗,遂来我院就诊。

现症:自述双下肢怕冷、疼痛,左下肢尤甚,遇寒加重,得温则减,喜热食,偶有胸闷、心悸、胁肋胀痛,饮食、睡眠尚可,二便正常。察其形体适中,精神尚可,双下肢皮温低,皮色苍白,皮肤干燥、脱屑,双足汗毛脱落,趾甲增厚、变形,双足背及胫后动脉搏动减弱,Buerger 试验(+)。舌质淡紫,苔白,脉沉紧。

辨证:寒为阴邪,易伤阳气,其性凝结、收引,主痛。患者寒邪袭体,凝滞经脉,血塞不通,气血无以正常温养机体,故肢体发凉、怕冷;脉络不通,气血鼓动无力,故远端肢体脉搏搏动弱;且怕冷,喜热饮,舌质淡紫、苔白,脉沉紧均为寒凝血瘀之象。故治以温经散寒,活血化瘀。

处方:

1. 口服汤剂　黄芪 30g,党参 15g,当归 24g,赤芍 15g,川芎 10g,白芍 30g,桂枝 15g,附子 10g,地龙 15g,鸡血藤 30g,益母草 30g,牛膝 15g,丹参 18g,郁金 15g,乳香 10g,没药 10g,延胡索 20g,甘草 15g。7 剂,水煎,每日 2 次,分服。

2. 艾灸治疗　选穴:双侧肾俞、足三里,腰阳关、神阙,每穴艾灸 20 分钟,以提升机体阳气,增加温经散寒之力。

3. 脉血康胶囊,每次 3 粒,每日 3 次,口服。

11 月 12 日,患者双下肢发凉症状明显缓解,双下肢麻木、疼痛症状有所缓解,步行距离过大时偶有沉胀感,加用地奥司明片,每次 2 片,每日 2 次,口服。密切关注患者情况,随时调整治疗方案。

11 月 19 日,患肢发凉、疼痛、麻木症状均明显缓解,胸闷、心悸症状明显缓解。

11 月 26 日,患肢症状几乎消失,逐步进行功能锻炼,目的是促进肢体侧支循环的建立,改善缺血肢体血运。步行练习:步行速度、距离都以不产生跛行痛为标准。嘱患者调整饮食习惯;注意肢体保暖;继续治疗,防止复发。

12月8日复诊时,患者跛行距离增长为1 000m,双下肢发凉症状较出院时进一步减轻,自述活动过大后,左侧小腿酸胀感加重,休息后可缓解,双下肢脱屑症状明显缓解,趾背及足背、胫前区汗毛较前明显增多。饮食尚可,睡眠尚可,二便正常,舌质淡,苔白,脉微沉。改用中成药口服治疗,脉血康胶囊(每次3粒,每日3次,餐后口服)、脉管复康片(每次4片,每日3次,口服)。

按:《素问·举痛论》言:"寒气入经而稽迟,泣而不行。客于脉外则血少,客于脉中则气不通,故卒然而痛。"患者寒邪袭体,凝滞经脉,血塞而不通,气血鼓动无力,机体无以温煦,故肢体发凉、怕冷。李老治以温经散寒,活血化瘀。方用活络效灵丹、甘草附子汤合黄芪桂枝五物汤化裁。活络效灵丹由当归、丹参、乳香、没药四者组成,当归、丹参活血养血,祛瘀生新。其中当归能补血行血,补中有动,行中有静;丹参"能破宿血,补新血"(《本草纲目》),以通为补,祛瘀不伤正。乳香、没药皆能活血化瘀,合用既能宣通脏腑,又能条达经络。四药皆"善行血分,通经活络",共奏养血活血、行气止痛、祛瘀生新、舒经活络之效。黄芪既能补表气,又能补里气,与党参合用补气生血,行滞通痹;桂枝味辛性温,"通血脉,理疏不足,宣导百药"(《名医别录·上品》卷第一),又具甘味,可补虚损,一物两擅其功;黄芪与桂枝相配,共起温阳通脉之效。芍药可柔肝急、养肝血,活血通脉。附子辛温,通行十二经无所不至,可温通寒滞之脉络,增强温经散寒之力;再加川芎、益母草、郁金、延胡索增强活血行气之力,气行则血行;鸡血藤、地龙通经活络;牛膝引诸药下行,直达病所。

【医案三】

黄某,男,86岁,初诊日期:2013年3月20日。

主诉:右足大趾破溃2周。

病史:10年前无明显诱因出现双下肢发凉、疼痛、麻木症状,曾在我科住院治疗,症状好转后出院。病情一直较为稳定,近日因家属护理不当,2周前右足大趾出现破溃症状,自行于家中换药,未见改善,疼痛剧烈,无法入睡,遂在家属陪同下来我院就诊。

现症：家属代诉患者平素健康状况一般,既往冠心病、高血压、腔梗病史,行走不便,双下肢发凉、疼痛,夜间症状加重,纳差,失眠,小便尚可,夜尿频,大便尚可。察其形体适中,口唇色暗,精神欠佳,右足大趾破溃,面积约为 2.0cm×3.0cm,深度约为 0.2cm,伴有黑色结痂,周边皮肤暗红、肿胀,触之灼热,触痛(+),伴有淡黄色渗出液,第一趾骨关节活动受限,双下肢皮色苍白,皮温低,干燥、脱屑,双足汗毛脱落,趾甲增厚、变形,腓肠肌瘦削,双足背及胫后动脉搏动减弱,Buerger 试验(+)。舌质紫暗,边有瘀点,苔白,脉细涩。

辨证：气虚血瘀,阻滞经络,气血无以正常温养机体,故肢体发凉、怕冷,皮肤干燥、脱屑,疼痛、破溃;经脉阻塞,脉络不通,气血鼓动无力,故双足汗毛脱落,趾甲增厚、变形,腓肠肌瘦削,双足背及胫后动脉搏动减弱,且舌质紫暗,边有瘀点,苔白,脉细涩均为脉络血瘀之象。故治以活血化瘀,益气养血。

处方：

1. 中药汤剂　熟地黄 20g,当归 15g,黄芪 30g,赤芍 15g,桃仁 10g,红花 10g,金银花 25g,地龙 15g,丹参 20g,牛膝 10g,延胡索 15g,鸡血藤 30g,炒酸枣仁 30g。7 剂,水煎,每日 2 次,分服。

2. 清创换药、中药外敷,每日 1 次。操作:在碘伏常规消毒、清理坏死组织、暴露新鲜肉芽组织后,予以润肌丹油纱条加自制中药浸湿纱布外敷。外敷中药组成成分:黄芩、黄连、黄柏、栀子、赤芍、白鲜皮、马齿苋。

4 月 4 日,患者右足大趾疼痛症状明显缓解,夜间偶有疼痛,双下肢发凉、疼痛、麻木症状明显缓解,创面肉芽组织生长良好,面积约 1.5cm×2.0cm,深度约为 0.1cm,调整中药处方:原方加乳香 15g、没药 15g。

4 月 14 日,右足创面肉芽组织生长良好,面积约 1.0cm×1.2cm,创面周边皮肤颜色、温度恢复正常,停用中药涂擦药物。嘱患者口服脉血康胶囊(每次 3 粒,每日 3 次)、脉管复康片(每次 4 片,每日 3 次)以增加活血化瘀之力。

4月28日,创面基本愈合,无其他不良反应,嘱患者注意肢体保暖;继续治疗,防止复发。

9月21日复诊。患者诉天气转凉后双下肢发凉症状再次出现,近日食欲不佳,调整4月4日中药汤剂,去金银花,加炒鸡内金、神曲、炒麦芽各15g。继续服用脉血康胶囊、脉管复康片维持治疗。

10月15日电话回访,家属代诉患者目前状态良好,坚持口服脉血康胶囊、脉管复康片,双下肢无不良症状出现。

按:清·王清任《医林改错》云:"元气既虚,必不能达于血管,血管无气,必停留而瘀。"脱疽的发病与卫气营血密切相关。李老认为,脱疽好发于中老年人,其体质特征为正气虚衰,脏腑功能减退,气血运行无力,正所谓"气行则血行,气滞则血瘀"。因外邪侵袭,毒蕴肌肤,瘀阻脉络,气血不畅,津液不行,致肌肤失养,瘀久化火,火毒内生,灼烁皮肉、筋骨而发为本病。本病为"本虚标实"之证,治宜标本同治。润肌丹油是在《疡医大全》润肌膏和李老研制的具有促进创面愈合作用的中药壳聚糖复合药膜的基础上研制而成,具有良好的促进创面愈合效果。方中以黄芪、蓬子菜为君药,黄芪补气升阳、托毒生肌;蓬子菜味苦、微辛,性寒,有清热解毒、活血化瘀、利湿消肿之功,在化瘀祛邪的同时,兼顾祛邪易伤正及久病多虚的特点,故共用为君。当归、白芷、儿茶、血竭为臣药,当归补血活血;白芷燥湿消肿、排脓生肌;儿茶活血止血、收湿生肌敛疮;血竭专入血分,活血散瘀、生肌止痛。诸药相须为用,增强活血化瘀之功,血瘀去、脉络通,则气血调达,研究表明血竭配伍黄芪使用,可增强黄芪补气功效。紫草清热解毒、凉血止血,生地黄清热凉血,大黄凉血解毒、逐瘀通经,三药合用,共奏清热解毒之功,为佐药。甘草为使药,调和药性。诸药合用,相辅相成,益气生肌为主,辅以清热解毒、活血化瘀功效。合用清热解毒燥湿的中药汤剂外敷,可以改善创面周围皮肤红肿的症状,更好地促进创面愈合。

本案患者为脉络血瘀型脱疽,故选用桃红四物汤加减。其中,桃红四物汤活血通络,黄芪、丹参益气通络,地龙增加活血通络之力,金银花清热凉血,牛膝引药下行,诸药共用以达活血化瘀、益气养血之效。口服中成药脉血康胶囊的主要成分为水蛭,能起到较好的破血逐瘀、通络止痛作用;脉管复康片的主要组成为丹参、鸡血藤、郁金、乳香、没药,可以很好地调理机体气机,气行则血行,两者搭配有改善微循环、降低血管阻力、抑制血管挛缩的作用,可以改善组织缺血、缺氧症状。

【医案四】

刘某,女,64岁,初诊日期:2015年9月27日。

主诉:左下肢麻木、乏力10年,加重2周。

病史:患者10年前出现左下肢麻木症状,步行距离过大后感到乏力,左足大趾尤甚,夜间偶有小腿抽筋症状,曾在我院住院治疗,好转后出院。2周前上述症状加重,为求进一步治疗,遂来我院就诊。

现症:患者自述左下肢麻木、乏力,行走不便,平素易动怒,喜叹气,胸闷、气短,饮食正常,多梦,二便正常。察其形体适中,精神尚可,双下肢皮色苍白,皮温低,皮肤干燥、脱屑,双足汗毛稀疏,趾甲增厚,双足足底色暗红,双足背及胫后动脉搏动减弱,Buerger试验(+)。舌质淡暗,苔白,脉弦涩。

辨证:"气为血之帅",气机不畅则血行滞缓,以致瘀血阻于脉道,营血回流受阻,气血难以到达四末,故症见患肢发凉、麻木,且舌质淡暗,苔白,脉弦涩均为气滞血瘀之象。故治以理气活血,化瘀通络。

处方:

1. 中药汤剂 丹参24g,柴胡15g,枳壳15g,法半夏15g,炙甘草15g,生龙骨20g,牡蛎20g,合欢花20g,焦栀子15g,白芍20g,山药30g,桔梗15g,陈皮15g,黄芪30g,党参20g,白术30g,茯苓20g,苍术20g,夜交藤40g。7剂,水煎,每日2次,分服。

2. 电针夹脊穴 患者取俯卧位,穴位常规消毒后,使用28号1~1.5寸毫针,斜刺第一至第五腰椎棘突两侧,腰部后正中线旁开0.5寸,接脉冲电疗仪,选择疏密波型(40~60Hz),以患者感觉耐受为度,持续30分钟,每日1次。

10月8日,患者左下肢麻木、乏力症状较治疗前有所缓解。

10月15日，患者左下肢乏力、胸闷、气短症状明显改善，双足底色暗红情况好转，为增加活血化瘀之力，口服瘀血痹片治疗（每次5片，每日3次）。

10月30日，患者胸闷、气短症状消失，左下肢偶有麻木症状，足底颜色淡暗，停用中药汤剂，改用脉管复康片口服治疗（每次4片，每日3次）。

12月12日复诊，患者自述诸症明显好转，心情舒畅，饮食、睡眠、二便正常，舌质淡，苔白，脉微沉。嘱患者注意肢体保暖，防止复发。

按：本病与情志失调、饮食不节、脾肾亏虚、经脉瘀阻关系密切。经脉闭塞，气血瘀滞；脉道得通，气血乃行。上方黄芪味甘，补中气力强，补而善升，故能健脾升阳、补益卫气、固护肌表，还可补气摄血、行血，治疗气虚血滞所致痹痛麻木。夜交藤、丹参具有活血祛瘀、通络止痛作用，使得血液流通顺畅，有效改善患肢麻木症状。桔梗、陈皮、白术、茯苓、苍术具有健脾益气、行气利水功效，脾主四肢及运化，脾气充足则气血得以正常运行。本病特点是气滞血瘀，电针夹脊穴可疏通经络、调和阴阳，使气血运行正常，则瘀血自除，经脉自通，"通则不痛"；亦可调节脏腑功能，损有余而补不足，使气血旺盛，脏腑经络温煦濡养，"荣则不痛"。实验研究证实，针刺夹脊穴的同时给予微弱的电流刺激，能直接作用于含有辣椒素受体-1的传入纤维，继而引起血管扩张因子的释放，产生扩血管效应，进而改善下肢缺血情况，缓解因缺血产生的疼痛、麻木、发凉等症状，促进侧支循环的建立，防止疾病进一步进展。

八、诊疗体会

（一）溶栓药物的应用

溶栓药物一般在急性血栓形成的时候应用，是目前治疗血栓的有效药物，无论是静脉给药、动脉给药还是导管介入给药，均可以有效溶解血栓，解决血栓栓塞问题。对于慢性动脉闭塞的患者，我们应用溶栓药物进行冲击治疗，取得了较好效果。服药方法：东菱克栓酶每日1支，加入300ml生理盐水中静脉滴注，首日用2支，连续治疗1周，其他抗动脉硬化、抗凝、祛聚类药物正常应用。

(二)对动脉硬化闭塞症的认识和理解

1. 动脉硬化闭塞症是近年来发病率不断增高的疾病之一,也是目前肢体慢性缺血性疾病中较常见的疾病,其病变多发生于下肢的中小动脉。同血栓闭塞性脉管炎不同的是,本病没有明显的静脉病变,动脉硬化性斑块造成的动脉狭窄比血栓闭塞性脉管炎多见,侧支循环的开放较多,病情进展也较缓慢,早期治疗效果明显优于血栓闭塞性脉管炎。

2. 从基础研究角度来看,动脉硬化的病理生理过程存在动脉硬化性斑块消退期,所以理论上讲,动脉硬化性闭塞的血管应该存在复通的可能。我们在临床上对部分患者进行观察,发现治疗前后,腘动脉、胫后动脉有从搏动消失到搏动恢复的病例,由于病例较少,又未做治疗前后的血管造影,所以不敢作出准确判断,但我们认为以此作为课题进行进一步的研究应该是有意义的。

(三)"下法"治疗重症动脉硬化闭塞症

重症动脉硬化闭塞症多属热毒型,有严重的肢体坏疽感染,红肿热痛,脓多味臭,伴有高热、烦躁或神昏谵语,口渴引饮,便秘溲赤,舌质红绛、紫暗,舌苔黄燥或黑苔,脉象洪数或弦数等体征。患者多属实证,诸痛为实,泻可去实,通可行滞,痛随利减。宜用下法,以疏通脏腑,通利二便,宣通气血。

九、现代研究

1. 高杰等采用前列地尔注射液、丹参川芎嗪注射液常规治疗联合电针夹脊穴治疗下肢动脉硬化闭塞症。患者临床疗效显著好转,踝肱指数、足背温度改善明显优于常规治疗;观察组血流量基础值、加压缺血状态下血流量最小值、阻断后反应性充血最大血流量、开始减压至升为最大血流量所需时间改善明显优于常规治疗。电针夹脊穴辅助治疗下肢动脉硬化闭塞症可以改善微循环血流,提高临床疗效。〔高杰,张茜,夏联恒,等.电针夹脊穴治疗下肢动脉硬化闭塞症的临床疗效[J].中国老年学杂志,2016,36(10):2460-2461.〕

2. 探讨联合应用脉血康胶囊和益心舒胶囊对老年糖尿病下肢动脉硬化性闭塞症（DLASO）患者进行治疗的临床效果。方法：随机选取医院在2015年9月至2017年2月期间收治的100例老年 DLASO 患者，分为两组，对照组给予氯吡格雷＋瑞舒伐他汀治疗，观察组给予脉血康胶囊＋益心舒胶囊治疗，对两组患者进行回顾性分析，对比组间疗效。结果：在皮肤色泽和温度、疼痛程度、踝肱指数、间歇性跛行方面，观察组的改善程度均明显优于对照组（$P<0.05$）；在糖化血红蛋白、红细胞沉降率、血小板等血液指标比较上，观察组的改善程度也显著大于对照组（$P<0.05$）。结论：联合使用益心舒胶囊和脉血康胶囊对老年 DLASO 患者进行治疗，可提高临床疗效，对患者生活质量的改善具有重要意义。〔刘松梅，林权，郭英硕，等．观察脉血康胶囊联合益心舒胶囊治疗老年糖尿病下肢动脉硬化性闭塞症的疗效［J］．双足与保健，2017，26（07）：88-89.〕

3. 观察电针夹脊穴联合芪参通脉饮1号治疗 Fontaine Ⅱ 期下肢动脉硬化闭塞症（ASO）的临床效果。方法：选择2019年1月至2020年1月于黑龙江中医药大学附属第一医院周围血管病科就诊的90例 Fontaine Ⅱ期 ASO 患者，随机分为对照组、试验1组、试验2组，每组各30例。对照组在常规治疗基础上予以电针夹脊穴治疗，试验1组在对照组的基础上联合应用通塞脉片口服治疗，试验2组在对照组的基础上联合应用芪参通脉饮1号口服治疗，3组均以7天为1个疗程，共观察4个疗程。4个疗程后，观察3组患者的临床症状和体征（包括肢体冷感、下肢间歇性跛行、踝肱指数）及微循环血流状态（包括足部温度、温控血流），对比分析3组之间的差异性。结果：试验1组总有效率为86.67%，试验2组总有效率为93.33%，对照组总有效率为83.33%，3组疗效差异有统计学意义（$P<0.05$）。治疗后3组临床症状和体征、微循环血流状态均较治疗前有不同程度改善（$P<0.05$），试验1组、试验2组改善程度均明显优于对照组，且试验2组优于试验1组（$P<0.05$）。结论：电针夹脊穴联合芪参通脉饮1号能够改善 Fontaine Ⅱ 期 ASO 患者的下肢缺血情况，缓解下肢发凉及疼痛症状，改善微循环血流，且安全有效。〔李婉婷，姚伊依，陈嘉兴，等．电针夹脊穴联合芪

参通脉饮 1 号治疗 Fontaine Ⅱ期下肢动脉硬化闭塞症临床观察［J］.北京中医药,2021,40(10):1126-1129.］

(丁戊坤　夏联恒)

第二节　糖尿病性动脉硬化闭塞症

一、概述

糖尿病并发的各种血管病变中,以糖尿病性动脉硬化闭塞症(diabetic artery obliterans,DAO)最为严重。其发病率为非糖尿病患者的 11 倍,糖尿病患者的周围动脉硬化发展快、程度高,后果严重,一旦发生坏疽,其截肢率是非糖尿病患者的 40 倍。闭塞性动脉硬化症常见于轻型成年发病的糖尿病患者。与糖尿病的程度无关,有时可以是糖尿病的最初临床表现,因而应对每一例闭塞性动脉硬化症患者做糖尿病的诊断检查。据美国梅奥诊所统计,闭塞性动脉硬化症患者中 20% 患有糖尿病,另有 20%~30% 患者糖耐量试验异常。糖尿病性动脉硬化闭塞症发生后,开始表现为缺血症状,继之出现感染和神经病变,最终导致截肢。一侧截肢的患者,3 年后约有 30% 又需进行对侧截肢。

中医学把糖尿病称为"消渴",古代医籍关于"消渴"的记载极为丰富,如宋代《圣济总录》:"饮水不辍,多至数斗",明代赵献可《医贯》:"能食而渴者,必发脑疽背痈",元代罗天益《卫生宝鉴》:"消渴多传疮疡,以成不救之疾"。把发生于肢体末端的痈疽,归属于"脱疽",这些描述说明古代医家已经认识到糖尿病可以并发肢体坏疽,并且对其有了深刻研究。

(一)病因

糖尿病血管病变的原因是多方面的。高血糖、高血脂以及遗传、环境等多种因素均对血管病变的发生有影响。周围血管病变还与患者年龄及糖尿病的病期有关。虽然糖尿病周围血管病变患者的血胆固醇、甘油三酯均增高,但是高脂血症对血管病变发展过程的具体影响仍不清楚。糖尿病周围血管病变往往累及整个血管系统,并呈节段性分布,主动脉、髂动脉以及股动脉的近段,甚至远侧动脉乃至微小血管均可被累及。

1. 大血管病变　由大血管病变引起的糖尿病性肢体缺血多称为糖尿病性动脉硬化闭塞症,其发病原因尚不完全清楚,据研究与内分泌异常、微量元素平衡失调、代谢紊乱所致血管内皮损伤、血液流变学异常、凝血功能亢进和抗凝血功能低下,血小板黏附、聚集、释放反应增强,以及前列环素(PGI_2)合成减少和血栓素(TXA_2)生成增多等多种因素有关。

2. 微血管病变　此类患者以肢端缺血为主,由微循环障碍所致。糖尿病患者多伴有微循环障碍,由于红细胞变形性差、细胞膜的顺应性降低、血液流变学异常、血管内皮损伤等因素导致毛细血管基底膜增厚,并有透明样物质沉积,从而引起微血管病变。

3. 感染　感染不是引起糖尿病性动脉硬化闭塞症的主要原因,却是促使其加重的一个重要因素。糖尿病患者由于机体免疫力低下,白细胞的游走性和吞噬能力降低,使其易于发生感染且难以控制。缺血肢体更易于发生感染,且多为革兰氏阴性菌,感染后血液中促凝物质增多,局部氧耗增加、缺血加重,从而发生坏疽。

（二）病机

1. 微血管病变　毛细血管基底膜增厚是糖尿病性微血管病变的特征性变化。微血管病变波及全身,比较突出的表现是糖尿病肾病、糖尿病心脏病、糖尿病眼底病等,也可发生于肢体末端的微血管,从而形成糖尿病微血管性坏疽。

2. 大血管病变　大血管病变是指大、中动脉病变而言,主要发生于腹主动脉,心、脑和肢体主干动脉。心、脑血管病是糖尿病患者的主要死亡原因之一。肢体血管疾病则是血管外科需要解决的问题,也就是糖尿病性动脉硬化闭塞症,其后期由于缺血和感染因素,常导致肢体严重的坏疽而使许多患者面临截肢。

3. 神经系统功能障碍　糖尿病患者由于大血管病变和微血管病变,

营养神经的血管出现功能和器质性改变,从而导致神经营养障碍和缺血性神经炎。

总之,糖尿病性肢体缺血的发生机制比较复杂,简单来说,即高血糖是关键,大血管病变和微血管病变是两个重要环节,神经功能障碍是特征性的并发症,而在此基础上,若合并感染会进一步加重肢体缺血而引发糖尿病坏疽。

中医学把糖尿病血管病变归属于"脱疽"范畴,认为本病由于气血不畅,脉道不充,脉络瘀阻而成"脱疽"之证。后期日久不愈,气阴亏虚,阴损及阳,阳气不达,或因毒邪侵袭,凝滞血脉,经脉瘀阻,四末失于温煦濡养,出现形寒肢冷、肢体麻木等症状。如果寒凝瘀久化热,湿热内盛,下注于肢体,可见肢端红肿溃烂,甚至变黑坏死,形成"脱疽"。

(三)常见并发症

感染和坏疽是糖尿病周围血管疾病的常见并发症,组织缺血、缺氧以及高血糖的内环境,使皮肤的保护能力减弱。肢体自身防御功能下降,为致病菌生长提供了有利条件。血管和神经病变加上感染,共同促成了糖尿病患者的典型足部坏疽。初期,足部病变为化脓性感染的非坏疽性坏死,以后逐渐发展成化脓性坏疽性坏死。这种坏死与局部微循环障碍或大血管闭塞所致的远端微循环障碍有关。即使周围动脉搏动良好,也有可能发生坏疽性坏死,因为它是由感染、外伤或神经性病变等多种因素同时作用所致。糖尿病本身造成的细胞免疫及体液免疫功能下降,不仅会使坏疽病灶不易控制,还会进一步加重病情。单纯因血液供应不足及神经病变引起的干性坏疽一旦继发感染,就会迅速发展为湿性坏疽,有时为挽救患者生命,不得不进行截肢。

二、常见症状及体征

(一)症状

1. 糖尿病症状 典型的糖尿病患者具有多食、多饮、多尿和消瘦(三多一少)等症状,亦有无典型症状的患者。

2. 感觉障碍 患者的肢体感觉障碍主要有两种表现：①对称性周围神经病变，为最早出现、最常见的神经病变。患者肢体发凉、麻木、感觉迟钝，肢端自觉无力，局部怕冷，如袜套样感觉等。②非对称性周围神经病变，以单侧下肢损害为主，多为运动神经受累而产生的运动障碍。由于运动神经有不同程度的损伤，常有肌肉萎缩及疼痛，局部肢体活动受限、软弱无力等表现。

3. 疼痛 患者往往首先出现类似 ASO 或血栓闭塞性脉管炎（TAO）间歇性跛行的症状，但是病情较重或者坏疽合并感染者多产生静息痛，也可出现肌痛等。

4. 中毒症状 当肢体发生坏疽时，会出现高热、寒战、白细胞增高、血压变化等感染后中毒症状。

（二）体征

1. 糖尿病体征 如消瘦及其并发的心、脑、视网膜病变等体征。

2. 患肢缺血导致的营养障碍 最突出的表现就是溃疡、坏疽，多为湿性坏疽。另外，肢体患部皮温降低，足背或其他周围动脉搏动减弱或消失，足趾（指）部可有类似 ASO 病变，如皮肤脱屑、肤色苍白、皲裂等。

（三）糖尿病性动脉硬化闭塞症的分期

1. 缺血代偿期 这是肢体缺血的早期，患者往往仅感觉肢体发凉，偶有间歇性跛行的表现。与血栓闭塞性脉管炎及动脉硬化闭塞症不同之处在于此期多有明显的肢体麻木等感觉异常，这是糖尿病性肢体缺血症的一个特点，早期即并发缺血性神经炎。

2. 缺血失代偿期 此期患者可出现明显的静息痛，肢体皮色苍白或发绀，明显的皮温下降，不能行走。有些患者以肢体冰凉为突出表现，而肢体痛觉可缺失，形成"糖尿病无痛足"。

3. 坏死期 是本病的严重表现，也是患者就诊的主要原因。虽同为肢体坏疽，但临床表现有很大差别。从病因上可分为缺血性坏疽和感染性坏疽，从临床表现上分为干性坏疽和湿性坏疽。临床分型的目的是便于针对性治疗。

三、辅助检查

1. 糖尿病血糖、尿糖及相关检查。

2. 多普勒超声检查　一般检查踝肱指数、动脉波形，多呈缺血样改变，同时测 PPG（光学体积描记术）可以更好地了解趾（指）端的血供情况。

3. 微循环检查　几乎全部患者均可见明显的微循环障碍，如管祥数减少、排列紊乱、畸形者多等表现。

4. 血液流变学检查　可见全血及血浆黏度升高，红细胞变形性降低，红细胞及血小板聚集性增高以及血液中纤维蛋白原、胆固醇和甘油三酯水平增高。

5. 血流图检查　肢体动脉搏动减弱，供血量明显减少。

6. 血常规检查及尿酮体测定　了解其感染程度及糖尿病情况，预防酮症酸中毒。

7. 血管造影　当出现静息痛时，可行此检查以了解动脉供血状况。

8. 足背静脉血气分析　踝间静脉血氧分压明显增高，说明组织摄氧量减少，末梢组织处于慢性缺血状态，是糖尿病并发微循环障碍的表现。

四、诊断与鉴别诊断

（一）诊断

1. 有多年糖尿病病史和 / 或糖尿病症状表现者。

2. 病程中出现慢性动脉功能不全表现者。

3. 合并感觉消失或异常等末梢神经炎表现者。

4. 可见胰岛素分泌亢进而引起低血糖等表现者。

5. 排除以急性动脉功能不全为首要表现者。

（二）鉴别诊断

本病常与血栓闭塞性脉管炎、多发性大动脉炎、动脉栓塞、雷诺病等相鉴别。

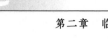

五、治疗

（一）病因治疗

积极治疗糖尿病,包括控制饮食及药物治疗等。

（二）一般治疗

保护足部,戒烟酒,提倡肢体进行 Buerger 运动,保持良好的情绪。

（三）非手术疗法

1. 抗感染　对于本病有坏疽者,抗感染至关重要,需根据药敏试验应用相应的抗生素。近年来,有人直接在坏疽肌肉的周围注射适当抗生素,也取得了较好效果。

2. 改善肢体血液循环药物　前列腺素 E_1、山莨菪碱、曲克芦丁、烟酸等。

3. 降血脂治疗　控制糖尿病血管病变的重点在于控制和预防动脉硬化,因此降血脂是十分必要的,临床上常用洛伐他汀等药物。

4. 局部用药　局部有溃疡者,可用胰岛素加抗生素(如庆大霉素等)混合后外用,或重组牛碱性成纤维细胞生长因子外用。由于糖尿病患者的创面较难愈合,最好在药敏试验后选用敏感的抗生素。

（四）手术治疗

动脉重建术、膝交感神经节切除术、截肢(趾、指)术。

截肢(趾、指)术应根据血液供应情况决定截肢平面,使截肢后残端能得到良好的愈合,而不以骨科标准来决定。在确保残端具有足够血供的前提下,尽可能多地保留残肢功能。进行截肢术时应避免使用止血带,否则将加重肢体缺血及血管损害。一般来讲,单个足趾的趾端坏死,可考虑行单趾切除,有可能达到良好效果;两个足趾及以上的坏死或坏死范围已超过跖趾关节平面,往往要做小腿截肢或膝下截肢;踝以上坏疽,则考虑膝上截肢。

（五）中医治疗

1. 阴寒阻络　肢体明显发凉,冰冷,呈苍白色,遇寒冷则症状加重,舌质淡,苔白,脉沉紧。本型患者素患消渴,阴伤及阳,阳气亏虚,复感寒湿之邪,阻滞筋脉,气血凝滞,阳气不达四末,失于温煦,故肢体发凉,冰冷,皮肤颜色苍白。此型多为糖尿病并发肢体血管病变的早期。

治法:温经散寒、活血通络。

方药:桃红四物汤。

熟地 20g,当归 15g,黄芪 30g,川芎 15g,赤芍 15g,桃仁 10g,红花 10g,金银花 30g,地龙 15g,丹参 20g,牛膝 10g,延胡索 10g,水蛭 10g。

2. 气阴两虚 肢体发凉,全身畏寒怕冷,腰膝酸软,乏力倦怠,舌质淡,苔薄白,脉沉细。由于患者久病耗伤阳气,阳气不足,生化乏源,致使脾肾阳虚,肾阳亏则不能温煦肢体,故肢体发凉,畏寒怕冷。

治法:益气养阴、活血通经。

方药:黄芪桂枝五物汤合六味地黄丸加减。

黄芪 30g,党参 20g,桂枝 20g,熟地 15g,山萸肉 10g,山药 10g,丹参 20g,桃仁 15g,红花 15g,石斛 15g,麦冬 10g。

3. 血瘀脉阻 肢体疼痛,明显怕冷,肢端有瘀斑,足部呈紫红色,舌暗红,有瘀斑,苔厚腻,脉弦涩。患者久病入络入血,气血凝滞,经络阻塞,血瘀不散,故肢体皮肤有瘀斑,脉弦涩为本病之象。此期见于糖尿病肢体病变严重缺血期。

治法:活血化瘀,通络止痛。

方药:血府逐瘀汤加减。

生地 30g,桃仁 15g,红花 15g,当归 15g,川芎 15g,赤芍 15g,桔梗 15g,牛膝 10g,柴胡 15g,枳壳 10g,甘草 10g。

4. 湿热毒盛 严重的肢体坏疽感染,脓肿,疼痛,伴有高热,神志不清,舌质暗红,苔黄腻,脉弦滑。患者热毒炽盛,内侵脏腑,结聚不散,经脉阻塞,故见肢体红肿热痛,热盛肉腐,肢体溃破坏疽。舌脉均为湿热毒盛之象。

治法:清热解毒、活血止痛。

方药:四妙勇安汤加减。

金银花 30g,玄参 30g,当归 15g,黄柏 15g,川芎 15g,赤芍 15g,连翘 15g,牛膝 10g,紫草 10g,甘草 10g。

六、预防及护理

（一）预防

糖尿病动脉硬化闭塞症的发生主要是由于肢端缺血、微循环障碍、神经病变、外伤感染等,应做好预防工作。

1. 积极治疗糖尿病,稳定血糖　许多糖尿病患者早期对预后缺乏认识,不能坚持正规治疗,对降糖药物的应用缺少连贯性,且长期不进行血糖监测,导致血糖控制不佳。控制糖尿病、稳定血糖是防治其并发症的基础,对糖尿病患者进行健康教育使之了解有关知识,以便积极配合治疗。

2. 防治动脉硬化　糖尿病患者易于发生动脉硬化,这是导致患者发生肢体缺血的重要原因。通过积极控制饮食、适量的体力活动,配合药物治疗有助于防止其发生和延缓其发展。

3. 避免肢体外伤　嘱患者时刻警惕,谨防肢体遭受任何形式的外伤,包括很轻的烫伤。对于正常人来说微不足道的皮肤外伤也要给予重视,积极正确地处理,以防并发感染而引起严重后果。

除此之外,还要严格禁止吸烟,积极防治微血管和神经病变。

（二）护理

1. 生活调理　适当运动,加强足部护理,防止受伤,注意局部保暖。

2. 饮食调理　合理分配膳食,严格控制血糖,避免导致动脉粥样硬化的不良因素。

3. 精神调理　对糖尿病动脉硬化闭塞症的患者要进行心理护理,使他们树立战胜疾病的信心,以积极的态度配合治疗。

七、验案举例

【医案一】

马某,女,65 岁。初诊时间:2018 年 6 月 17 日。

主诉:双下肢疼痛半年,加重半个月。

病史:患者半年前出现双小腿发凉、麻木、无力及间歇性跛行症状,继之双下肢疼痛,以夜间为重。近半个月症状加重,不能行走,小腿以下皮色紫暗,触之发凉,肌肉萎缩,左足小趾背侧有溃疡,近半个月症状加重,不能行走,为求中西医结合治疗,遂来我院求治。

现症:患者自述双下肢疼痛,行走不便,多食、多尿、多饮、消瘦,伴口干唇燥,神疲乏力,舌质暗,苔白,脉沉涩。察其形体消瘦,异常步态,双小腿以下皮色紫暗,触之发凉,肌肉萎缩,汗毛稀疏,左足小趾背侧有 1.0cm×1.0cm 溃疡,有臭味,分泌物多,触痛(+),双足背动脉搏动消失,左股动脉搏动消失,右股动脉搏动微弱。

辨证:此为气虚血瘀之象,气为血之帅,血液的正常运行有赖于气的推动。若元气亏虚,无力行血,则血行缓慢,日久致瘀。患者年过花甲,病程日久,正气已虚(脉沉涩),故形成本虚而标实之势。应注重标本兼治,以益气养血、活血化瘀为主,辅以养阴清热。

处方:

1. 0.9% 生理盐水 300ml,注射用头孢哌酮钠舒巴坦钠 2.0g,每日 1 次,静脉滴注。

2. 木糖醇 250ml,东菱克栓酶 1 支,首次倍量,每日 1 次,静点。

3. 格列本脲 2.5mg,早晚两次,饭前服。

4. 局部创面,外涂壳聚糖复方药膜,每日 1 次。

5. 中药汤剂 当归、白芍、生地、延胡索、川芎、白术、黄连、蕲蛇、地骨皮、天麻、生甘草各10g,党参、黄肉、牛膝、云苓、地龙、葛根各15g,黄芪50g。7 剂,水煎,每日 1 剂,分 3~4 次服。

治疗 7 天后,患足疼痛稍减轻,夜间痛甚,入睡困难,足趾部溃疡处有大量脓液,感染较重,味臭,创面处理后,外涂壳聚糖复方药膜。检测患者的凝血系列情况,Fbg 2.3g/L,D-二聚体 <0.5μg/ml,停东菱克栓酶,继续治疗。

治疗 15 天后,患足疼痛减轻,睡眠尚可,足趾部溃疡处创口肉芽组织生长良好,无渗出。

治疗 4 周后,疼痛、麻木症状消失,溃疡愈合,皮温恢复正常。踝肱指数 0.5,仍有间歇性跛行。效不更方,继续以原方案进行治疗。

口服汤药 10 周后,跛行距离明显延长,超过 3 000 米,皮温正常,足背及胫后动脉搏动正常,Fbg 2.0g/L,D- 二聚体 <0.5μg/ml,踝肱指数 0.8,痊愈出院。

按:《医林改错》云:"元气既虚,必不达于血管,血管无气,必停而留瘀。"患者年迈久病,气血亏虚,气行无力,瘀滞于中,日久血瘀于脉,所以黄芪、党参、当归为君药,补益气血。多食、多尿、多饮、消瘦,伴口干唇燥,神疲乏力为阴液亏虚、虚火内生之象,用白芍、生地、萸肉、葛根、黄连、天麻、地骨皮养阴清热。地龙、蕲蛇活血化瘀,延胡索、川芎行气止痛,牛膝引药下行,白术、云苓健脾和胃,生甘草调和诸药。诸药合用,气血通畅,脉道通利,故而痊愈。

【医案二】

满某,女,60 岁。初诊时间:2016 年 10 月 14 日。

主诉:左足疼痛 1 年,左足破溃 2 个月。

病史:患者 1 年前因左足受凉,渐感麻木,局部发凉,行走时加重;后症状逐渐加重,患足颜色呈紫暗色,疼痛加重,行走不利。2 个月前,左足溃破,流水、流脓,逐渐扩大,夜间疼痛加重,为求中西医结合治疗,遂来我院求治。

现症:自述左足疼痛伴破溃。无发热,多食、多尿、多饮,口干、口苦。察其形体偏瘦,异常步态,两腿瘦削,皮肤汗毛稀疏,皮温低,触之冰凉,左足前 1/2 背侧溃烂,肉芽组织高出皮外,有黄色脓性分泌物,味臭,2~4 趾缺如。双足背动脉及胫后动脉皆触诊不清,腘动脉消失,股动脉减弱。舌质红、边有瘀点,脉数而无力。

辨证:此为热毒炽盛、瘀血阻滞、气虚阴亏之象。病邪郁久化热,热毒内盛,则见左足溃破,流水、流脓。热毒内盛则耗气伤阴,气阴两伤失养,则皮肤汗毛稀疏,皮温低,触之冰凉;热毒内盛,血行不畅,日久化瘀而见患足紫暗及疼痛;阴虚火旺则口干、口苦及多食、多尿、多饮。治以益气活血,清热解毒滋阴。

处方:

1. 0.9% 生理盐水 300ml,注射用头孢哌酮钠舒巴坦钠 2.0g,每日 1 次,静点。

2. 木糖醇 250ml,东菱克栓酶 1 支,首次倍量,每日 1 次,静点。

3. 0.9% 生理盐水 20ml,前列地尔注射液 1 支,每日 1 次,静脉推注。

4. 木糖醇 250ml,康脉注射液 60ml(我院自制中药),每日 1 次,静点。

5. 生物合成人胰岛素注射液(诺和灵 R),8IU、8IU、4IU,早、中、晚餐前 30 分钟皮下注射;精蛋白生物合成人胰岛素注射液(诺和灵 N),6IU,睡前 30 分钟皮下注射。

6. 康脉 I 号胶囊(我院自制中药),每次 6 粒,每日 3 次,口服。

7. 局部创面外涂壳聚糖复方药膜(我院自制中药),每日 1 次。

8. 中药汤剂　当归、白芍、生地、枣仁各 10g,党参、萸肉、石斛、金银花、连翘、鸡血藤、三七、延胡索、远志、炙甘草各 15g,黄芪 50g。7 剂,水煎,每日 1 剂,分 3~4 次服。

治疗 7 天后,调整胰岛素用量,隔日测全天血糖,控制空腹血糖至 10mmol/L。患足疼痛稍减轻,仍有入睡困难,麻木,感觉不灵敏。左足前 1/2 背侧溃疡处有大量脓液,肉芽组织高出皮外,感染较重,味臭,高渗盐水冲洗肉芽组织,过氧化氢冲洗创面,处理后,局部注射胰岛素和庆大霉素,外涂壳聚糖复方药膜,继续治疗。

治疗 15 天后,患足疼痛减轻,睡眠尚可,左足溃疡处创口肉芽组织生长良好,脓液减少,继续局部换药。检测患者的凝血系列情况,Fbg 2.3g/L,D- 二聚体 <0.5μg/ml,停东菱克栓酶,继续治疗。

治疗 4 周后,疼痛、麻木症状减轻,溃疡长势良好,皮温恢复正常。踝肱指数 0.45,按原方案继续治疗。

治疗 10 周后,疼痛、麻木症状明显减轻,左足溃疡处渗出较少,无异味,小趾脱落,肉芽长势良好,皮温恢复正常,局部换药,继续治疗。

治疗 18 周后,溃疡愈合,足背、胫后动脉搏动正常,Fbg 2.0g/L,D- 二聚体 <0.5μg/ml,踝肱指数 0.8,痊愈出院。

按:《灵枢·痈疽》曰:"热气淳盛,下陷肌肤,筋髓枯,内连五脏,气血竭,当其痈下,筋骨良肉皆无余,故命曰疽。"患者因气血亏虚,不能遍行经络,火毒恶邪,瘤结于骨节之间,以致足趾破溃、流脓。方用顾步汤化裁,其中黄芪、党参补气托里;当归活血散瘀,疏通血脉,以濡养四末;金银花、连翘甘寒入心,善于清热解毒;白芍、生地、石斛、萸肉滋阴清热;鸡血藤、三七、延胡索活血化瘀、理气止痛;远志、枣仁养心安神;炙甘草调和药性,缓急止痛。诸药合用,气血通畅,脉道通利,故而痊愈。

【医案三】

毛某,女,67 岁。初诊时间:2017 年 7 月 18 日。

主诉:间歇性跛行 3 年。

病史:4 年前出现双小腿发凉、疼痛、麻木感,右小腿尤甚,3 年前出现间歇性跛行,行走距离约 400 米,右足第二趾背侧部分皮肤出现溃疡,为求中西医结合治疗,遂来我院求治。

现症:双小腿发凉、疼痛、麻木,右小腿尤甚,间歇性跛行。畏寒喜暖,身体困重,多饮、多食、多尿,小便色黄,大便黏滞。舌淡,苔薄白,脉沉细涩。察其形体消瘦,异常步态,面色㿠白,双小腿以下皮色苍白,皮温较低,汗毛稀疏,右足第二趾背侧见溃疡黑色结痂覆盖,范围直径约 1.0cm,周边红肿,少量脓性渗出,触痛(+),双足背动脉及双下肢胫后动脉搏动弱,右足尤甚。

辨证:患者为寒湿夹瘀证,以寒湿为主。寒邪侵袭,阳气被伤,或阳气亏虚,失于温煦机体,故见畏寒喜暖,面色㿠白;湿性重浊、黏滞、趋下,易损阳气,阻滞气机,则身体困重;寒湿之邪注于肌腠经络,则畏寒肢凉。治以散寒通络,祛风除湿。

处方:

1. 0.9% 生理盐水 300ml,注射用头孢哌酮钠舒巴坦钠 2.0g,每日 1 次,静点。

2. 木糖醇 250ml,康脉注射液 60ml,每日 1 次,静点。

3. 门冬胰岛素 30 注射液,8IU,皮下注射,早晚两次。

4. 硝苯地平控释片,每次 30mg,每日 1 次,口服。

5. 腺苷钴胺注射液,1.5mg,肌内注射,每日 1 次。

6. 局部创面,常规消毒,前期用全蝎膏纱条覆盖,待黑痂脱落后,外涂壳聚糖复方药膜,每日 1 次。

7. 中药汤剂 白芥子、当归、川芎、白术、生地、延胡索、黄连、黄柏、生甘草各 10g,肉桂、党参、牛膝、萸肉、地龙、葛根各 15g,熟地 30g,黄芪 50g。7 剂,水煎,每日 1 剂,分 3~4 次服。

治疗 7 天后,双小腿发凉、疼痛、麻木稍减轻,右足二趾背部黑痂已脱落,但无新鲜肉芽,创面向趾根扩大,范围约 1.0cm×1.5cm,周边红肿,少量黄色黏稠液体渗出,创面触痛剧烈。创面清理周围坏死组织后,外涂壳聚糖复方药膜,检测患者的凝血系列情况,Fbg 5.0g/L,D- 二聚体 <0.5μg/ml,血糖控制佳,停止注射用头孢哌酮钠舒巴坦钠,其他治疗同前。

治疗 14 天后,双小腿发凉、疼痛、麻木较前明显减轻,右足第二趾创面范围扩大至趾根部,创面肉芽色淡红,周边已无红肿,创面生长良好,创面大小约 1.0cm×2.0cm,少量淡黄色渗出。停用康脉注射液、腺苷钴胺注射液。继续口服中药治疗。

治疗 28 天后,双小腿发凉、疼痛较前明显减轻,已无麻木感,右足第二趾创面肉芽色淡红,周边无红肿,创面生长良好,大小约 0.8cm×1.8cm,少量淡黄色渗出。Fbg 4.0g/L,D- 二聚体 <0.5μg/ml,踝肱指数 0.6,患者症状及体征均较前明显好转,患者要求出院后于门诊换药治疗。停止口服中药,给予康脉Ⅰ号胶囊(我院自制中药),每次 6 粒,每日 3 次,口服,继续门诊治疗。

出院后门诊换药第一周,右足第二趾创面肉芽色淡红,周边无红肿,创面生长良好,部分上皮组织覆盖,创面大小约 0.5cm×1.5cm,无异常渗出。第二周,右足第二趾创面大小约 0.3cm×1.0cm,无异常渗出。第四周,右足第二趾创面完全愈合,活动正常,双下肢偶有发凉、疼痛,间歇性跛行 800米,无麻木感。

按：寒邪入侵，停滞体内，进而化湿；寒湿伤人经脉，致使气血涩滞，血行不畅。方中用熟地、生地、当归、萸肉滋补肝肾，用以治本。白芥子、肉桂散寒止痛、温经通脉；黄芪、党参扶正补气；川芎、延胡索活血散瘀、祛风止痛；白术、黄连、黄柏燥湿。牛膝补肝肾、强筋骨，逐瘀通经，有引药下行之功；地龙止痛，通经活络，二药合用，补益肝肾，引诸药下行，增强通经活络之力。生甘草调和诸药。诸药合用，寒湿祛、正气安，脉道通利，故而痊愈。

【医案四】

杨某，男，63 岁。初诊时间：2020 年 10 月 5 日。

主诉：双下肢发凉 3 个月，加重 1 周。

病史：患者 3 个月前出现双小腿发凉、麻木、无力、抽筋及间歇性跛行，以夜间为重。近 1 周症状加重，不能行走，为求进一步中西医结合治疗，遂来我院求治。2 型糖尿病病史 15 年余，不规律口服二甲双胍，血糖控制一般。

现症：自述双下肢发凉、麻木、无力，周身乏力、口干口苦、心烦，睡眠尚可，饮食不佳，便秘，三日一行。察其形体偏瘦，精神欠佳。双小腿以下皮色苍白，触之发凉，肌肉萎缩，汗毛稀疏，双足背动脉搏动消失，双侧股动脉搏动微弱。舌质淡、舌体瘦薄，苔少有裂纹，脉细软无力。

辨证：患者久病耗伤阳气，阳气不足，生化乏源，致使脾肾阳虚，肾阳亏则不能温煦肢体，故肢体发凉，畏寒怕冷。舌质淡、舌体瘦薄、脉细软无力亦为气阴两虚之象。治以补气滋阴，活血散瘀为主。

处方：黄芪 30g，党参、丹参、桂枝各 20g，桃仁、红花、石斛、熟地各 15g，麦冬、山茱萸、山药各 10g。7 剂，水煎，每日 1 剂，早晚饭后温服。

10 月 12 日，患小腿发凉、麻木症状稍减轻，夜间抽筋症状缓解，按原方继续服用 14 剂。

10 月 26 日，患者跛行距离明显延长，超过 3 000 米，皮温正常，足背及胫后动脉搏动正常，血糖控制良好，停中药汤剂，继续规律服用二甲双胍，定期监测血糖，不适随诊。

按：上方熟地可滋补肾阴，填精补髓，山茱萸有补养肝肾之功，山药能够补益脾阴,三者兼顾肾、肝、脾之阴,合称为"三补";麦冬和石斛皆可养阴生津,其中麦冬归心、肺、胃经,石斛归胃、肾经,二者合用兼顾三焦之阴津;辅以苦降之桃仁、辛散之红花,二者升降散收相须为用,倍增活血化瘀之功,配以丹参,化瘀而生新;孤阴不生,独阳不长,使用大量黄芪补益阳气,同时达到阳中求阴之效,配以补中益气的党参、助阳化气的桂枝,大大提升补益阳气的效力。此方在补气滋阴的同时,尚可活血散瘀,达到标本兼治的效果。

八、诊疗体会

(一)辨病与辨证相结合

辨病是指通过综合方法包括现代医学的检查方法对患者的糖尿病和糖尿病足作出正确诊断,如糖尿病控制情况,糖尿病足的病变性质及程度等,然后根据患者的临床表现进行中医辨证治疗。

(二)中西药物相结合

我们认为应该以中西医结合的方法治疗糖尿病足,即以有效的中药为主,必需的西药也应合理应用,如控制血糖用胰岛素、控制感染用抗生素等。而放弃现代医学的诊断手段和对病情有确定作用的西药,盲目追求纯中医辨证、纯中药治疗是不科学的,对患者的整体治疗也是不利的。

(三)内服与外用药物相结合

大部分糖尿病足患者的患肢都有明显体征,或是坏疽,或是溃疡,所以局部用药是十分必要的。我们在临床中,应用自制的壳聚糖中药复合药膜外用对局部溃疡或坏疽的愈合起到了积极作用,收到了满意疗效。因此,我们认为对于糖尿病足患者,除内服药物治疗外,中药外用也是非常有意义的方法。

(四)治疗过程中要达到的目的

糖尿病足中的下肢血管病变是造成肢体缺血坏死乃至截肢致残,甚至危及患者生命的重要原因,所以在整个治疗过程中努力恢复和改善局部血运至关重要。而要达到这个目的,不应该只针对闭塞的血管,使之再通,还应该努力促进侧支循环的建立和注意末梢血管的栓塞问题。临床上我们经常见到糖尿病足患者在治疗过程中出现肢端的突然疼痛、发黑、坏死,这往往是活血化瘀、舒筋活络过程中出现了微血栓栓塞的表现。为避免这一问题的发生,我们在祛聚的同时加用溶栓药物,一般为东菱克栓酶,每日 1 支,应用 4~5 天后,间隔 3~4 天再重复一次,2~3 次为一个疗程。此后一段时间可暂停溶栓药,或用尿激酶 6 万 ~10 万 U,每日 1 次,连用 10~15 天,这样既可以避免末梢栓塞,又可促进侧支循环的建立,一举两得。

九、现代研究

1. 采用西医常规降糖、调脂、扩张血管等药物,在此基础上联合康脉 I 号胶囊口服治疗糖尿病性下肢动脉硬化闭塞症,总有效率为 95%,治疗后症状积分(包括疼痛、皮肤温度、间歇性跛行)、微循环血流状态均较治疗前改善,治疗后全血黏度高切、低切和血浆黏度较治疗前降低。康脉 I 号胶囊能够改善糖尿病性下肢动脉硬化闭塞症的临床症状和体征,还能明显改善微循环血流状态,降低血液黏稠度,从而改善患肢慢性缺血状况,促进机体恢复。〔刘丕弘,高杰,李令根,等.康脉 I 号胶囊治疗糖尿病性下肢动脉硬化闭塞症的临床研究[J].北京中医药,2021,40(05):524-527.〕

2. 给予常规治疗结合电针夹脊穴治疗糖尿病足 3 周,治疗结束后,患者温控血流、阻断后反应性充血明显好转,微循环明显改善。表明电针夹脊穴疗法可以改善糖尿病足微循环,有助于提高临床疗效。〔高杰,张雅,夏联恒,等.激光多普勒血流仪评估电针夹脊穴对糖尿病足病微循环的影响[J].中国老年学杂志,2016,36(09):2097-2099.〕

3. 富血小板血浆(PRP)具有加快肉芽组织生长、溃疡愈合及淡化瘢痕的作用。在促进糖尿病性溃疡创面愈合、减少患者痛苦、降低患者花费等方面具有显著优势。PRP 制备简易,使用方便,价格适中,并且 PRP 是由自身血液离心而成,成分均来源于自身,无免疫排斥反应,使用安全,对机体损伤也小。PRP 适用于以神经性病变为主而血管病变较轻的糖尿病足溃疡患者,或是血管病变较重,但经过一段时间治疗后,Wagner 分级在

1~2 级的糖尿病溃疡患者,再配合中药治疗、清创换药疗效更佳。但不适用于肢体严重缺血、Wagner 分级在 4~5 级的糖尿病溃疡,在此情况下使用 PRP,疗效极差甚至无效。相信随着科技的发展、社会的进步,对于 PRP 的研究将会进一步加深,临床应用也会逐渐增多。〔姚伊依,高杰,李婉婷,等.富血小板血浆治疗糖尿病性溃疡的研究进展〔J〕.现代医学与健康研究(电子版),2021,5(02):108-111.〕

（张航　夏联恒）

第三节　血栓闭塞性脉管炎

一、概述

血栓闭塞性脉管炎(thromboangitis obliterans,TAO),简称脉管炎,是一种常见的周围血管疾病,发病率仅次于下肢静脉曲张,占周围血管疾病的第二位,但是目前已经逐年减少。本病绝大多数发生于青壮年,以男性多见,女性罕见。病变主要累及四肢的中、小动脉,浅表静脉和伴行静脉也常受累。病理改变为血管壁的节段性、非化脓性的炎症和腔内血栓形成、管腔阻塞,引起肢体缺血产生疼痛或肢端坏疽。病变呈周期性发作,多数发生于下肢。

血栓闭塞性脉管炎属于中医学"脉痹""脱疽"范畴,历代医家对该病的病因病机、临床表现和治疗方法均有详细论述,为认识和治疗本病积累了丰富经验。

(一)病因

血栓闭塞性脉管炎的发病原因至今尚不完全清楚,一般认为是多种因素综合作用的结果,能使周围血管持久地处于痉挛状态的原因,即是本病的致病因素。血管持久地处于痉挛状态,影响血管本身的滋养,造成血管壁相对缺血,继发炎症反应和血栓形成,导致本病的发生和发展。

中医学认为本病是由于情志所伤、肝肾不足、脾气不健、寒湿侵袭，以致寒湿凝聚经络、闭塞不通、气血运行不畅所致。

（二）病机

1. 免疫学说　由于现代免疫学研究的进展，血栓闭塞性脉管炎的发病机制与自身免疫的关系受到重视。国内外文献报道认为本病是一种自身免疫性疾病，血栓闭塞性脉管炎患者的抗动脉抗体（AAA）阳性率为43.2%~56%，而动脉硬化闭塞症仅有2%~3%。

2. 激素学说　TAO患者几乎均为青壮年男性，女性患者极少见，国内外文献报道女性TAO发病率仅为1%~3%。目前，普遍认为男性患者多与性腺功能紊乱有关。有人报道前列腺素（PGA、PGE）有舒张血管、抑制血小板凝集等作用，而前列腺功能紊乱多发生在青壮年时期，频繁的性生活使前列腺液随精液大量丧失，同时也丧失前列腺素而发病。另外，有报道称雌激素对血管有一定的保护作用。

3. 吸烟学说　吸烟导致本病的发病机制目前尚不完全清楚，但与疾病的发生和发展有着密切关系，TAO患者中有吸烟史者占80%~95%。烟草中含有尼古丁，它可引起小血管痉挛而产生血管损害。吸烟可使交感神经兴奋，肾上腺素、去甲肾上腺素和5-羟色胺等血管活性物质增多，引起血管痉挛，损伤内皮细胞，烟雾中的一氧化碳与血红蛋白有亲和力，从而降低血液的携氧能力，低氧血症又会加重内皮细胞损伤，有利于血栓形成。

4. 寒冻学说　本病北方寒冷地区多见，寒冷季节发病率高，许多TAO患者曾有过寒冻史。寒冻可以使血管收缩，有人提出寒冷对机体的有害影响，不仅决定于低温的程度，还取决于机体对寒冷的适应能力和所产生的反应，对反应敏感者寒冷就成为此病发生的一个重要条件。

5. 其他　如遗传学说等。

中医认为本病和脏腑、经络及营卫气血的关系密切。本病因感受寒邪，寒邪客于经脉，寒凝血瘀，气血不行，壅遏不通。或因情志所伤，饮食不节，虚耗劳伤以致经脉功能失调；心阳不足，心血耗伤，血脉运行不畅；脾肾阳虚，运化失司，不能散精于血脉；肝气郁结，不得疏泄，久之营卫气血运行失调,气滞血瘀,经脉瘀阻,气血不达四末而发生本病。

(三)病理

血栓闭塞性脉管炎主要发生在中、小动脉,以下肢血管为主,病情进展可累及上肢,如胫前、胫后、尺、桡动脉,或腘、股、髂动脉;累及心、肠、肾等内脏血管较罕见。

病理变化主要是非化脓性全层血管炎症伴血栓形成和管腔阻塞,且呈节段性,节段之间内膜有正常血管,病变和正常部分的界线分明,其病理变化分为三期:急性活动期、消退期、稳定期。

静脉受累时的病理变化与动脉相似,但内膜层和血栓周围有较多的巨细胞、白细胞和淋巴细胞,中层有更多的成纤维细胞、白细胞和淋巴细胞,外层则有广泛的成纤维细胞增生。

在血管内由血栓造成闭塞的同时,侧支循环可逐渐建立,但常呈不完全代偿。因此,肢体处于动脉供血障碍状态,表现为组织慢性、进行性缺血表现,肢体皮肤萎缩、干燥,汗毛脱落,趾甲生长慢、畸形,肌肉萎缩,骨质疏松。皮下脂肪吸收或纤维化,甚至累及神经,产生神经纤维化、神经炎,神经与其细胞体分离变性,后期可发生组织坏疽。

二、常见症状及体征

血栓闭塞性脉管炎起病隐匿,进展缓慢,呈周期性发作,一般要经过4~5年才趋严重。临床表现主要是由于肢体动脉闭塞后血流量减少、肢体缺血而引起的。病情轻重依血管阻塞的部位、范围和侧支循环建立程度,以及肢体局部有无继发感染、全身情况等而各不相同。

(一)主要症状与体征

1. 疼痛 是血栓闭塞性脉管炎的主要症状之一,其基本原因是肢体缺血,如果伴有神经炎或继发感染则疼痛加剧,疼痛一般并不十分严重,轻者休息时消失或减轻,行走或活动后疼痛复现或加重,形成间歇性跛行;重者疼痛剧烈而持续,尤以夜间为甚,形成静息痛,常使患者屈膝抱足而坐,企图借轻微的静脉充血来增加缺血肢体的供氧量。情绪刺激和受冷均可影响血管的舒缩反应,常可加剧疼痛。

2. 发凉和感觉异常 患者患肢发凉、怕冷,对外界寒冷十分敏感,是血栓闭塞性脉管炎的早期症状。患部体表温度降低,尤以趾(指)端最明显,因神经末梢受缺血影响,患肢趾(指)可出现胼胝感、针刺感、麻木或烧灼感等感觉异常。

3. 皮肤色泽改变 因动脉缺血致使皮色异常苍白。在伴有浅层血管张力降低,皮肤变薄者,皮色在苍白的基础上,出现潮红或发绀,当肢体下垂时更为明显。

4. 动脉搏动减弱或消失 足背或胫后动脉、尺或桡动脉的搏动,随病变进展而减弱乃至消失。在检查动脉搏动的同时,注意肢体侧支循环的建立情况,如在踝、膝、腕部等处有无侧支循环动脉搏动存在。

5. 营养障碍 肢体缺血可引起不同程度的营养障碍,包括皮肤干燥、脱屑、皲裂,出汗减少或停止;趾背、足背及小腿汗毛脱落,趾(指)甲增厚、变形,生长缓慢或停止;小腿周径缩小,肌肉松弛、萎缩;指(趾)甲皱裂,变细。

6. 坏疽和溃疡 血栓闭塞性脉管炎疾病后期因肢体动脉功能不全,失代偿、血运障碍,常发生溃疡或坏疽。溃疡或坏疽可单发,也可同时存在。除肢体严重缺血外,大多有诱发因素,如失治、误治、外伤、烫伤等。溃疡和坏疽,多首先发生于足大趾或小趾,由趾端、趾甲旁或趾缝开始,然后逐渐向近端发展。下肢坏疽可及小腿,上肢坏疽很少超过腕关节。坏疽多为干性,以后继发感染而呈湿性。

根据坏疽的范围,临床又可分为三级:

一级坏疽:坏疽范围仅局限于趾(指)部。

二级坏疽:坏疽延及趾跖(指掌)关节及足跖(掌)部。

三级坏疽:坏疽延及足跟、踝关节(掌、背)或踝关节(腕关节)以上。

7. 游走性血栓性浅静脉炎 约50%患者在发病前或发病过程中,在小腿或足部浅静脉,反复出现游走性血栓性浅静脉炎。表现为受累浅表静脉呈红色条索,结节状,伴轻度疼痛,急性发作持续2~3周后,症状消退,过一段时间又重复出现,病情可数月或数年而不被患者注意。

8. 雷诺病　血栓闭塞性脉管炎早期,受情绪刺激和寒冷后,可出现雷诺病的症状,包括指(趾)端苍白、发绀,继而潮红。

9. 缺血性神经炎　局部缺血性神经炎常见于血栓闭塞性脉管炎肢体严重缺血而发生营养障碍改变的患者,因神经处于缺氧状态所致。肢体常有触电样、针刺样剧痛,向肢体远端放射,并伴有发痒、麻木、蚁行感或烧灼感等感觉异常,在足部和小腿可见大小不等的麻木区,皮肤感觉迟钝或感觉、痛觉完全丧失,而且夜间加剧为其特征。

(二)临床分期

临床上按肢体的缺血程度,可分成三期:

Ⅰ期(局部缺血期):患肢麻木、发凉、轻度间歇性跛行短暂休息后可以缓解,检查发现患肢皮肤温度稍低,色泽较苍白,足背和胫后动脉搏动减弱,可反复出现游走性浅静脉炎。引起缺血的原因,功能性因素大于器质性因素。

Ⅱ期(营养障碍期):上述症状日渐加重,跛行距离日渐缩短,直至出现持续性静息痛,夜间更剧烈。患肢皮肤温度明显降低,皮肤显著苍白或出现紫斑。皮肤干燥、无汗,指(趾)甲增厚变形,肌肉萎缩,动脉搏动消失,本期患者病变以器质性病变为主,肢体靠侧支循环而存活。腰交感神经阻滞试验,皮肤温度仍可升高,但是不能达到正常水平。

Ⅲ期(坏死期):症状继续加重,患肢趾端发黑、干瘪、坏疽和溃疡形成,疼痛呈持续性静息痛。患者因疼痛不能入睡,消瘦,贫血,如继发感染,干性坏疽变成湿性坏疽,可出现高热、烦躁等全身毒血症表现。本期坏死肢体不能存活。

三、辅助检查

1. 一般检查

(1)记录跛行距离和跛行时间。

(2)皮肤温度测定:双侧肢体对应部位皮肤温度相差 2℃以上,提示皮温低侧有动脉血量的减少。

（3）肢体抬高试验阳性者，提示患肢有严重的血供不足。

2. 特殊检查

（1）连续波多普勒超声：血栓闭塞性脉管炎在超声检测中结果是多变的。

（2）肢体体积描记法：常用两种方式即空气体积描记法和光电体积描记法。

（3）节段动脉压测定：血栓闭塞性脉管炎动脉血管狭窄或闭塞后，其远端可引起血压降低、血流量减少。如果在狭窄动脉的近端和远端的肢体上测量血压，则能发现其间有异常的压差，根据异常压差的大小，能确定动脉狭窄的位置和严重程度。

（4）踝肱指数：即踝压（踝部胫前或胫后动脉收缩压）与同侧肱动脉压之比。踝肱指数常不小于1.0。在血栓闭塞性脉管炎患者中，踝肱指数常小于1.0。不同的踝肱指数可反映病变的轻重程度。间歇性跛行的患者，其平均踝压数为0.59；有静息痛的血栓闭塞性脉管炎患者，踝肱指数在0.25左右；有缺血性坏疽的患者，甚至可降至0.05左右。

（5）周围动脉血管造影：由于现代血管外科的飞速发展，血管造影不仅能诊断疾病、了解病变形态和范围、选择手术方法和估计手术的预后，还可以进行血管成形、栓塞止血、治疗肿瘤等。血栓闭塞性脉管炎的常见动脉造影表现为狭窄、阻塞，侧支循环形成等。动脉造影时可发现：①下肢动脉局限性、节段性狭窄，血管壁多为光滑状。以中、小动脉为主。②闭塞平面远端多有丰富的侧支血管，鉴于动脉造影有损伤性，可引起血管痉挛，有加重肢体缺血和血管损伤的风险，故不宜列为诊断的常规检查方法。如欲施行血管重建性手术，术前需做动脉造影，以便选择手术方案。

（6）微循环检查：血栓闭塞性脉管炎患者足趾微循环有明显障碍，与病情呈直接关系。

（7）血液流变学检查：血栓闭塞性脉管炎是以四肢中小动脉为主的慢性、非特异性、炎性闭塞性疾病。病理上都存在血液流变性异常，最终导致组织缺血缺氧、代谢紊乱、水肿及坏死。

（8）放射性核素检查：放射性核素动脉造影方便简捷,患者无痛苦,可重复进行,检查结果不受血压及心输出量等因素的影响。

（9）周围循环血流量测定：主要包括肢体动脉血流量体表描记法、周围循环灌注显像、肌肉血流量测定、放射性氙组织消除试验等。

（10）肢体功能试验：Buerger 试验、Allen 试验、解张试验、肢体运动试验、跛行时间及跛行距离试验、静脉充盈试验、反应性充血试验、组胺潮红试验等。

四、诊断与鉴别诊断

（一）诊断

1. 血栓闭塞性脉管炎的发病特点

（1）好发于 20~40 岁男性,女性罕见。

（2）多为吸烟者,吸烟与症状加重有关。

（3）初发时多为单侧下肢,以后常可累及对侧下肢,严重时上肢也可受累。

（4）具有肢体慢性缺血的表现,如发凉、疼痛、麻木,皮肤颜色的改变,动脉搏动的减弱或消失及间歇性跛行,肢体的坏死与溃疡。

（5）病情可有周期性稳定和发作反复交替,肢体的循环逐渐恶化,最终坏疽。

（6）部分患者有游走性浅静脉炎病史。

（7）一般无高血压、糖尿病及高血脂、动脉硬化等病史。

（8）病理改变为血管壁的全层炎症,原则上应见不到动脉粥样硬化的改变。

（9）动脉造影时,可显示血管走行突然中断,或竹尖样变细,见不到虫蚀样缺损。

2. 诊断标准　中国中西医结合学会周围血管疾病专业委员会于 1987 年在南京制订的诊断标准如下：

（1）男性青壮年（20~40 岁）。

（2）有较长的病程，早期有患肢发凉、怕冷、麻木等症状，后期出现静息痛；严重时伴有肢体的坏疽和溃疡，甚至全身感染。

（3）患肢皮肤苍白、潮红、紫暗或青紫。

（4）反复发作的游走性浅静脉炎病史。

（5）患肢动脉搏动消失或明显减弱。

（6）排除肢体闭塞性动脉硬化症、大动脉炎及糖尿病坏疽等其他疾病。

（二）鉴别诊断

本病常与动脉硬化性闭塞症、多发性大动脉炎、急性动脉栓塞、雷诺病、红斑性肢痛症、糖尿病足、下肢深静脉血栓形成、风湿性关节炎、末梢神经炎、坐骨神经痛等疾病鉴别。

五、治疗

血栓闭塞性脉管炎的治疗原则是根据临床表现及不同病期采取综合疗法，治疗目的是防止病变进展、改善和增进患肢血液循环、减轻或缓解疼痛，促进溃疡愈合，尽量保存肢体，提高生活质量。

（一）一般治疗

由于血栓闭塞性脉管炎与烟草过敏有关，患者应终生戒烟；严格戒烟是防止病情恶化与复发的重要因素。由于本病与寒冷、外伤有关，患者应防止外伤及寒冻，患肢保暖，有足癣者应积极治疗。由于热疗后组织代谢增加，需氧增大，但肢体血液循环障碍不能满足组织需要，导致代谢产物增加，组织缺血反而加重。因此，对于缺血严重的肢体应避免热敷及热疗。

（二）中医辨证论治

1. 阴寒型

主证：患者双下肢皮色苍白，皮肤温度降低，皮肤干燥、脱屑，触痛（−），双足汗毛脱落，趾甲增厚、变形，双足背及胫后动脉搏动减弱，舌质淡红，苔白，脉沉细。

治法：温经散寒，活血通络。

方药:阳和汤加减。熟地 20g,黄芪 30g,血藤 20g,赤芍 15g,牛膝 10g,附子 10g,肉桂 10g,当归 12g,党参 15g,炮姜 10g,白芥子 10g,鹿角胶 10g,炙甘草 10g。

2. 血瘀型

主证:此型多属第二期,主要是气滞血瘀症状,一般无炎症表现。患肢足部紫红、暗红或青紫,足趾或足底有瘀斑,患肢呈持续性固定性胀痛,活动时症状加重,舌质红或紫暗,苔薄白,脉沉细涩。

治法:疏通经络,活血化瘀。

方药:当归活血汤加减。当归 30g,红花 15g,赤芍 15g,乳香 10g,没药 10g,桃仁 15g,甘草 10g。

3. 湿热下注型

主证:多属第一、二期或第三期轻度坏疽,溃疡继发感染等。患肢发凉和怕冷的程度较轻,行走时酸胀、沉重、乏力加重,足部潮红或紫红肿胀,反复发作的游走性血栓性浅静脉炎,红肿热痛。舌质红,苔滑腻,脉弦数或滑数。

治法:清热利湿,活血化瘀。

方药:四妙勇安汤加味。金银花 15g,玄参 30g,当归 15,生甘草 10g,赤芍 15g,怀牛膝 15g,黄柏 10g,黄芩 10g,山栀 10g,连翘 10g,苍术 10g,防己 10g,紫草 10g,红花 10g,木通 10g。

4. 热毒型

主证:此型属第三期伴继发感染。患肢剧痛,昼轻夜重,喜凉怕热,发生坏疽或溃疡,局部红肿灼热,脓多、味臭,伴有全身发热等毒血症。舌红绛,苔黄腻或黄燥,脉滑数,洪大或弦数。

治法:清热解毒,凉血活血。

方药:四妙活血汤加减。金银花 30g,蒲公英 30g,地丁 30g,玄参 15g,当归 15g,黄芪 15g,生地 15g,丹参 15g,川牛膝 15g,连翘 15g,漏芦 15g,防己 15g,黄芩 15g,黄柏 15g,贯众 15g,红花 10g,乳香 5g,没药 5g。

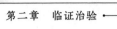

5. 气血两虚型

主证:此型多见于恢复阶段或病久体质虚弱者。患者体弱,消瘦无力,肢体肌肉萎缩,皮肤干燥、脱屑,趾甲松厚,生长缓慢,创面经久不愈脓液稀少,舌质淡白,苔薄白,脉沉细无力。

治法:补气养血,调和营卫。

方药:顾步汤加减。黄芪 30g,当归 20g,川芎 15g,石斛 20g,麦冬 10g,远志 10g,金银花 60g,蒲公英 30g,地丁 30g,牛膝 10g,茯苓 30g,甘草 15g。

在治疗过程中,辨证分型的运用不是孤立、静止的,而是互相联系的,证型之间可以相互转化。所以在临床实践中,要根据病情发展的不同阶段,灵活运用不同的方剂加减治疗,才能取得满意效果。

(三)外治法

主要指熏洗疗法,是利用中药煎汤,趁热在皮肤或患部进行熏蒸和浸浴的一种治疗方法。本法可增加患肢血流量、改善血液循环、清洁创面、抑制细菌、促进创口愈合、消肿止痛等。但长期熏洗并不能使闭塞动脉恢复正常,故对已经闭塞的动脉无效。其具体应用如下:

清热解毒,消肿止痛:主要适用于血栓闭塞性脉管炎出现肢体溃疡或有肢体感染者,脓多、恶臭,局部红肿,但感染已局限稳定;或末节干性坏疽伴有局部红肿,以及甲沟炎等。中药:金银花 30g,蒲公英 30g,苦参 12g,黄柏 12g,连翘 12g,木鳖子 12g,白芷 10g,赤芍 10g,丹皮 10g,甘草 10g。将上药装入纱布袋中,水煎后放温,用药液浸泡患肢,每日 1 次。

活血祛瘀,温阳散寒:主要用于早期及恢复期血栓闭塞性脉管炎缺血不严重,肢体仍发凉、怕冷,遇冷后症状加重;血栓闭塞性脉管炎伴有患肢酸胀、疼痛、关节屈伸不利;游走性血栓性浅静脉炎遗留硬结、疼痛。中药:透骨草 15g,延胡索 15g,当归 15g,姜黄 15g,川椒 15g,海桐皮 15g,威灵仙 15g,川牛膝 15g,乳香 15g,没药 15g,羌活 15g,白芷 15g,苏木 15g,五加皮 15g,红花 15g,土茯苓 15g。装入纱布袋中水煎,煎好后趁热先熏,待温后再用药液浸洗,每日 1~2 次。

清热燥湿,收敛止痒:主要用于血栓闭塞性脉管炎合并足癣,趾缝间渗

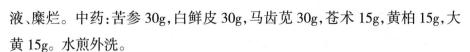

液、糜烂。中药:苦参 30g,白鲜皮 30g,马齿苋 30g,苍术 15g,黄柏 15g,大黄 15g。水煎外洗。

有下列情况者,不宜应用熏洗疗法:①急性活动期,肢体坏疽呈进行性发展,而未局限稳定者;②肢体干性坏疽;③熏洗引起肢体创面疼痛者;④对外洗药过敏者。

(四) 针灸疗法

血栓闭塞性脉管炎的主要表现是血瘀证,针刺可以疏通经络、调理气血,缓解患肢疼痛,消除缺血症状,促进创口愈合,增强体质。适用于以下情况:早期和恢复期患者病情稳定,但仍有畏寒,患肢发凉,下肢疲乏感;患肢有缺血性神经痛或缺血性疼痛,疼痛发作时,配合针灸;创面久不愈合者。对于感染坏疽较重,病情进展或恶化的患者应慎用;肢体肿胀者不用。

1. 体针　以针灸学循经取穴与现代医学神经分布相结合的原则选取穴位,应用时可采用手法刺激或通电刺激。

取穴:下肢病症取足太阴脾经、足厥阴肝经和胫神经分支经过的太冲、太白穴;病症在第二、三趾,取足阳明胃经和胫前神经分支经过的解溪、陷谷穴;病症在第四、第五趾,取足少阳胆经、足太阳膀胱经与腓肠神经分支经过的昆仑、地五会穴。上肢取穴原则相同,一般取曲池、内关、合谷透后溪。

方法:每次取 2~4 穴,每日或隔日 1 次,每次 30~60 分钟,10~15 次为一疗程,休息数日后,可做第二疗程。

2. 耳针

主穴:①热穴:位于耳轮上下脚交叉处;②交感、心穴,有舒张心血管作用;③肾、皮质下,有调节和增强神经血管功能;④内分泌,有消炎和抗过敏作用。

配穴:肺、肝、脾,相应部位耳穴(膝、踝、肘、腕等)。

方法:强刺激,捻转,留针 1~2 小时,每隔半小时捻转 1 次,10~12 天为一疗程,休息 3~5 天后,再做第二疗程。

（五）药物穴位注射疗法

将药物注于穴位中，发挥药物和针刺的双重作用，以疏通经络、调和气血。本法较一般针刺法刺激量大，针感大多很明显。

取穴：上肢取曲池、内关、外关；下肢取足三里、阳陵泉、三阴交。

常用的药液配伍有：维生素 B_1 100mg 和维生素 B_{12} 250mg；维生素 B_1 100mg 和山莨菪碱 10mg；维生素 B_1 100mg 和 1% 普鲁卡因 5ml；川芎嗪注射液 4ml；当归注射液 4ml；胎盘组织注射液 4ml；丹参注射液 4ml。

操作步骤：用 5ml 注射器，配细小针头，抽药液 2~4ml，选准穴位，皮肤消毒后，持注射器针头快速刺入皮下，然后逐渐进针，并小幅度提插，当患者有酸、胀、麻或有明显放射感时，固定针头，回抽注射器无回血时，注入药液，并使针头做小幅度捻动，加强针感，拔针后再按揉片刻。

疗程：一般 20~30 次为一疗程，选两个穴位，交替注射，每日一穴，每天注射一次。

注意事项：①所取穴位要准确：当针刺入穴位注射药液时，患者是否有感应与治疗效果密切相关；②穴位注射的深度，因穴位所在解剖部位不同而有所差异，一般应以患者有感应为标准；③取内关穴注射时，应选用小号细针尖，以免刺激和挫伤正中神经，发生正中神经麻痹；④应防止将维生素 B_1 等药液注入血管内，三阴交穴注射时有突破胫后动静脉的可能；⑤肢体严重缺血皮色青紫，患肢感染肢体肿胀，注射部位靠近溃疡或瘀斑时禁止穴位注射。

（六）药物动脉注射疗法

本疗法是将药物直接注入病变动脉，以发挥药效，临床应用效果佳。上肢选用肱动脉、下肢选用股动脉为穿刺点。

常用动脉注射药物：① 1% 普鲁卡因 20ml，山莨菪碱 10mg，妥拉唑林 25mg（或罂粟碱 30~60mg）；②生理盐水 20ml，25% 硫酸镁 10ml，山莨菪碱 10mg；③生理盐水 100ml，前列腺素 E_1 50μg；④生理盐水 40ml，尿激酶 10 万 U，地塞米松 5mg；⑤穿心莲注射液 20ml，5% 葡萄糖溶液 30~40ml；⑥二氧化碳 100ml。

穿刺方法:患者平卧,选好穿刺点后消毒,肱动脉穿刺点在肘横纹上2cm处,股动脉穿刺点在腹股沟部,即腹股沟横纹上1~1.5cm处。施术者以左手食指及中指固定穿刺动脉,右手将穿刺针自两指间刺入,缓慢进针,见搏动性回血后,将药物缓慢推入,推入过程中固定好针头,以防脱出或穿透动脉,推毕后快速拔出针头,局部压迫止血15分钟后检查确无出血后包扎,休息平卧半小时以上。

注意事项:①注射前有些药物需做药敏试验,如普鲁卡因、蝮蛇抗栓酶;②穿刺时注意不要误入静脉,静脉回血暗红,无搏动;③注药过程中注意患者有无胸闷、头晕、头痛等不适,如出现应减慢注药速度,必要时停止注药;④药物注入动脉后,患者有下肢温热感自股部向下扩散,皮肤充血发红,皮温增高,说明注入成功;⑤穿刺部位如有硬结,可在穿刺点上、下稍移动位置,避开硬结,便于顺利进针;⑥动脉注射次数一般以30~50次为宜,1~3天注射一次。

动脉注射疗法适应证除一般患者外,下列情况尤其适宜:①肢体缺血突然加重,患肢苍白、发凉、麻木、疼痛加重,表明动脉血管突然闭塞、血栓形成,应立即自动脉内注入扩血管药物,并加入溶栓剂尿激酶,每日1~2次,直至症状缓解。②肢体已出现坏死,但坏死仍可能扩展,尚无分界线;趾端皮色青紫,濒于坏死,采用动脉注射可防止肢体缺血坏死进一步加重,缓解疼痛,尽可能保存肢体。③患肢静息痛,夜间难以入眠,动脉给药后扩张血管,增加了患肢血流量,较单纯静脉给药效果佳。④肢体坏疽继发感染,也可经动脉注入抗生素,以便更好地发挥疗效。

(七)高压氧治疗

本疗法能提高血氧分压,增加血氧张力及弥散能力,提高氧储备,改善组织缺氧状态。

(八)超声波疗法

本疗法治疗血栓闭塞性脉管炎,或有浅静脉结节和创面长期不愈合的患者,有一定近期疗效。其作用是调节血管功能,改善局部血液循环。

（九）止痛疗法

1. 1% 普鲁卡因静脉滴注。

2. 动脉注射改善肢体血运药物。

3. 穴位封闭或神经阻滞麻醉。

4. 股动脉注射皮质激素。

5. 硬膜外插管连续注药阻滞。

6. 神经压榨术。

7. 给予镇静、止痛药。

（十）足坏疽和溃疡的处理

血栓闭塞性脉管炎患肢发生溃疡或坏疽时，创口的换药与处理是一个不容忽视的问题。采取有效措施控制病变的蔓延扩大，促进创口愈合，消除患者痛苦，缩短疗程和提高疗效是创口处理的中心任务。要正确处理创口，必须掌握血栓闭塞性脉管炎创口形成的本质，仔细对创口进行观察，配合 X 线检查，分析影响创口愈合的局部和全身因素，采取相应措施。

干性坏疽：对干性坏疽，用酒精棉球擦拭局部后无菌纱布包扎；或每日外涂马黄酊采用暴露疗法。干性坏疽应保持干燥，不宜用湿敷，待分界线清晰后及时手术去除坏死组织。

湿性坏疽：做好清洁换药，避免有腐蚀性或刺激性的药粉或药液外搽创口。对腐烂松动的坏死组织如肌腱、腱鞘、关节囊等及时清除；对未腐烂的坏死组织不宜强行剪除，以防组织肿胀，加重感染及坏疽，对于趾部的创口，处理时保护好邻趾，以防邻趾被脓液浸渍，皮肤糜烂，引起感染。对脓液多的创口应每日换药 2 次，对脓液少的创口，每日换药 1 次。

对于湿性坏疽，应选用抗生素溶液湿敷。可做创面脓液细菌培养和药敏试验，以指导选用抗生素药液湿敷，为防止细菌产生耐药性，应交替更换抗生素种类，一般根据创口感染表现，大体上能区别细菌种类。脓液黏稠呈黄白色为葡萄球菌感染；脓液稀薄呈乳白色或浅红色为链球菌感染；脓液黏稠而有恶臭味，为大肠杆菌感染；脓液呈蓝绿色，有时创面肉芽组织有出血性坏死现象，则为铜绿假单胞菌感染。对葡萄球菌、链球菌或大肠埃希菌感染,可用 0.25% 氯霉素溶液、0.1% 杆菌肽与 0.5% 庆大霉素或卡那霉素溶液或呋喃西林溶液湿敷;铜绿假单胞菌感染可选用 0.1% 庆大霉素或 0.5% 多黏菌素溶液湿敷等。

(十一)西医治疗

1. 非手术治疗　应用扩血管药为主,可缓解血管痉挛,促进侧支循环的建立。

(1)口服药物:阿司匹林、己酮可可碱、山莨菪碱、藻酸双酯钠、噻氯匹定等。

(2)肌内注射药物:妥拉唑林、酚妥拉明、罂粟碱等。

(3)静脉滴注药物:前列腺素 E_1、蝮蛇抗栓酶、山莨菪碱、藻酸双酯钠、复方丹参注射液、川芎嗪注射液、低分子右旋糖酐等。

2. 手术治疗　单纯坏死组织清除术、趾(指)部分切除缝合术、植皮术、截肢术等。

六、预防及护理

(一)预防

血栓闭塞性脉管炎的发病与寒湿、外伤、情绪波动、吸烟等多种因素有关,要重视生活及饮食调理,增强身体抗病能力,预防本病发生。

(二)护理

1. 生活调理　注意衣着鞋袜的宽松保暖,保持患肢清洁、干燥;戒烟。

2. 饮食调理　缓解期以补肺脾肾为主,不宜进"发"物;急性感染期,饮食宜清淡富含营养,忌辛辣、燥热之品。

3. 精神调理　患者由于长期剧烈疼痛和担心致残,常有很大的心理负担,医者应认真对待,及时给予心理疏导,增强患者战胜疾病的信心。

七、验案举例

【医案一】

刘某,男,39 岁,居民,初诊时间:2013 年 6 月 13 日。

主诉：右足趾破溃伴疼痛半年余。

病史：患者自述有长年野外工作史，作业环境寒冷，且有长期吸烟史，每日 20 余支，5 年前出现右下肢发凉，右侧小腿及足趾疼痛，时发时止，上述症状得温则减，遇寒加重。右下肢皮色渐转紫暗，半年前出现右足趾破溃伴剧烈疼痛，遂就诊于当地医院，诊断为"血栓闭塞性脉管炎"，当地医院建议低位截肢，患者拒绝，为求保肢治疗，遂来我院求治，收其入院。

现症：自述右下肢发凉，右侧小腿及足趾疼痛，时发时止，右足趾破溃伴剧烈疼痛，创口大如蚕豆无脓性分泌物，足趾皮色苍白，汗毛稀疏，足背色紫暗，皮温低，足背及胫后动脉搏动消失，右小腿肌肉萎缩，较左侧小腿周径小约 3cm，抬腿试验（+）。口苦，口干，小便尚可，大便秘结，舌质红，苔薄白，有瘀斑，脉沉细。

辨证：此为寒凝血瘀，寒为阴邪，易伤阳气，其性凝结、收引，主痛。患者久在寒冷环境作业，寒邪袭体，凝滞经脉，血塞而不通，气血无以正常温养机体，故肢体发凉、怕冷；经脉阻塞，瘀滞肌肤，故皮色逐渐紫暗；脉络不通，气血鼓动无力，故远端肢体脉搏搏动减弱，且舌质红、苔薄白、有瘀斑、脉沉细均为寒凝血瘀之象。故应以温经散寒，活血化瘀为治疗原则。

处方：

1. 0.9% 生理盐水 150ml，己酮可可碱注射液 0.1g，每日 1 次，静脉滴注。

2. 0.9% 生理盐水 150ml，巴曲酶注射液 1 支，首次倍量，每日 1 次，静脉滴注，监测凝血功能。

3. 0.9% 生理盐水 250ml，复方曲肽注射液 5 支，每日 1 次，静脉滴注。

4. 盐酸沙格雷酯片，每次 1 片，每日 3 次，口服。

5. 局部创面常规消毒后，外涂壳聚糖复方药膜，每日 1 次。

6. 脉血康胶囊，每次 3 粒，每日 3 次，餐后口服。

7. 针刺腰部夹脊穴，联合电针、微波治疗仪，每日 1 次。

8. 予温经散寒、活血化瘀中药内服。药用：黄芪 50g，当归 30g，党参 15g，红花 15g，赤芍 20g，乳香 10g，没药 10g，地龙 10g，虎杖 10g，桃仁 10g，牛膝 15g，甘草 10g。14 剂，水煎，每日 1 剂，早晚饭后温服。

治疗经过：

经 1 周治疗,患足疼痛已减轻,睡眠改善,溃疡处有少量脓液。注意创面处理,清创换药,维持原方案继续治疗,10 天后,患足疼痛明显减轻,溃疡处创口收敛,脓液将尽。根据患者的凝血系列检测情况,停用巴曲酶,其余治疗方案不变。

2 周后,诸症好转,加用康脉 I 号胶囊,每次 6 粒,每日 3 次,口服。

1 个月后,疼痛症状消失,足背皮肤由紫暗转红,溃疡愈合,小腿酸楚。停用盐酸沙格雷酯片,进行功能锻炼,目的是促进肢体侧支循环的建立,改善缺血肢体的血运情况。① Buerger 运动:患者平卧,患肢伸直抬高 45°,维持 2 分钟,然后患者坐起,足下垂 5 分钟,并做足和趾的屈伸旋转活动,然后再水平放置 2 分钟,每次应反复 5 次,每日练习不少于 3 次;②单纯步行:步行速度、距离都以不产生跛行痛为标准。中药调理,巩固治疗。

2 个月后,小腿酸楚明显缓解,肌肉萎缩改善,已能步行 2 千米,患足无不良反应,好转出院。

出院医嘱:戒烟,限酒,注意肢体保温;继续口服用药治疗;定期复查,不适随诊。

出院 1 个月后复诊,患者右足趾趾背原破溃处结痂已脱落,结痂下皮色较周边稍暗,右下肢发凉、疼痛症状较出院时进一步减轻,自述活动过大后,右侧小腿酸胀感加重,休息后可缓解,足趾趾腹颜色较前红润,触之较前柔软,脱屑症状明显缓解,趾背及足背、胫前区汗毛较前明显增多。饮食、睡眠尚可,二便正常,舌质淡,苔白,脉微沉。

处置：

1. 脉血康胶囊,每次 3 粒,每日 3 次,餐后口服;

2. 脉管复康片,每次 4 片,每日 3 次,口服;

3. 口服中药汤剂八珍汤加减;

4. 余药皆停用;

5. 1 个月后复诊。

1 个月后复诊:患者自述诸症明显好转,饮食、睡眠、二便正常,舌质淡,苔白,脉微沉。

处置:

1. 脉血康胶囊,每次 3 粒,每日 3 次,餐后口服 1 个月;

2. 脉管复康片,每次 4 片,每日 3 次,口服 1 个月;

3. 口服中药汤剂八珍汤加减 1 个月;

4. 每年立春、立秋时节住院调治;

5. 不适随诊。

按: 血栓闭塞性脉管炎并发溃疡者,局部创面的处理尤为重要,患者的足趾常因缺血而坏疽或溃烂,如果是湿性坏疽,首要祛邪,尽快转为干性坏疽。如果属于干性坏疽,应仔细保护,保持干燥,避免继发感染,可每日换药,待坏死与成活组织分界清楚后,做清创处理,争取早日闭合创面。缺血溃疡引起持续而顽固的剧烈疼痛也是相当难处理的问题,必要时须辅助应用一些镇痛药,兼用中药调理。本病例以温经散寒、活血化瘀为治则,方中配伍温经、行气、活血、止痛之品,气行则血行,气血两清,络脉通利。另外,在治疗上需遵循"春治秋防"原则。

【医案二】

闫某,男,41 岁,居民,初诊时间:2012 年 7 月 21 日。

主诉: 左下肢怕凉、麻木、疼痛 2 年余。

病史: 患者自述有长期吸烟史,2 年前左下肢出现怕凉、麻木、疼痛,有间歇性跛行,遇寒增剧。近半年来疼痛持续,至夜痛剧,抱膝而坐。近 1 个月来症状加重导致行走不能,遂来我院求治,诊断为"血栓闭塞性脉管炎"。

现症: 自述左下肢怕凉、麻木、疼痛,左下肢足背皮肤紫暗,足大趾下端关节处有一溃疡,大小为 4cm×2cm,脓色稀薄,味臭,足背及胫后动脉搏动消失,皮肤冰凉,抬腿试验(+)。口苦,口干,小便黄,大便秘结,舌质紫,有瘀斑,苔黄腻,脉弦滑。

辨证: 此为热毒壅盛,热为阳邪,易伤阴津。患者外感热邪,煎熬气血津液,使气血运行缓慢滞塞,无法滋养机体,故肢体发凉、怕冷;经脉阻塞,瘀滞肌肤,故皮色逐渐紫暗;脉络不通,气血鼓动无力,故远端肢体脉搏搏动减弱,且苔黄腻、脉弦滑亦为热毒壅盛之象。故应以清热解毒,活血化瘀为治疗原则。

处方:

1. 0.9%生理盐水300ml,注射用头孢哌酮钠舒巴坦钠4.0g,每日1次,静脉滴注。

2. 0.9%生理盐水150ml,己酮可可碱注射液0.1g,每日1次,静脉滴注。

3. 盐酸沙格雷酯片,每次1粒,每日3次,口服。

4. 局部创面常规消毒后,外涂壳聚糖复方药膜,每日1次。

5. 脉血康胶囊,每次3粒,每日3次,餐后口服。

6. 针刺腰部夹脊穴,联合电针、微波治疗仪,每日1次。

7. 予清热解毒,活血化瘀中药内服。药用:金银花30g,蒲公英30g,地丁30g,玄参15g,当归15g,黄芪30g,丹参15g,川牛膝10g,黄芩10g,黄柏10g,红花15g,甘草10g。14剂,水煎,每日1剂,早晚饭后温服。

治疗经过:

经2周治疗后,患足疼痛减轻,睡眠尚可,溃疡处有少量脓液,患者自述创面干痛。创面处理后外敷全蝎膏纱条,维持原方案继续治疗。10天后,患足疼痛明显减轻,溃疡处创口肉芽组织生长良好,无渗出。检测血常规:白细胞6×10^9/L,感染基本得到控制,停用注射用头孢哌酮钠舒巴坦钠,加用康脉Ⅰ号胶囊,每次6粒,每日3次,口服。

6周后,疼痛症状消失,溃疡愈合,皮温恢复正常。踝肱指数0.5,仍有间歇性跛行,停用盐酸沙格雷酯片,进行功能锻炼:单纯步行,步行速度、距离都以不能产生跛行痛为标准,以促进侧支循环建立。辅以中药,巩固治疗。

10周后,跛行距离超过3 000m,FIB 2.0g/L,D-二聚体<0.5μg/ml,踝肱指数0.8,痊愈出院。

按:本例血栓闭塞性脉管炎患者并发溃疡感染,局部换药后,出现干痛症状,应使创面保持油性以减轻疼痛,但局部渗出可能增多,应注意局部创面的护理,保持干燥,避免继发感染,改善局部血液循环状态。兼用中药调理,本病例重用金银花、蒲公英、地丁等清热解毒之品,辅以当归、黄芪、丹参等活血、行气之品,加速创面闭合,同时进行适当功能锻炼,以促进侧支循环的再生。

【医案三】

程某,男,42岁,居民,初诊时间:2018年10月23日。

主诉:左足趾破溃伴疼痛1年余。

病史:患者自述吸烟史20余年,2年前无明显诱因出现左下肢发凉、麻木、疼痛症状,伴有间歇性跛行,畏寒肢冷,遇寒则重,得温则减,1年前出现左足坏疽伴持续疼痛,夜间尤甚,于他院行左足第三、四、五趾截断术。1周前左足剧痛,患者为求中西医结合系统诊治,遂来我院住院治疗。

现症:自述左下肢发凉、麻木,伴有间歇性跛行,左足趾破溃伴疼痛,夜间尤甚,左足第三、四、五趾缺如,左足坏疽,皮温低,足背皮肤紫暗,破溃面积约为10cm×5cm,伴有大量渗出,味臭,可视及肌腱及少许肉芽组织,伴有黑色结痂,皮肤干燥,脱屑,触痛(++),左足足背及胫后动脉搏动弱,抬腿试验(+)。口苦,口干,小便频数,大便秘结,舌质红,苔黄腻,脉弦数。

辨证:此为湿热下注,外感湿热之邪,或过食肥甘厚味,脾失健运,酿湿生热,湿热之邪流注,使血脉瘀阻、瘀久化热,湿浊与瘀血互结,致脉络不通,故远端肢体脉搏搏动减弱,且舌质红、苔黄腻、脉弦数均为湿热下注之象。故应以清热利湿,活血化瘀为治疗原则。

处方:

1. 0.9%生理盐水150ml,己酮可可碱注射液0.1g,每日1次,静脉滴注。

2. 0.9%生理盐水150ml,巴曲酶注射液0.5ml,隔日1次,静脉滴注(共静脉滴注2次,复查凝血功能)。

3. 0.9%生理盐水150ml,注射用哌拉西林钠他唑巴坦钠2.5g,每日2次,静脉滴注。

4. 脉血康胶囊,每次3粒,每日3次,口服。

5. 局部创面处理,运用"鲸吞""蚕食"等清创方法清除创面坏死组织,外敷"三黄洗剂"(我科自制药),全蝎软膏纱条(我院自制中药),润肌丹油纱条(我科自制药),每日1次。

6. 予清热利湿、活血化瘀中药内服。药用:金银花15g,当归15g,赤芍15g,玄参15g,牛膝10g,黄芩10g,红花15g,延胡索30g,乳香10g,没药10g,茯苓15g,白术10g,炒酸枣仁30g,甘草10g。14剂,水煎,每日1剂,早晚饭后温服。

治疗经过:

经2周治疗后复查患者血常规示:白细胞8.2×10^9/L,中性粒细胞6.7×10^9/L;凝血系列:FIB 3.36g/L,D-二聚体0.44μg/ml,停用注射用哌拉西林钠他唑巴坦钠、巴曲酶注射液。患足疼痛减轻,患者睡眠尚可,溃疡处可见新鲜肉芽组织,停用全蝎软膏纱条,创面处理后外敷润肌丹油纱条、"三黄洗剂"。

6周后,疼痛症状消失,溃疡逐渐愈合,面积约为6cm×3cm,皮温尚可。踝肱指数0.45,仍有间歇性跛行,进行功能锻炼:单纯步行训练,步行速度、距离都以不产生跛行痛为标准,以促进侧支循环建立。辅以中药,巩固治疗:黄芪50g,当归15g,赤芍15g,党参15g,牛膝10g,黄芩10g,红花15g,延胡索30g,乳香10g,没药10g,茯苓15g,白术10g,炒酸枣仁30g,甘草10g。

16周后,跛行距离超过4 000m,踝肱指数0.7,破溃处基本痊愈,患者出院。

按:本例血栓闭塞性脉管炎患者并发溃疡感染,局部换药后,出现干痛症状,可以外敷全蝎膏纱条,使创面保持油性状态,减轻疼痛,但局部渗出可能增多,注意局部创面的护理,保持干燥,避免继发感染。疼痛减轻、创面闭合后,一定要进行功能锻炼,以促进侧支循环的建立。

【医案四】

李某,男,62岁,居民,初诊时间:2009年11月21日。

主诉:左下肢疼痛,发凉半年余。

病史:患者自述吸烟史20余年,平素体弱,半年前无明显诱因出现左下肢疼痛、发凉,畏寒肢冷,遇寒则重,得温则减,夜间尤甚。患者未经任何系统治疗,呈持续性阵发性加重,活动受限,纳差,睡眠欠佳,现为求中西医结合系统诊治,遂来我院住院治疗。

现症:左下肢疼痛、发凉,呈持续性阵发性加重,活动受限,左下肢皮温低,左足皮色青紫,皮肤干燥,脱屑,趾甲增厚,肌肉萎缩,触痛(+),左足足背及胫后动脉搏动弱,抬腿试验(+)。口干,小便尚可,大便秘结,舌质淡,苔薄白,脉沉细无力。

辨证:此为气血两虚,患者年过六旬,加之平素体弱,正气虚损,气虚无力鼓动血液运行,兼以血虚不能充盈脉络,气血无以正常温养机体,故肢体发凉、怕冷;气血鼓动无力,故远端肢体脉搏搏动减弱,且舌质淡、苔薄白、脉沉细均为气血两虚之象。故应以补气养血,调和营卫为治疗原则。

处方:

1. 0.9%生理盐水150ml,己酮可可碱注射液0.1g,每日1次,静脉滴注。

2. 双下肢穴位注射(双侧足三里、承山穴),注射药物为丹参注射液,采用一次性使用无菌溶药注射器(规格:1ml),抽取0.5ml丹参注射液,上述穴位各注射1次。

3. 予补气养血,调和营卫中药内服。药用:黄芪30g,当归20g,川芎15g,人参15g,石斛20g,麦冬10g,远志10g,蒲公英30g,地丁30g,牛膝10g,茯苓30g,延胡索30g,甘草15g。14剂,水煎,每日1剂,早晚饭后温服。

治疗经过:

经2周治疗后患足疼痛、发凉症状有所缓解,左足皮肤色紫,在原方基础上加白芍15g,继续上述方案治疗。

4周后,患者左足疼痛、发凉症状较为缓解,可适当活动,左足皮肤颜色略红,患者因症状缓解,欲出院于门诊定期就诊。

8周后,患者发凉症状消失,左足偶有轻微疼痛感,睡眠及饮食情况正常,汤药继续服用2周。

10周后,患者诸症消失,踝肱指数0.74。

按:本例血栓闭塞性脉管炎患者有多年吸烟史,且下肢缺血情况较重,通过静脉滴注药物改善局部血液循环,辅以穴位注射等中医适宜技术,通经活络,协助建立侧支循环,兼以顾步汤加减中药内治,补益气血,患者疾病痊愈。

八、诊疗体会

(一)关于慢性动脉闭塞性疾病的治疗

总的来说,慢性动脉闭塞性疾病的治疗应着眼于以下几点:

1. 针对血液本身的抗凝、祛聚、溶栓治疗,而溶栓应贯穿于治疗始终,而不应仅限于血栓形成阶段。

2. 努力促进侧支循环的建立,这应该包括扩张血管及改善局部供血的各种有效方法,如高压氧、前列腺素等的应用。

3. 针对病因的治疗,包括调节机体的免疫功能、降血脂、抗动脉硬化、调节血管舒缩功能等各种方法。

(二)关于中西药的临床应用问题

1. 对于血管闭塞性疾病患者,应用我科自研的"康脉注射液"静脉滴注,主要是通过活血化瘀改变患者血液高凝状态。

2. 针对 TAO、ASO、LDVT、大动脉炎等不同疾病,服用"康脉"系列胶囊进行病因治疗。

3. 根据患者对以上治疗的反应,再辨证论治,对症更方,达到适合具体患者的目的。在此基础上适当加用西药,对适合介入或手术的患者,则进行手术治疗。但需强调手术后的继续药物治疗,因为这类疾病治疗时间较长。

(三)关于血栓闭塞性脉管炎的诊疗体会

1. TAO 的病因一直是专家学者致力于探讨的重要课题,但迄今为止,仍无定论。从流行病学角度来看,本病的发病率明显下降,这与人们生活环境的改善、生活习惯的改变、营养状态的提高有密切关系,对本病的病因探讨也是非常有意义的。

2. 20 世纪 70 年代以前,TAO 的治疗是一个难度极大的问题。目前,本病虽然仍无确切可靠的统一治疗方法,但从中西医结合角度来看,尤其是中医药的应用,对本病的治疗已经取得了一定的成功经验,不但截肢率明显下降,临床治愈率也在显著提高。

3. TAO 的发病规律为慢性、周期性,逐渐加重。往往在临床做出此病的诊断时,患者已经发生了明显的血管变化。

九、现代研究

1. 血栓闭塞性脉管炎(TAO)是一种以血管内皮细胞为基础的血管炎性疾病,机制不清。近年来关于 TAO 发病机制的研究多面向于免疫方向和炎症方向。阐述了关于 TAO 发病机制的新发现及治疗的新靶点。最新研究发现感染是 TAO 发病的一个重要机制,多见于革兰氏阴性菌的感染,除此之外,还有立克次体等其他致病菌的感染。IL-6/STAT3 通路可以调控 TAO 内皮细胞黏附分子和细胞骨架来参与 TAO 的发病。血浆中血红蛋白及 NO 的含量也会影响 TAO 的病程发展。TAO 的发生是一个多种致病因素共同作用的结果,其治疗方法也很多样,虽不能根治,但效果显著,如 ADAM10 对 TAO 病理改变的调节,药物治疗和干细胞对损伤组织的重建。改善血运在治疗 TAO 中也扮演着很重要的角色。〔张洮路,郭发才.血栓闭塞性脉管炎发病机制和治疗的研究新进展[J].血管与腔内血管外科杂志,2019,5(01):80-85.〕

2. 基于血栓闭塞性脉管炎的临床病症特点,通过查阅相关文献,整理分析并建立血栓闭塞性脉管炎的西医诊断标准与中医辨证标准,总结血栓闭塞性脉管炎动物模型的造模方法、造模对象、模型优缺点。分析其与中西医临床病症特点的吻合度,总结发现血栓闭塞性脉管炎动物模型与西医临床病症吻合度较高,与中医寒湿阻络证和热毒伤阴证吻合度较高,与湿热毒盛证和气血两虚证吻合度较低,没有与血脉瘀阻证相吻合的动物模型。患肢病变程度、病理、血液流变学指标(血液黏度、红细胞沉降率)为最常检测指标。现阶段相对于大量临床治疗血栓闭塞性脉管炎的病例报道,实验研究相对薄弱,建立合理的模型判断量化标准,复制与中医证候吻合度更高的动物模型是日后的研究重点。〔王赛,白明,苗明三.基于中西医临床病症特点血栓闭塞性脉管炎动物模型分析〔J〕.中国实验方剂学杂志,2021,27(08):235-240.〕

(宋美玉 夏联恒)

第四节 下肢深静脉血栓形成

一、概述

下肢深静脉血栓形成(lower deep venous thrombosis,LDVT)是比较常见的周围血管疾病。其发病率约占周围血管疾病的40%,并呈逐年上升趋势。研究发现,一次性深静脉血栓形成后静脉栓塞5年内累积复发率为21.5%,二次性深静脉血栓形成的复发率为27.9%。一次性深静脉血栓形成后5年内累计肺栓塞死亡率为2.6%。

深静脉血栓形成属于中医学"脉痹""瘀血""瘀血流注""肿胀"等范畴。中医学对深静脉血栓形成认识久远,如唐代孙思邈《备急千金要方》记载"气血瘀滞则痛,脉道阻塞则肿,久瘀而生热",明代王肯堂《证治准绳》也指出"一妇产后,腰间肿,两腿尤甚,此瘀血滞于经络而然……"瘀血"或流注四肢,或注股内,痛如锥刺,或两股肿痛",这与产后发生的髂股静脉血栓形成非常相似,以上记载均说明中医学早已认识到深静脉血栓形成的发病原因及临床表现。明代张介宾《景岳全书》不但记载了深静脉血栓形成的病机,"产后瘀血流注……气凝血聚为患也",而且提出血瘀应使用"行气和血"的治疗方法。清代唐容川《血证论》对深静脉血栓形成的治疗则有更详细的描述,如"又有瘀血流注,四肢疼痛肿胀者,宜化去瘀血,消利肿胀"。又曰:"有瘀血肿痛者,宜消瘀血,刀口敷花蕊石散,肿处用乳香、没药、麝香、三七、葱白捣敷。瘀血消散,则痛肿自除。"这说明中医学对深静脉血栓形成有深刻认识,不但详细记载了其临床表现,而且提出了重要的治疗方法,这对后世临床治疗和研究深静脉血栓形成有重要意义。

中医学认为本病由久坐久卧伤气所致,"气为血帅",气伤则血行不畅,气不畅则血行缓慢,以致瘀血阻于脉中;或因饮食不节,素食膏粱厚味,湿热内生,流注入血脉,湿热与瘀血互结,阻于脉道所致。脉络滞塞不通,不通则痛;营血回流受阻,水津外溢,聚而为湿,停滞于肌肤则肿。血瘀脉中,瘀久化热,故患肢温度升高。总之,络脉血凝湿阻是本病的主要病机。

(一)病因

1. **静脉血流滞缓**　血液流动速度缓慢可激活凝血酶和其他凝血因子,在局部达到凝血过程所需浓度。导致血流缓慢的因素有:久病卧床、外伤或骨折、较大的手术术中或术后、长途乘车、久坐不动或长久的下蹲位等。除以上诱发因素外,由于人在解剖和生理上的特殊性,也可使血流减缓。如左髂静脉在解剖上受右髂动脉骑跨,其远侧的静脉血回流相对较右侧缓慢。所以临床上血栓患者常发生于左下肢。同理,静脉的瓣膜袋、腓肠肌的静脉窦,也是造成血流缓慢的因素。

2. **静脉壁损伤**　当静脉壁损伤时,会使静脉内膜下基底膜和结缔组织中的胶原裸露,血小板黏附其上,发生聚集,并释放许多生物活性物质,如儿茶酚胺、5-羟色胺等。同时在血小板凝血酶的作用下,通过花生四烯酸形成前列腺素等物质,加重血小板聚集,有利于形成血栓。

3. **血液高凝状态**　血液成分改变导致血液处于高凝状态,是深静脉血栓形成的重要因素。血液成分改变、全血黏度增加、红细胞弹性降低均使血液凝固性增高。如创伤、手术后、大面积烧伤、妊娠及产后等,均可使血小板增高,黏附性增强。

4. **其他**　通过临床观察和研究探讨,人们发现一些其他因素与血栓形成也有密切关系,如年龄。下肢深静脉血栓形成的患者多为中老年人,儿童几乎不发病,因此认为本病的发生可能与年龄有关。老年人血液高凝可能是生理性的。与男性相比,绝经期妇女的发病率很低,但妊娠或使用雌激素时,发病率即明显升高。容易发生静脉血栓者,还包括肥胖、恶性肿瘤等,过去有血栓形成或肺栓塞者,以及脱水、肺部慢性疾病、充血性心力衰竭等。高同型半胱氨酸血症也是发生血栓闭塞性疾病的重要因素。

（二）病机与病理

深静脉血栓形成,一般认为主要是由于血液高凝状态和血流滞缓导致的血栓形成,早期主要是血小板不断黏附,聚集在血管内膜局部,血管内膜局部释放某些活性物质,同时又使血小板进一步聚集。随着病情发展,血小板堆积不断增多,形成许多呈珊瑚状的血小板小梁,使血流减慢,凝血因子不断增多,纤维蛋白形成及沉积也逐渐增多,并网罗血细胞,形成混合血栓附着在血管壁上。血栓形成后,向近侧扩展和远侧繁衍形成继发血栓,逐渐与血管壁粘连,激发静脉壁和静脉周围炎症反应,然后停止扩展、繁衍,并发生纤维形成性机化。新生的肉芽组织由血管壁向血栓内生长,将纤维蛋白和组织碎片等血栓成分逐渐溶解、吸收,最终被机化的结缔组织取而代之。

在血栓机化过程中,血栓发生收缩,使血栓与血管壁之间出现空隙或血栓本身自溶出现裂隙,这些裂隙被长入的内皮细胞逐渐覆盖,形成两端与血管相通的一个或数个管腔,从而使部分血流得以重新回流,即再管化或称为再通。在机化再通过程中,静脉瓣膜受到破坏而丧失正常功能,致血液逆流。

二、常见症状及体征

下肢深静脉从跖静脉丛到髂静脉系,血栓形成可以发生在任何部位。临床常分为小腿肌肉静脉丛血栓形成（周围型）和髂股静脉血栓形成（中央型）,两型都可以通过繁衍或逆行扩展而累及整个肢体,称为混合型。

（一）小腿肌肉静脉丛血栓形成

小腿肌肉静脉丛是手术后深静脉血栓的好发部位,全身症状常不明显,小腿腓肠肌部位疼痛,压迫小腿腓肠肌的两侧或将足背侧屈曲时,疼痛

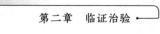

更明显,足背及踝部常有水肿。

(二)髂股静脉血栓形成

髂股静脉血栓形成是指髂总静脉、髂外静脉到股总静脉范围内的血栓形成。又可分为两型三类,轻型分为原发性和继发性两类,重型为血栓广泛累及下肢深静脉系统,同时伴有动脉强烈痉挛,亦称为股青肿。

1. 原发性髂股静脉血栓形成　血栓位于髂股静脉,左侧多见,起病骤急,主要表现为患肢疼痛和压痛,整个肢体肿胀,患肢周径比健侧明显增加,一般增加 3.5~4.5cm,浅静脉怒张,全身反应轻,体温升高一般不超过38℃,下肢静脉压升高,有间歇性跛行。本病有两种不同的演变过程。一种是局限机化,由于远侧静脉包括交通支未受累,功能影响程度低,但很少再通。另一种是血栓扩展,逆行扩展可累及整个下肢深静脉系统,形成混合型。顺行扩展可侵犯下肢静脉,是下腔静脉血栓形成的常见原因,如果血栓脱落可引起肺栓塞。

2. 继发性髂股静脉血栓形成　血栓起源于小腿肌肉静脉丛,通过顺行扩展累及下肢整个髂股静脉系统,形成混合病变。继发性髂股静脉血栓形成,起病方式大都隐匿,症状开始轻微,许多患者直到髂股静脉受累,出现典型症状时才被发现,因而实际病期比症状期长。足靴区营养变化迅速,如果血栓仅扩展至腘静脉时,足踝和小腿下部出现肿胀;如果血栓扩展至股静脉时,小腿及大腿下部出现肿胀;如血栓扩展至髂股静脉,则整个肢体出现肿胀。

3. 股青肿　这是下肢深静脉血栓形成的严重类型,临床上并不多见。无论原发性或继发性髂股静脉血栓形成,只要血栓滋长繁衍,使患肢整个静脉系统包括潜在侧支在内,几乎全部处于阻塞状态,同时引起动脉强烈痉挛,即形成股青肿。临床特点:起病急,疼痛剧烈,下肢明显水肿,皮肤紧张发亮而呈紫红色,足和足趾起水疱,皮温明显降低,足背、胫后动脉搏动消失。全身反应强烈,体温上升到 39℃左右。由于大量体液迅速流入肿胀的肢体,可出现休克,临床上常伴随出现静脉性坏疽。

（三）下肢深静脉血栓形成的并发症及后遗症

1. 并发症　下肢深静脉血栓形成向近侧扩展可累及下腔静脉，引起双下肢静脉回流障碍的下腔静脉阻塞综合征，如腘静脉血栓脱落可引起肺栓塞。

2. 后遗症　下肢深静脉血栓形成最主要、最常见的后遗症是深静脉瓣膜破坏综合征。

三、诊断与鉴别诊断

（一）临床诊断

1. 急性期　发病急骤，患肢胀痛或剧痛，股三角区或小腿有明显压痛，患肢广泛性肿胀；患肢皮肤呈暗红色，温度升高；患肢广泛性浅静脉怒张；Homans 征阳性。

2. 慢性期（深静脉血栓形成后综合征）　下肢静脉回流障碍和后期静脉血液逆流，浅静脉怒张和曲张，活动后肢体凹陷性肿胀、疼痛，营养障碍改变，皮肤色素沉着，瘀积性皮炎，瘀血性溃疡等。

3. 排除急性动脉栓塞、急性淋巴管炎、丹毒、原发性盆腔肿瘤、小腿损伤性血肿、小腿肌肉纤维组织炎等疾病。

4. 超声多普勒、静脉血流图和静脉造影等可以确诊。静脉造影：静脉充盈缺损，全下肢（或节段）深静脉阻塞或狭窄；静脉再通，呈扩张状，管壁毛糙，管腔不规则狭窄，瓣膜阴影消失，侧支循环形成，呈扩张扭曲状。

在下肢深静脉血栓形成的诊断中，要注意原发性和继发性髂股静脉血栓形成的鉴别，此举不仅关系到治疗方法的选择，而且直接影响预后。因此，一定要结合病史、体征及辅助检查做出明确诊断。

（二）鉴别诊断

常与下肢急性动脉栓塞、下肢急性丹毒、腘窝囊肿、原发性下肢深静脉瓣膜功能不全、单纯性下肢静脉曲张、小腿肌纤维炎、小腿肌肉挫伤、静脉囊性外膜病变等疾病鉴别。

四、治疗

一旦明确诊断为下肢深静脉血栓形成,治疗方法应根据病变类型和实际病期而定。

(一)一般治疗

患者应卧床休息,抬高患肢。起床活动时需要穿弹力袜。对于疼痛者应给予镇痛剂,可以适当给予抗生素预防感染。

(二)治疗原则

1. 中医 一般认为,活血化瘀是治疗髂股静脉血栓形成的重要原则,但因其证候表现不同,应辨证论治,采用不同治疗方法。

2. 西医

(1)原发性髂股静脉血栓形成:病期不超过两日,可施行髂股静脉取栓术。术后应用抗凝疗法,直至患者恢复正常活动。病期不超过三日,可采用溶栓及祛聚疗法,直到患者恢复正常活动。病期为三日及以上,只能采用抗凝祛聚疗法,等待侧支循环形成和血栓再通。

(2)股青肿:在积极的支持疗法下,控制休克,给予抗痉挛药物或局部封闭。应按照上述原则给予溶栓、祛聚和抗凝疗法。

(3)下肢深静脉血栓形成并发症和后遗症的治疗,应根据病变类型而定。周围型病变以非手术治疗为主,少站立,多抬高患肢,应用弹力袜;中央型病变,最好在病情已经稳定,但尚未破坏踝交通支之前,做大隐静脉移植转流术,使患肢远侧的高压静脉血通过大隐静脉向健侧转流。如果是混合型病变,周围型者以非手术治疗为主,中央型者可根据闭塞部位不同,如局限于股浅静脉者可考虑做大隐静脉原位转换术。如果深静脉已完全再通,为了防止逆流,可选用带瓣静脉段移植,行股浅 - 股深静脉或大隐静脉移位转流术,半腱肌 - 二头肌腱襻腘静脉瓣膜代替术。

(三)西药治疗

1. 抗凝疗法 防止凝血发生,预防血栓形成,防止血液凝固,临床上常用的药物有肝素及华法林。

2. 溶栓疗法　应用溶栓药物,使血管内已经形成的血凝物溶解,恢复血液循环。常用的药物有尿激酶、链激酶、组织型纤溶酶原激活物等。

3. 祛聚疗法　常用的药物有阿司匹林、吲哚美辛、双嘧达莫、前列地尔等。

4. 降低血液黏稠度　是治疗和预防血栓形成的重要措施。此外,本法还有助于纤溶、抗凝、抗血小板等药物共同发挥作用,提高抗栓治疗效果。常用药物有以下几种:曲克芦丁、蛇毒血凝酶注射液、低分子右旋糖酐、山莨菪碱、川芎嗪注射液、葛根素注射液、复方丹参注射液等。

（四）中医疗法

1. 湿热下注型　患肢明显肿胀疼痛,压痛明显,皮色暗红而热,浅静脉扩张,按之凹陷,伴发热,口渴不欲饮,小便短赤,大便秘结。舌质红,苔黄腻,脉滑数。治以清热利湿为主,内服四妙勇安汤加味。

2. 血瘀湿重型　患肢肿胀疼痛较重,皮色暗红,浅静脉扩张,活动后症状加重。舌质暗红,有瘀斑瘀点,苔白腻,脉沉细或沉涩。治以清热利湿,活血化瘀,内服活血通脉饮加味（丹参 30g,赤芍 60g,当归、川芎、桔梗、鸡血藤、川牛膝各 15g）。

3. 脾肾阳虚型　患肢肿胀,沉重胀痛,朝轻暮重,伴腰酸畏寒,疲乏无力,不欲饮食;或皮色暗褐,溃疡经久不愈,肉芽灰白,脓水清稀。舌质淡胖,苔薄白,脉沉细。治以温阳健脾为主,内服温阳健脾汤加减（山药 15g,莲肉 10g,菟丝子 10g,川断 10g,熟地 15g,覆盆子 10g,白术 10g,茯苓 10g,淫羊藿 12g,仙茅 10g）。

应用以上方剂时,可根据病情,随症加减。热盛、炎症明显,则加蒲公英、地丁,重用金银花;湿重加薏苡仁、泽泻、车前子;血瘀重加乳香、没药,再用牛膝、川断;肢体肿胀重时,加三棱、莪术、水蛭;气虚体弱者,加黄芪、党参、白术等。

奚九一教授主张,急性期忌用活血扩张血管药物,因侧支循环尚未完全建立,若采用活血扩脉法,反而加重病情。故选用清营化瘀冲剂和清络通脉片为宜,其中,水牛角片、生地黄、紫草、丹皮、赤芍清营凉血;益母草利尿消肿解毒;生大黄、玄明粉泻瘀通腑,消肿解毒。若伴发热,则加人工牛黄粉以增强清热泻火解毒之力;有大便秘结者,上方可加量多次顿服,使大便一日保持 2~4 次。同时外敷将军散(主要由大黄粉、玄明粉、赤小豆粉等组成)以清热消肿,化瘀散结,通络止痛。

许多医家均把活血化瘀法贯穿于整个治疗中。在急性期,配合清热利湿法,后期单独应用或配合补气、温经诸法。有学者认为本病血行不畅,营血逆行受阻,水津外溢,流注下肢则肿胀;血瘀阻络,久则瘀而化热,患肢皮温升高,血瘀甚则浅表络脉曲张,故在治疗上,不论何证,均应考虑活血祛瘀通络为要,结合舌、脉、证,审因辨证,分证论治。治疗宗旨是热者寒之,瘀者散之,虚者益之,寒凝温通。其机制是病程发展缓慢,脉络瘀滞,久瘀化热,故临床上以热证者居多。但对湿热瘀滞证的治疗,要掌握苦寒药的量和度,苦寒燥湿,燥能伤阴耗气,过量或滥用会加速血栓形成,所以清热利湿药应中病即止。

(五)手术疗法

急性期可施行静脉切开取栓术、Fogarty 导管取栓术、介入溶栓术,后遗症期瓣膜破坏、血液倒流者可选用静脉瓣膜移植术、大隐静脉转流术及半腱肌 - 二头肌腱襻腘静脉瓣膜代替术。

血栓的位置在髂静脉、股静脉,血栓局限,取栓效果佳;由小腿静脉血栓蔓延至髂股静脉者,取栓效果较差;突然发病,患肢疼痛不重,以血栓为主者效果佳;患肢疼痛显著,以静脉炎症为主者效果差;发病在 48 小时内,患肢高度广泛粗肿,取栓效果佳;如果超过 72 小时,取栓效果差。严重股青肿单纯抗栓药物治疗效果不佳,行广泛肌间隙减压术或取栓术,尽管栓子不一定能完全取出,但只有手术才有可能挽救肢体,减少肺动脉栓塞等并发症,且术后应积极配合抗栓治疗。

由于取栓后疏通了深静脉回路,使溶栓剂有效发挥作用,同时减少溶栓剂用量,可避免术后出血等并发症。顺行静脉取栓术,不仅可取出整个下肢全长的深静脉血栓,而且不损伤静脉瓣膜,降低了深静脉血栓后遗症的发生率。术后还应抗栓治疗,控制感染,早期下床活动,活动时穿弹力医

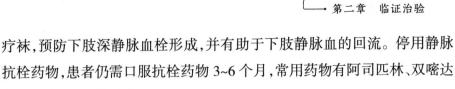

疗袜,预防下肢深静脉血栓形成,并有助于下肢静脉血的回流。停用静脉抗栓药物,患者仍需口服抗栓药物 3~6 个月,常用药物有阿司匹林、双嘧达莫片,以预防血栓形成。

五、预防及护理

(一)预防

病因学预防:

1. 解除静脉瘀滞 ①术后或创伤后尽早进行功能锻炼:应鼓励和帮助患者进行适当活动,如屈伸足趾和踝关节,能下地者,下肢穿弹力袜或缠弹力绷带;②避免长期卧床:因病需长期卧床者,应注意肢体活动,采取被动性肌肉按摩,或采用踏板装置及间歇性充气长筒靴,电刺激腓肠肌等措施,每回 10~20 次,每日数回。

2. 防治血液高黏滞综合征 ①减少口服避孕药的应用;②积极治疗可能诱发血液高黏、高凝状态的原发疾病,如恶性肿瘤、糖尿病、肾病、结缔组织病、血液疾病等。

3. 应用抗血栓药物 如抗凝药、血小板抑制药和中药制剂。

(二)护理

1. 心理护理

(1)消除忧虑、恐惧:患者常表现为愁眉不展,忧心忡忡。因此,做好心理护理尤为重要。应耐心倾听患者的诉说,有针对性地疏导解释,使患者保持乐观的情绪。

(2)正确认识疾病:进行必要的医学知识介绍,帮助患者认识疾病,以便早期发现,及时中西医治疗。

2. 饮食调养 饮食宜清淡,采用低脂食品,多食新鲜蔬菜及西瓜、冬瓜、赤小豆、薏苡仁、鲤鱼等,以利尿消肿。忌食辛辣油腻食物。

3. 戒烟 避免因尼古丁刺激引起动静脉收缩、痉挛,加重病情。

4. 急性期护理 急性期(1 个月以内)病情尚不稳定,可发生肺栓塞等并发症,尤应重视护理。

（1）体位疗法：卧床休息制动，禁止按摩患肢，避免膝下垫枕，注意保暖。抬高患肢，务必使其高于心脏水平 20~30cm。

（2）外治疗法：初期可外敷大青膏或外搽马黄酊。肢体肿胀可用芒硝500g、冰片 5g 等按比例装入布袋内局部外敷。

（3）防止皮肤破溃：保持皮肤清洁、干燥，定时更换体位。

（4）保持大便通畅：便秘者给予缓泻药，必要时灌肠。

（5）抗凝/溶栓期间的护理：①溶栓药应现用现配，配制后暂不用时，应低温保存；②应用溶栓药后，应密切观察皮肤、黏膜、脏器有无出血征象；③应注意收集患者粪便、尿标本的颜色，评估有无出血；④浅静脉注射时，应缓慢推注，拔针后，按压时间不少于 20 分钟。

（6）围手术期护理：取栓术为急诊手术，术前应尽快做好各项准备。术后抬高患肢，注意监测生命体征，生命体征稳定后，应鼓励患者做肌肉收缩和舒张的交替运动。应用抗凝药者，应注意引流量和切口渗液情况。注意患肢血运情况，并应观察患肢的周径变化。纠正继发性深静脉瓣膜功能不全的手术为择期手术，有充足时间做好术前准备。

（7）高度警惕肺栓塞的发生：若出现胸痛、呼吸困难、血压下降等异常情况，应立即使患者平卧，避免做深呼吸、咳嗽、剧烈翻身等动作，同时给予吸氧，立即通知医师配合抢救。

5. 慢性恢复期和后遗症期的护理

（1）适时活动锻炼：发病 1 个月后，应鼓励患者有计划地下床活动，每日下床 3~4 次，每次 10~20 分钟。

（2）弹力绷带和弹力袜的使用及注意事项：使用至少 3 个月，甚至终生使用。弹力绷带缠绕必须无皱褶，尤其在关节部位。松紧应适度，以能伸入一个手指为度。注意肢端皮肤的色泽，患肢肿胀情况，以观察其效果。穿弹力袜时，先将弹力袜从袜口卷到足趾处，放入双手，手掌撑开弹力袜，尽量使足趾伸入袜卷，然后以拇指为引导，轻提弹力袜至合适位置。

（3）正负压疗法：用正负压肢体血管治疗仪，患者采用坐位，治疗时肢体裸露到股部，帮助患者将肢体伸入治疗舱内。有溃疡的肢体，患肢应包扎好,以防交叉感染。

(4)熏洗疗法:把煎好的药液倒入盆内,将患肢架于盆上,用布单将患肢及盆口盖严,进行熏蒸,待药液温度适宜时把患足及腿浸入药液中泡洗,每日 2 次,每次 40 分钟。熏洗部位有创面时,可在熏洗后常规换药。

6. 静脉造影的护理　应做好穿刺部位的皮肤清洁,以防穿刺针孔感染或继发浅静脉炎。如发现局部有感染灶,如毛囊炎、皮炎、足癣者,及时治疗,待病灶痊愈后再行造影检查。对过敏体质的患者,尽量选用碘普罗胺,造影前 30 分钟肌内注射地塞米松 5mg。术前宜采用清淡低脂饮食,忌食油腻、辛辣食物。术后卧床 1~2 天,抬高患肢。多饮水、绿豆汤等,以促进造影剂排出体外。

六、验案举例

【医案一】

张某,男,28 岁,居民,初诊时间:2017 年 7 月 12 日。

主诉:右下肢肿胀、疼痛 4 天。

病史:患者于 3 个月前行右股骨干骨折手术,术后出现右下肢轻微肿胀,曾静脉滴注溶栓药(具体不详),症状好转,4 天前右下肢突然出现肿胀、疼痛,且症状明显加重,遂来我院求治,收其入院。

现症:自述右下肢肿胀、疼痛,皮温略高,皮色暗红,按之凹陷。腓肠肌挤压试验(+),股三角区压痛(+),膝上 15cm 周径 58cm,膝下 15cm 周径 47cm,右足背及胫后动脉搏动减弱。左侧下肢正常,膝上 15cm 周径 47cm,膝下 15cm 周径 40cm。口苦,口渴不欲饮,小便短赤,大便秘结,舌质红,苔黄腻,脉滑数。

辨证:此为湿热下注,湿热之邪留滞于脉络,致气机不畅,血瘀脉中,脉络瘀阻不通则胀痛,压痛;水湿外溢,故患肢肿胀,按之凹陷;湿热蕴蒸于肌肤,故皮色暗红而热,舌质红、苔黄腻、脉滑数均是湿热之象。故应以清热利湿为治疗原则。

处方：

1. 0.9% 生理盐水 200ml，尿激酶 10 万 U，每日 1 次，静脉滴注。

2. 0.9% 生理盐水 100ml，血必净注射液 50ml，每日 1 次，静脉滴注。

3. 脉血康胶囊，每次 3 粒，每日 3 次，餐后口服。

4. 地奥司明片，午餐和晚餐时口服 2 片。

5. 予清热利湿中药内服：金银花 15g，当归 15g，赤芍 15g，玄参 15g，牛膝 10g，黄芩 10g，延胡索 30g，乳香 10g，没药 10g，茯苓 15g，甘草 10g。14 剂，水煎，每日 1 剂，早晚饭后温服。

治疗经过：

用药 3 天后，病情无明显好转，加用盐酸丁咯地尔片 15ml，每日 1 次，静脉滴注；康脉注射液 60ml，每日 1 次，静脉滴注；口服康脉Ⅱ号胶囊 5 粒，每日 3 次。右下肢肿胀明显减轻，肿、痛逐渐缓解。

1 周后，凝血系列检查：TT 17.8 秒，PT 10.6 秒，FIB2.6g/L，D- 二聚体 > 0.5μg/ml。尿激酶 10 万 U，每日 1 次，继续静脉滴注。

2 周后，凝血系列检查：TT 17.2 秒，PT 10.3 秒，FIB1.1g/L，D- 二聚体 < 0.5μg/ml。停尿激酶，其他治疗不变。

3 周后，肿胀、疼痛消失，双下肢周径相差不足 1cm，治愈出院，共住院 23 天。嘱出院后卧床休息，抬高患肢；继续口服用药治疗；定期复查，不适随诊。

出院 2 个月后复诊，诸症消失，饮食尚可，睡眠尚可，二便正常，舌质淡红，苔白，脉沉。

处置：

1. 嘱患者适量运动；

2. 地奥司明片，午餐和晚餐时口服 1 片；

3. 脉血康胶囊，每次 3 粒，每日 3 次，餐后口服。

按：本患者单纯右下肢血栓病史 3 个月，好转后突发肿胀 4 天。血栓反复出现，加重病情，病程迁延，给治疗增加了困难。我们及时使用溶栓药物，避免病情进一步加重，兼以四妙勇安汤加味内服，清热利湿的同时，辅以活血消肿止痛之功，达"湿热去，络脉通"之效。

【医案二】

宋某,女,23 岁,居民,初诊时间:2020 年 4 月 16 日。

主诉:双下肢疼痛 2 天,肿胀半日。

病史:患者 1 个月前行剖宫产手术,术后在家中平卧静养,2 日前无明显诱因出现左侧腹股沟疼痛,于当日下午出现左下肢肿胀症状,行走困难,平卧时症状略有缓解,活动后加重,遂来我院求治,收其入院。

现症:双下肢疼痛,左下肢肿胀,行走困难,活动后加重,左下肢皮肤绷紧光亮,按之凹陷,皮温略高,腓肠肌挤压试验(+),股三角区压痛试验(+),足背、胫后动脉搏动明显。双下肢周径:左侧下肢腹股沟处 62cm,左小腿髌下 15cm 处 40cm,左踝部 24cm;右侧下肢腹股沟处 56.5cm,右小腿髌下 15cm 处 34cm,右踝部 22cm。口苦、口干,小便尚可,大便秘结,舌质暗红,有瘀点,苔白腻,脉沉涩。

辨证:此为血瘀湿重,湿热下注,多属于下肢深静脉血栓形成炎症消退后,静脉阻塞。主要病机为肢体瘀血,血脉阻塞,瘀湿蕴结。脉络瘀阻不通则胀痛;水湿外溢,故患肢肿胀,按之凹陷;舌质暗红、有瘀点,苔白腻,脉沉涩均是血瘀湿重之象。故应以清热利湿、活血化瘀为治疗原则。

处方:

1. 0.9% 生理盐水 200ml,尿激酶 10 万 U,每日 1 次,静脉滴注。

2. 脉血康胶囊,每次 3 粒,每日 3 次,餐后口服。

3. 地奥司明片,午餐和晚餐时口服 2 片。

4. 中药封包治疗(患处),每日 1 次。

5. 予活血化瘀、清热利湿中药内服。

治疗经过:

第 1 天,因肿势严重,遂予通络汤药,生芪 60g,党参 20g,当归 20g,丹参 30g,白术 15g,地龙 15g,赤小豆 30g,生薏米 30g,泽泻 40g,猪苓 30g,茯苓 30g,防己 10g,川牛膝 10g。水煎,每日 1 剂,早晚饭后温服。

第 3 天,左下肢肿胀明显减轻,双下肢周径:左侧下肢腹股沟处 59cm,左小腿髌下 15cm 处 38cm,左踝部 22cm;右侧下肢腹股沟处 56.5cm,右小腿髌下 15cm 处 34cm,右踝部 22cm。维持目前治疗方案。

第 9 天,左下肢肿胀已不明显,病情逐渐好转。双下肢周径:左侧下肢腹股沟处 56cm,左小腿髌下 15cm 处 34cm,左踝部 22cm;右侧下肢腹股沟处 56.5cm,右小腿髌下 15cm 处 34cm,右踝部 22cm。维持目前治疗方案。

第 12 天,血浆 D- 二聚体 0.5μg/ml,纤维蛋白降解产物 4.10μg/ml,纤维蛋白原 2.8g/L,凝血酶原时间(PT)11.1 秒,PT 活动度 60.2%,部分凝血活酶时间 31.5 秒。停用尿激酶,其他治疗不变。

3 周后,双下肢对比,对应处周径基本相同,皮色正常,疼痛消失,治愈出院,共住院 21 天。嘱出院后卧床休息,抬高患肢;继续口服用药治疗;定期复查,不适随诊。

出院 1 个月后复诊,诸症消失,饮食尚可,睡眠尚可,二便正常,舌质淡红,苔白,脉沉。

处置:

1. 嘱患者适量运动;

2. 柑橘黄酮片,午餐和晚餐时口服 1 片;

3. 脉血康胶囊,每次 3 粒,每日 3 次,餐后口服;

4. 不适随诊。

按:孕妇产后下肢深静脉血栓形成发生率为 0.5%~2%,不同文献报道的发生率存在较大差异,但是均高于普通人群。产妇分娩后卧床时间过长、弹力袜等使用率不足以及依从性不足等因素可导致下腔静脉压力上升,下肢静脉回流受阻。需要通过多种措施促使下肢静脉血液回流、降低血液黏稠度。本例患者产后于家中静养,出现下肢深静脉血栓,应及时应用溶栓药物,兼以清热利湿、活血化瘀中药内服,缓解患肢肿胀、疼痛症状。

【医案三】

田某,女,57 岁,初诊时间:2020 年 7 月 23 日。

主诉:右下肢肿胀 1 月余,加重 3 天。

病史:患者于肿瘤医院行卵巢癌化疗后出现下肢肿胀症状,休息后可自行消退,先后进行 7 次卵巢化疗,其间右下肢反复肿胀,遂来我院就诊,门诊诊断为"右下肢深静脉血栓形成",并收治入院。

现症:右下肢反复肿胀,皮肤按之凹陷,皮温尚可,右下肢腓肠肌挤压试验(+),双下肢周径:左下肢腹股沟处 49cm,髌骨上缘 10cm 处 35cm,左小腿最粗处 25cm,左踝部 18cm;右下肢腹股沟处 49cm,髌骨上缘 10cm 处 42cm,右小腿最粗处 30.5cm,右踝部 19.5cm。口干,二便尚可,舌质淡,苔白腻,有瘀点,脉沉涩。

辨证:此为气虚血瘀,患者年近花甲,并处于卵巢癌化疗期间,正气虚损,气虚无力鼓动血液运行,致血脉瘀阻,患肢肿胀。故应以益气活血化瘀为治疗原则。

处方:

1. 0.9% 生理盐水 200ml,尿激酶 10 万 U,每日 1 次,静脉滴注。

2. 脉血康胶囊,每次 3 粒,每日 3 次,餐后口服。

3. 地奥司明片,午餐和晚餐时口服 2 片。

4. 中药封包治疗(患处),每日 1 次。

5. 针刺治疗(对症取穴),每日 1 次。

6. 予益气活血化瘀中药内服:毛冬青 30g,黄芪 30g,当归 15g,川芎 15g,金银花 30g,连翘 15g,桃仁 15g,红花 15g,丹参 15g,牛膝 15g,白术 20g,苍术 15g,防己 15g。14 剂,水煎,每日 1 剂,早晚饭后温服。

7. 中药外洗:苏木 15g,红花 15g,川椒 15g,乳香 15g,没药 15g,海桐皮 15g,透骨草 15g。14 剂,水煎外洗,每日 1 次。

治疗 1 周后,肿胀缓解,双下肢周径:左下肢腹股沟处 49cm,髌骨上缘 10cm 处 35cm,左小腿最粗处 25cm,左踝部 18cm;右下肢腹股沟处 49cm,髌骨上缘 10cm 处 39cm,右小腿最粗处 28.6cm,右踝部 19.5cm。继续原方案治疗。

治疗 2 周后,肿胀继续缓解,双下肢周径:左下肢腹股沟处 49cm,髌骨上缘 10cm 处 35cm,左小腿最粗处 25cm,左踝部 18cm;右下肢腹股沟处 49cm,髌骨上缘 10cm 处 36cm,右小腿最粗处 26.2cm,右踝部 19.5cm。患者诉近日感到心情抑郁,两胁胀痛,食欲不振,在原方基础上加柴胡 15g,佛手 20g,百合 20g,山楂 15g,麦芽 15g,神曲 15g。凝血系列检查:血浆 D- 二聚体 2.46μg/ml,纤维蛋白原 3.56g/L。停尿激酶,其余治疗不变。

20 天后,病情明显好转,肿痛减轻,可下床行走活动。

4 周后,临床症状基本消失,痊愈出院。嘱出院后卧床休息,抬高患肢;继续口服用药治疗;定期复查,不适随诊。

出院 1 个月后复诊,双下肢偶有沉胀感,饮食尚可,睡眠尚可,二便正常,舌质淡红,苔白,脉沉。

处置:

1. 避免长时间久站久坐;

2. 柑橘黄酮片,午餐和晚餐时口服 1 片;

3. 脉血康胶囊,每次 3 粒,每日 3 次,餐后口服;

4. 不适随诊。

按: 肿瘤的手术治疗及化疗是导致下肢深静脉血栓形成的重要因素,可诱导高凝状态,抑制纤溶活性。本例患者行卵巢癌化疗后出现下肢深静脉血栓,常规治疗的同时可应用针刺、中药封包等中医适宜技术,兼以益气活血化瘀中药内服,扶正祛邪,缓解患肢肿胀,疗效显著。

【医案四】

周某,男,57 岁,初诊时间:2016 年 9 月 6 日。

主诉: 左下肢疼痛、肿胀 2 天。

病史: 患者喜好户外钓鱼,有吸烟史 30 余年,每日吸烟 20 余支,2 天前出现左下肢疼痛、肿胀症状,皮温高,站立及行走时加重。患者疼痛加剧,腰酸畏寒,疲乏无力,遂就诊于我院,诊为"下肢深静脉血栓形成"。

现症: 左下肢疼痛、肿胀,站立及行走时加重,皮色潮红,皮温高,股三角区压痛(+),Homans 征(+),左下肢腹股沟、髌上 10cm、小腿最粗处、脚踝等处周径均比右下肢粗 2~3cm。口干,大便溏薄,小便频数,舌质淡胖,苔薄白,脉沉细。

辨证: 脾阳虚衰,失于温运,阴寒内生,致脾肾两虚;加之患者平素喜爱户外垂钓,外感寒邪,损伤脾肾之阳,机体失于运化,致肢体肿胀。故应以温阳健脾为治疗原则。

处方：

1. 卧床休息，抬高患肢，避免用力排便、咳嗽。

2. 0.9% 生理盐水 150ml，巴曲酶注射液 1 支，首次倍量，隔日一次，静脉滴注，监测凝血功能。

3. 地奥司明片，午餐和晚餐时口服 2 片。

4. 脉血康胶囊，每次 3 粒，每日 3 次，餐后口服。

5. 针刺治疗（对症取穴），宣通气机。

6. 予温阳健脾中药内服：黄芪 30g，茯苓 20g，党参 15g，白术 20g，丹参 15g，柴胡 15g，白芍 30g，仙灵脾 30g，甘草 15g，砂仁 15g，甘松 15g，麦冬 15g。14 剂，水煎，每日 1 剂，早晚饭后温服。

治疗经过：

1 周后，患肢疼痛、肿胀均减轻，皮温降低，根据患者的凝血系列检测情况，停用巴曲酶，其余治疗方案不变。

2 周后，诸症好转，维持原方案继续治疗。

3 周后，诸症好转，予出院，继续口服柑橘黄酮片，午餐和晚餐时口服 1 片；脉血康胶囊，每次 3 粒，每日 3 次，餐后口服；脂必泰胶囊，每次 1 粒，每日 2 次，餐后口服。

按：下肢深静脉血栓形成急性期患者需卧床休息以预防栓子脱落。降纤溶栓治疗的最主要并发症是出血，应用此类药物的同时，需密切监测凝血功能；予温阳健脾中药内服，益肾阳、温脾阳，调达运化功能，则患肢肿胀症状得以缓解。本例患者喜好户外钓鱼，有吸烟史，均为静脉血栓形成的易发因素。预防与治疗同等重要，去除病因，改正不良生活习惯，对本病意义重大。

七、诊疗体会

（一）对于深静脉血栓形成病理生理过程的理解

1. 深静脉血栓形成后，造成的病理损害为静脉管腔的闭塞和静脉回流受阻,使肢体远端肿胀。与此同时,受发病因素影响,血栓会向近端或远端蔓延,从而加重静脉闭塞和瓣膜破坏。而机体有对抗这一病理过程的本能,在血栓蔓延的同时,伴有血栓自溶、机化、收缩,血管内皮细胞覆盖和侧支循环建立等过程。这两种病理过程可导致病情发生变化,影响治疗策略。

2. 关于深静脉血栓形成急性期的认识。一般认为,深静脉血栓形成急性期为血栓形成后的 3~4 周。有专家观察血栓形成后栓子机化、收缩、血管内皮细胞覆盖这一过程,一般约需 3 周时间,也就是说血栓形成后 3 周,血管内皮细胞可以把栓子覆盖于血管内皮之下,恢复内皮的光滑。因此我们认为,此时溶栓的可能性较小,手术溶栓的成功率也会大幅降低。血栓形成在体内是一个动态过程,发病因素在这一过程占有重要地位。也就是说血栓形成后,在血栓自溶、机化、内膜覆盖的同时,还会有血栓的再生、扩展。这也为我们临床治疗该病提供了一定思路。

(二)关于下肢深静脉血栓形成的护理体会

医生应根据本病特点,指导患者合理安排饮食起居,以适应康复需要。对于下肢深静脉血栓形成"迁延期"患者,在站立期间应鼓励其适当做一些原地踏步运动,往往可以收到较好效果。另外,关于下肢深静脉血栓形成患者的体位问题,一般将患肢抬高 15°~30° 或 45°,但临床往往见到医护人员或患者家属将患肢足跟部垫起而抬高患肢,使整个肢体悬空,这样不但不能很好地起到抬高患肢作用,反而会加重肢体负担。正确的做法是将软垫或枕头垫于患肢腘窝及小腿部,使整个肢体均贴附于垫着物,足踝部自然下垂。这样既可使患者感到舒适,又可促进血液回流。体位摆放虽是细节问题,但对提高疗效有很大帮助。

八、现代研究

1. 高杰等总结下肢深静脉血栓形成的相关中西医研究进展。研究发现中医治疗主要依据其病因病机而进行辨证论治及分型,包括脾虚血瘀型、血瘀湿阻型、湿热壅盛型等,分别予以补气活血、活血祛湿、清热利湿等中药内服治疗,同时配合大黄糊剂、冰消散等中药外敷或中药熏洗,临床效果明显。而西医则根据疾病所处时期分别予以不同的治疗方法,急性期尽早溶栓,抗凝、溶栓、祛聚 3 种方法贯穿整个治疗过程;迁延期选用中医药治疗,中药汤剂结合其他疗法效果更好;后遗症期可选用手术治疗来修复静脉瓣膜和重建瓣膜。本病治疗以中西医结合为主,内外兼治,发挥中医辨证论治、整体调理优势,可更好地改善患者生活质量。〔高杰,孙赫,付晨菲,等.下肢深静脉血栓形成中西医研究进展[J].中国老年学杂志,2017,37(11):2850-2853.〕

2. 回雪颖等研究下肢深静脉血栓形成的中医研究进展。中医认为,本病多由创伤、手术、妊娠、恶性肿瘤及其他疾病长期卧床等因素致久坐久卧伤气,气虚则运行不畅,气为血帅,气滞则血凝,以致络道受阻,脉络阻塞不通,不通则痛;络道阻塞,营血回流受阻,水津聚而为湿,湿性趋下,见下肢肿胀。故大多医家认为本病病机以瘀、湿为主,但有的医家亦重视营卫不和、气血亏虚等重要发病因素,营行脉中,卫行脉外,若营卫失调,邪气乘虚而袭,以致虚处留邪,则瘀阻脉道而为病,故本病特点为正虚邪实,虚实兼夹。现代医家以"瘀、湿、虚"为病机关键,根据临床经验将本病分为湿热下注、血瘀湿重、血脉瘀阻、痰瘀互结、气滞血瘀、气虚血瘀、寒湿瘀阻、脾肾阳虚等型,虽然医家的辨证分型不尽相同,但均有以"湿热、血瘀、脾虚"为主的分型,分型不同亦符合中医学同病异治的特点,中药在防治下肢深静脉血栓形成方面不仅疗效显著,且不良反应相对西药小,适用范围广。部分自拟方是在古方基础上,结合医家经验加减化裁而成,临床应用效果良好。而且,现代医学已证实,中医活血化瘀疗法是通过改善血液流变特性,改善微循环和增强抗凝及纤溶活性而达到治疗目的,具有利湿消肿作用的中药对预防及治疗血栓也有一定作用。〔回雪颖,郭伟光,滕林,等.下肢深静脉血栓形成的中医研究进展[J].中医药学报,2020,48(05):66-69.〕

3. 滕林等报道了在临床常规治疗基础上加用萆薢消肿丸治疗 60 例下肢深静脉血栓形成患者,总有效率为 96.7%。萆薢消肿丸具有清热利湿,活血化瘀,通络消肿功效。其中,黄芪、绵萆薢为君药,黄芪味甘,微温,既有补气之功,又有利水消肿之效;绵萆薢味苦,微寒,利湿祛浊,祛风除湿,为方中要药;黄柏、苍术、猪苓、茯苓、炒白术为臣药,黄柏清热燥湿,除下焦湿肿,苍术燥湿健脾利水,猪苓甘淡利水渗湿,茯苓甘补淡渗,健脾渗湿,利水消肿;大腹皮、王不留行、川牛膝、路路通为佐药,大腹皮行气导滞,利水消肿,路路通利水通络,能搜逐潜伏之水,王不留行活血通经,利尿通淋,走血分,通血脉,川牛膝活血通经,利水通淋,引药下行;甘草具有中和之性,调补之功。现代药理研究表明,黄芪主要成分黄芪总皂苷能抑制血小板聚集而发挥抗血栓形成作用,萆薢主要成分为薯蓣皂苷,具有抗血小板聚集作用,黄柏、苍术、猪苓、茯苓、炒白术、大腹皮、路路通均有抗氧化、利尿作用,川牛膝含有昆虫变态激素、脱皮甾酮、杯苋甾酮等,可抗血小板聚集活性,王不留行具有抗凝血、降低全血黏度作用。D-二聚体是纤溶酶作用于交联纤维蛋白产生的小分子二聚体,其水平增高反映继发性纤溶活性增强,可为体内血液高凝状态和纤溶亢进的分子标志物之一,对血液的高凝状态和血栓性疾病的诊断,疗效观察和预后判断有重要意义。研究结果显示,萆薢消肿丸可降低下肢深静脉血栓形成患者血浆 D-二聚体含量,明显改善患者的症状、体征,疗效肯定,可进一步深入研究。〔滕林,郭伟光,回雪颖.萆薢消肿丸对下肢深静脉血栓形成患者血浆 D-二聚体影响的研究〔J〕.世界中西医结合杂志,2018,13(05):593-595,645.〕

(丁戊坤 夏联恒)

第五节 下肢静脉曲张及其并发症

一、概述

下肢静脉曲张(varix of lower limb)是指下肢浅静脉系统处于伸长、蜿蜒、迂曲状态,通常发生在大隐静脉或小隐静脉及其属支,长期从事站立工作或体力劳动者多发。

下肢静脉曲张属于中医学"筋瘤"范畴。《灵枢·刺节真邪》云:"有所疾前筋,筋屈不得伸,邪气居其间而不反,发为筋溜。"《外科正宗·瘿瘤论》记载:"筋瘤者,坚而色紫,垒垒青筋,盘曲甚者,结若蚯蚓。"下肢静脉曲张并发溃疡属于臁疮者,《疡科心得集》中记载:"臁疮者,生于两臁,初起发肿,久而腐溃,或浸淫瘙痒,破而脓水淋漓……"

（一）病因

本病分原发性和继发性两大类。原发性即单纯性下肢静脉曲张,主要指先天性浅静脉壁薄弱或瓣膜关闭不全,以及静脉内压力持续性升高导致静脉扩张,近端静脉属支瓣膜发生闭锁不全,使血液逆流,又逐渐破坏了远端瓣膜而形成静脉曲张。静脉瓣膜发育不良或缺失,就不能使大隐静脉血液正常回流。血液回流困难和血液倒流使静脉内压力进一步增高,最终导致下肢静脉曲张。静脉血液本身由于重力作用,对瓣膜产生一定压力,正常情况下不会对其造成损害。但当静脉压力持续增高时,即可使原先正常或有先天性缺陷的静脉壁和瓣膜遭到损害,最终导致瓣膜闭锁不全和静脉壁膨出,这种情况可见于长期从事站立性工作、重体力劳动或剧烈的体育运动者,及慢性咳嗽、便秘者。继发性静脉曲张是指继发于原发性深静脉瓣膜功能不全或下肢深静脉血栓形成后遗症等疾病导致的静脉曲张。

（二）病机

1. 瓣膜破坏学说　人体站立时,心脏水平以下的静脉压力持续作用于下肢静脉瓣膜,其所形成的逆向压力和逆流速度既是导致瓣膜关闭的先决条件,又是引起瓣膜破坏的主要因素。在达到引起瓣膜关闭的逆向压力和逆流速度之前,逆向血流和回心血流相互碰撞,在瓣膜处形成涡流和湍流,一方面干扰了瓣膜关闭,使逆流继续泻向远方,引起下一对瓣膜处的涡流和湍流,产生"多米诺骨牌"效应;另一方面涡流和湍流所形成的剪力以及瓣膜关闭后所承受的逆向压力持续作用于瓣膜,引起瓣膜内皮细胞损伤,久之瓣膜发生松弛脱垂和关闭不全,最终形成日益加重的病理性反流。上述瓣膜破坏效应一般首先发生于隐-股静脉瓣膜,这是因为该瓣膜位置最高且表面无肌肉保护,所以这类患者往往最先表现为大隐静脉曲张。

2. **静脉壁破坏学说**　逆向血流在遇到瓣膜的阻抗时反作用于静脉壁,使静脉壁平滑肌遭到破坏,肌束断裂而被纤维组织取代。胶原纤维失去正常的束状排列形式,弹力纤维的正常网状结构也发生变异,上述组织形态学的变异改变使静脉壁的弹性和收缩力大为降低而发生静脉扩张。扩张迂曲的静脉使血流瘀滞,血液流量减少,静脉壁营养不良,易形成无菌性炎症或感染性炎症,导致血栓形成。血栓形成、机化也使瓣膜进一步损坏,从而加重静脉曲张。

中医学认为,本病乃因先天禀赋不足,筋脉薄弱,加之久行久站,过度劳累,进一步损伤筋脉,以致经脉不和,气血运行不畅,血壅于下,瘀血阻滞,脉络扩张充盈,日久交错盘曲而成。亦有因远行、劳累之后,涉水淋雨,遭受寒湿,寒凝血脉,瘀滞筋脉络道而为病。瘀久不散,化生湿热,流注于下肢经络,复因搔抓、虫咬等诱发,则腐溃成疮,日久难敛。

(三)病理

曲张静脉的病理变化主要发生在静脉壁中层。在初期,中层的弹力组织和肌组织增厚,这种变化可视为静脉压力增大所引起的代偿性反应。至晚期,弹力组织和肌组织萎缩、消失,并被纤维组织替代,静脉壁因变薄而失去弹性,最终导致扩张。静脉瓣也发生萎缩、硬化。由于静脉压增高,导致病变部位周围组织微循环出现营养障碍,造成纤维细胞增生。病变部位的皮下组织弥漫性纤维变性并伴水肿,水肿液内含大量蛋白质,这些蛋白质又可引起纤维组织增生。静脉瘀滞使淋巴管回流受阻,淋巴液中含有的大量蛋白质又加重了组织纤维化。由此,反复恶性循环造成局部组织缺氧,机体抗损伤能力降低,引起感染及溃疡。

二、常见症状及体征

(一)主要症状与体征

主要表现为下肢浅静脉蜿蜒扩张迂曲,甚至迂曲成团块状,平卧抬高患肢时曲张静脉瘪陷,站立时明显。小腿部静脉曲张的程度较大腿部更为严重。大隐静脉受累时,曲张的静脉分布于下肢内侧面,或延伸到患肢的前后面。小隐静脉受累时,曲张的静脉分布于小腿后面,可延伸到外踝部、足背。久站时,患肢常感沉胀、乏力、疼痛。当平卧抬高患肢后,肿胀感迅速消失。当踝交通支瓣膜或深静脉瓣膜功能不全时,踝部、足背可出现轻微水肿,严重者小腿下段亦有轻度水肿。若累及淋巴管伴发淋巴水肿,则患肢肿胀更为明显。

(二)常见并发症

1. 淤积性皮炎　多发生于小腿下 1/3 处,表现为皮肤营养障碍,如皮肤干燥、脱屑、萎缩,色素沉着、渗液,伴或不伴瘙痒。

2. 血栓性浅静脉炎　下肢曲张的静脉出现红肿、灼热、疼痛,沿曲张的静脉可触及硬结节或索状物,有压痛。若并发静脉周围炎,则浅静脉周围出现红、肿、热、痛。急性炎症消退后,局部遗留硬结或索状物。

3. 浅静脉出血　由于静脉压力高,曲张静脉的静脉壁厚薄不一,轻微损伤即可导致静脉破裂出血,甚至有时小静脉可自发破裂而引起出血。

4. 淤积性溃疡　常发生于小腿下 1/3 内、外侧,轻微外伤即可发生慢性溃疡,很难愈合。

5. 继发感染　由于患肢抵抗力减弱,易继发感染,如丹毒等。患者可有高热、恶寒,舌苔黄、舌质红绛等表现。由于丹毒反复发作,淋巴管阻塞,最后发生象皮肿。

三、辅助检查

1. 下肢静脉造影　是诊断下肢静脉曲张的可靠方法。原发性下肢深静脉瓣膜功能不全在进行静脉顺行性造影时,显示为深静脉全程通畅,管壁光滑,无充盈缺损及造影剂中断现象,管腔扩张,管径增粗,呈直筒状,失去竹节状态,或瓣窦部轻度膨出,但瓣膜影模糊。

2. 超声多普勒检查　可准确反映下肢静脉曲张时出现的病理变化及相应的形态学改变,尤其能清楚观察大隐静脉上端的静脉瓣形态、功能状况。多普勒超声探头置于曲张静脉上,在其近端用手加压可听到逆流的血流声。

3. 静脉测压 可反映逆流性瘀血,间接了解瓣膜功能,常作为筛选检查。正常时,站立位足背浅静脉压力平均为 12.0kPa,活动后下降为 5.9kPa,停止活动后,压力回升时间超过 20 秒。而深静脉瓣膜功能不全时,活动后压力平均为 10.7kPa,压力回升时间缩短,一般为 10 秒左右。

四、诊断与鉴别诊断

(一) 诊断

患者常感觉患肢发胀或胀痛,可进行超声波、放射性同位素、静脉压测定以及静脉造影等检查,再结合以下要点明确诊断:

1. 有长期站立和腹压升高病史(如重体力劳动、慢性咳嗽、习惯性便秘、妊娠及盆腔肿瘤病史等)。

2. 下肢静脉明显迂曲扩张,站立时显著。

3. 深静脉通畅试验显示深静脉通畅;大隐静脉瓣膜功能试验显示大隐静脉瓣膜功能不全,可能有交通支静脉瓣膜功能不全。

4. 超声多普勒或静脉造影显示大隐静脉迂曲扩张,瓣膜功能不全,或同时有深静脉瓣膜功能不全。

5. 可伴有色素沉着、溃疡、血栓性浅静脉炎、出血等并发症。

(二) 鉴别诊断

本病常与下肢深静脉血栓形成后遗症、原发性下肢深静脉瓣膜功能不全、下肢动静脉瘘、静脉畸形骨肥大综合征、巴德 - 基亚里综合征、肢体淋巴水肿等疾病鉴别。

五、治疗

(一) 中医辨证论治

1. 气滞血瘀型

主证:患肢青筋迂曲、隆起或扭曲成团块状,刺痛、酸痛或胀痛,肢体沉重感,活动后加重。足靴区皮肤色素沉着,皮下硬结或索状硬条,压痛。常伴精神抑郁,烦躁易怒。舌质紫暗,或有瘀斑、瘀点,舌苔薄白,脉弦或涩。

治法:行气活血,化瘀散结。

方药:柴胡疏肝散或补阳还五汤加减。

2. 湿热下注型

主证:患处青筋红肿疼痛,有条索状肿物或结节,压痛明显;或小腿溃疡,糜烂渗液,周围皮肤红肿热痛,伴发热,口渴,便秘,溲赤。舌质暗红,舌苔黄腻,脉滑数。

治法:清热祛湿,活血化瘀。

方药:四妙勇安汤加减。

3. 气血两虚型

主证:肢体疲乏无力,下肢沉重,青筋迂曲,小腿轻度肿胀,皮肤色素沉着;或溃疡经久不愈,肉芽淡红或苍白,脓水清稀。舌质淡红,舌苔薄白,脉沉细弱。

治法:益气养血,活血利湿。

方药:十全大补汤加减。

(二)外治疗法

1. 熏洗法　可通过改善肢体血液循环,抗炎生肌,帮助患肢建立侧支循环,促进创面愈合。

2. 外敷法　患肢并发局部红肿热痛者,可用大青膏、芙蓉膏、金黄膏外敷;并发溃疡、感染者,可用拔毒生肌膏外敷。

3. 涂擦法　患肢并发局部红肿热痛者,可用黄马酊涂擦患处;局部遗留索状肿物、结节、色素沉着者,可用丹参酊涂擦患处。

(三)硬化疗法

1. 药物硬化疗法　是将硬化剂注入曲张的静脉腔内,使静脉内膜产生化学性刺激,发生炎症形成血栓,血栓扩展至整个静脉使内腔粘连,导致纤维化而阻塞管腔。

适应证:①孤立的小静脉曲张;②术后残留的静脉曲张;③术后复发患者;④小腿交通静脉瓣膜关闭不全,伴有皮肤并发症者。

操作:注射时患者取平卧位,选用细针,针头进入静脉后,在穿刺点上、下用手指向两侧按压,使受注射静脉处于空虚状态。每处注射硬化剂 0.5ml,用手指压迫 1 分钟,局部用纱布垫压迫。压迫后,从足踝至注射处缠弹力绷带。控制压迫时间,大腿部 1 周,小腿部 6 周左右。注射疗法可引起一定并发症,如硬化剂过敏反应、损伤周围神经引起肢体顽固性疼痛、硬化剂漏入皮下导致皮肤及皮下脂肪坏死而形成难愈性溃疡、深静脉血栓形成等,加之术后复发率高,应严格限制其应用。

2. 非药物硬化疗法　　如电凝和激光硬化疗法,可使血管内皮细胞和平滑肌细胞核固缩、血管闭塞。

（四）辅助治疗

1. 压力疗法　　如穿弹力袜或缠缚弹力绷带,此法仅能控制病情进展,改善肢体状态,通常用于下列情况:①病变局限程度较轻而无症状者;②妊娠妇女,鉴于分娩后症状往往自行消失,可暂行此法;③全身情况差,重要器官有器质性病变,耐受力差者。

2. 避免久站、久坐、久蹲,适当休息并抬高患肢。

（五）溃疡处理

1. 清洁创面,控制感染,促进自然愈合;较大创面行植皮术,以加快愈合,减少瘢痕形成。

2. 脓性分泌物较多者,可用四黄洗药熏洗,庆大霉素纱条覆盖;严重者静脉滴注抗生素。脓性分泌物少者,换药后,创面撒生肌珍珠散、八宝丹,外敷生肌玉红膏纱条或长皮膏,促进溃疡愈合。

（六）静脉滴注

为术前和术后的辅助疗法,遵循抗凝、祛聚、溶栓、扩血管方案。常用的药物有前列地尔注射液、丹参注射液、芦丁注射液、低分子右旋糖酐注射液、刺五加注射液、维生素 C 注射液等。

（七）其他疗法

1. 梅花针　　具有促进局部血液循环,改善皮肤组织营养状态,调节机体阴阳平衡的作用,适用于下肢静脉曲张并发皮炎及溃疡前期。

方法:用消毒后的梅花针沿小腿前、外、内、后顺序,由下向上,轻中度叩打,每侧 5~8 分钟,每日 1 次,10 次为一个疗程。

2. 体针　具有调节气血、平衡阴阳、改善经脉功能作用,适用于下肢静脉曲张各期。

穴位:府舍,冲门,期门,地机,丰隆,血海,阴廉,五里,气冲,三阴交。

方法:每次选 3~4 个穴位,留针 20~30 分钟。可行弧度刮针法,中等刺激,10 天为一个疗程。

3. 电针　可调节人体免疫和内分泌功能,起到消炎止痛、活血化瘀、通畅经脉作用,适用于下肢静脉曲张各期。

穴位:与体针选穴相同。

方法:每次选取 4 个穴位,针刺得气后,接通电针脉冲仪;首先给弱刺激,待患者适应后,再加大刺激量。刺激量因人而异,以耐受为度。每次治疗 20 分钟,每日或隔日一次,10 次为一个疗程。

4. 穴位注射　具有改善血液循环,促进炎症吸收,加速创面愈合作用,适用于下肢静脉曲张各期。

常用药物:复方丹参注射液、当归注射液、红花注射液、维生素 B_1 注射液等。

穴位:血海,地机,足三里,三阴交,漏谷,阴市,条口,筑宾。

方法:每次选 2~3 个穴位,在无菌操作下将带有注射器的针头刺入穴位,获得针感后,每穴快速注入药物 0.2~0.5ml,隔日一次,10 次为一个疗程。

(八) 手术治疗

一旦确诊为单纯下肢静脉曲张,凡是有症状,同时没有禁忌证者,均建议行手术疗法。大隐静脉功能不全,应做大隐静脉及其分支高位结扎,并剥脱自内踝至结扎处的大隐静脉;小隐静脉曲张,应做小隐静脉高位结扎,并剥脱自外踝至结扎处的小隐静脉。

下肢静脉是否并发皮肤营养改变和溃疡,取决于该区域的交通支功能。深静脉瓣膜功能不全伴有交通支逆流存在,更易引起下肢营养改变和溃疡形成。因此,在治疗下肢静脉曲张时,除做大隐静脉高位结扎和浅静脉的剥脱术外,还应注意处理深静脉和交通支静脉的逆流情况。

六、预防及护理

(一)预防

1. 避免长期站立　人体长期静止站立位时,血液因重力作用,下肢静脉瓣膜所承受的压力较大,小腿肌肉处于相对松弛状态,静脉管腔内血液排空不良,瓣膜持续承受较大的压力,久之则被逐级破坏,发生静脉曲张。因此,应避免长期站立,站立时要适当活动。

2. 防止腹压长期升高　腹腔内压升高可以影响下肢静脉血液回流,引起下肢静脉内压升高,增加静脉瓣膜负担或使静脉瓣膜破坏。因此,应积极治疗导致腹腔内压增高的慢性疾病,如慢性咳嗽、便秘等。

3. 抬高患肢,促进下肢静脉血液回流　适当休息并抬高患肢,以便促进患肢血液回流,可以减轻患肢肿胀及预防小腿溃疡。

4. 穿弹力袜或缠弹力绷带　可发挥小腿的肌肉"泵"作用,促进下肢静脉回流,减轻或消除肢体沉重、疲劳感。

5. 预防外伤　因迂曲的静脉壁极薄,易损伤破裂出血。因此,应注意保护患肢。

(二)护理

1. 肢体护理　保护患肢,防止外伤或虫咬,尽量避免长期站立,活动时穿弹力袜或缠弹力绷带,睡眠时抬高患肢。

2. 围手术期护理

(1)术前护理:①心理护理:主动与患者交谈,说明手术的必要性,使患者树立信心,消除紧张及焦虑情绪,配合手术;②及时完善术前相关检查:如血型、凝血功能试验,心、肝、肾、肺功能,血压、脉搏、体温等;③改善全身状况:高血压者控制血压,糖尿病者降低血糖,并发小腿溃疡者控制感染;④皮肤准备:术前1天常规备皮,嘱患者更衣、洗澡,特别要注意腹股沟及会阴部皮肤的清洁;⑤麻醉前准备:术前给予镇静药,手术当日禁食水。

(2)术后护理:①一般护理:观察生命体征,每2小时测一次呼吸、脉搏、血压;②手术切口护理:注意切口出血情况,保持敷料清洁干净;③患肢护理:患肢应抬高 20°~30°,观察患肢血液循环情况,麻药作用消退后,鼓励患者做踝关节屈伸运动,防止静脉血栓形成;④肢体锻炼:一般术后第 1 天即可鼓励患者下地活动,以防止深静脉血栓形成。

七、验案举例

【医案一】

陈某,男,66 岁。初诊时间:2021 年 4 月 8 日。

主诉:双下肢静脉曲张 10 年余,伴右下肢溃疡 2 个月。

病史:患者自述 20 年前因"左下肢大隐静脉曲张"行高位结扎术,10 年后出现双下肢青筋暴露,双小腿内侧足靴区皮肤色素沉着,弹性降低,干燥,自觉沉重、肿胀症状逐渐加重。2 个月前理疗时,右下肢烫伤,创面伴有少许渗液,治疗无好转。

现症:自述双下肢沉重、肿胀,口苦、心烦,口渴欲饮,睡眠欠佳,饮食尚可,小便黄,大便正常。察其形体微胖,精神尚可。查体:双下肢大隐静脉走行区可见明显的青筋暴露,双小腿、胫前皮肤色素沉着,右侧内踝可见一面积3.5cm×3.2cm溃疡,表面清洁。皮温无明显改变,腓肠肌挤压试验(−),股三角区压痛试验(−),双足背、胫后动脉搏动明显,Perthes 试验(−)。舌质红绛,苔黄腻,脉弦滑。

辨证:湿热下注,留滞于脉络,致气机不畅,血瘀脉中,脉络瘀阻不通则自觉行走沉重,肢体肿胀,青筋暴露;湿热蕴蒸于肌肤,日久灼伤津液,肌肤失养,故皮肤色素沉着,弹性降低,干燥。治宜清热祛湿,活血化瘀。

处方:

1. 抗炎,促进静脉回流[抬高患肢,药物治疗,穿医用弹力袜,创面修复(右下肢烫伤溃疡)],择期手术。

2. 外涂壳聚糖中药喷涂剂。

3. 中药汤剂:黄芪 50g,金银花 25g,泽泻、地龙、薏苡仁、蒲公英各 20g,党参、当归、赤芍、连翘、茯苓皮、大腹皮、关黄柏、牛膝、麸炒苍术、鸡血藤各15g,蜈蚣 3 条。14 剂,水煎,每日 1 剂,早晚饭后温服。

20 天后溃疡愈合，皮肤色素沉着变浅，皮肤弹性改善。分两次行大隐静脉高位结扎分段剥除术。术中左侧剥除一根大隐静脉，右侧剥除两根大隐静脉。剩余的曲张静脉分别缝扎。术后恢复佳，14 天后拆线，切口完全愈合，肢体无肿胀不适，治愈出院，共住院 54 天。

嘱患者平卧时抬高患肢，久坐、久站、久行时穿医用弹力袜；继续口服用药治疗；定期复查，不适随诊。

按：中药组方以清热利湿为主，金银花性甘寒，可疗痈肿疔疮，连翘被誉为"疮家圣药"，二者配伍具有辛凉透邪清热、芳香辟秽解毒的作用；加用蒲公英，更增清热之效；泽泻、薏苡仁利水渗湿，茯苓皮、大腹皮利水消肿，苍术燥湿健脾，诸药合用，共奏清热利湿之效。久病伤及气血，使用大量黄芪，并配以补中益气的党参，大大提升补益阳气的效力，辅以当归、赤芍补血活血，推动气血运行；佐以牛膝逐瘀通经，地龙、蜈蚣通络化瘀，疗效显著。

【医案二】

王某，男，34 岁。初诊时间：2021 年 6 月 12 日。

主诉：左下肢静脉曲张 10 年。

病史：患者于 10 年前无明显诱因出现左下肢静脉曲张，偶有下肢酸胀症状，未经系统治疗。8 个月前，左小腿内侧足靴区皮肤出现色素沉着，面积逐渐加大，且颜色加深，遂来我院就诊。

现症：自述双下肢酸胀，睡眠、饮食尚可，二便尚可。察其形体适中，精神尚可。查体：左小腿内侧足靴区皮肤可见色素沉着，面积约 15cm×10cm，色素沉着区可触及多个大小不等、质硬的结节，其间可见颜色略浅隆起于皮外的曲张静脉，皮肤无破溃，皮肤温度无异常。腓肠肌挤压试验（-），股三角区压痛试验（-），双足背、胫后动脉搏动明显，Perthes 试验（-）。舌质紫暗，苔薄白，脉弦。

辨证：患者长期从事站立工作，劳倦伤气，气虚而血运不畅，加之筋脉松弛薄弱，血壅于下而致筋脉过度充盈，结成筋瘤。气滞血瘀，脉络瘀阻不通，筋肉失于濡养，故偶感酸胀；瘀血溢于脉外，肌肤失养，故见皮肤色素沉着。治宜行气活血，化瘀散结。

处方：

1. 促进静脉回流（抬高患肢，穿医用弹力袜，择期手术）。

2. 中药汤剂：黄芪 30g，茯苓、丹参、赤芍各 20g，白术、薏苡仁、桂枝、郁金、牛膝、红花各 15g，桃仁 10g。7 剂，水煎，每日 1 剂，早晚饭后温服。

用药 6 天后，皮肤色素沉着变浅，皮下硬结明显变软。20 天后，硬结消失。行左大隐静脉高位结扎分段剥除术，术中顺利，术后左下肢肿胀，14 天后拆线，切口完全愈合，持续弹力绷带加压包扎，肿胀渐消后出院。

嘱平卧时抬高患肢，久坐、久站、久行时穿医用弹力袜；继续口服用药治疗；定期复查，不适随诊。

按：本例患者为本虚标实，治疗要点在于针对其本——气虚来进行治疗，配以行气活血化瘀药物，标本同治，收效明显。方中应用大量黄芪补气，稍加桂枝温通阳脉，助阳化气，鼓动气血；针对脉道瘀阻之标，使用苦降之桃仁、辛散之红花，二者升降散收相须为用，活血化瘀，疏通脉络；配以牛膝、赤芍，逐瘀散结，丹参化瘀生新；佐以白术、茯苓、薏苡仁健运脾气、化利湿浊。

【医案三】

王某，男，64 岁，初诊时间：2005 年 10 月 3 日。

主诉：双下肢疼痛、肿胀 1 年余。

病史：有慢性胃炎、高血压、腔隙性脑梗死、周围神经病、腰椎间盘突出、腰椎椎管狭窄、腰椎滑脱、左下肢静脉曲张病史，2 年前于外院行双下肢大隐静脉高位结扎剥脱术，1 年前自觉双下肢无明显诱因出现疼痛、肿胀症状，活动后加重。现双下肢疼痛、肿胀，右足跟外侧有 1.0cm×1.0cm 新鲜创面，色鲜红，为求中西医结合系统治疗，遂就诊于我院。

现症：察其体型适中，精神尚可，自述双下肢疼痛、肿胀，运动受限。双侧足靴部皮肤色素沉着，脱屑，毛发稀疏，皮温略高，双侧足趾发凉，双下肢足背及胫后动脉搏动弱，右足跟外侧有 1.0cm×1.0cm 新鲜创面，色鲜红。饮食睡眠尚可，二便正常，舌暗红，苔黄腻，脉弦滑。

辨证：此为湿热下注，留滞于脉络，致气机不畅，血瘀脉中，使双下肢肿胀;湿热蕴蒸于肌肤,故足靴部皮温略高;日久灼伤津液,肌肤失养,故皮肤色素沉着,脱屑;脉络不通,气血不行,故足趾发凉,脉搏减弱。治宜清热祛湿,活血通络。

处方:

1. 0.9%生理盐水 150ml,丹红注射液 30ml,每日 1 次,静脉滴注。

2. 右足跟破溃处外敷清热解毒、活血利湿的三黄洗剂,益气生肌的润肌丹油纱条。

3. 中药汤剂:黄芪、玄参、金银花各 30g,川柏、当归各 20g,白术 15g,鸡血藤、甘草各 10g。14 剂,水煎,每日 1 剂,分 2~3 次服用。

7 天后,患者渗出量减少。

14 天后肉芽组织色红,破溃面积约为 0.5cm×0.5cm,皮温尚可,遂停静脉滴注药,继续予润肌丹油纱条外敷。原方不变,继续口服中药治疗。

28 天后,破溃处愈合,症状好转,患者出院。

嘱患者出院后,平卧时抬高患肢,避免久坐、久站、久行;继续口服药物治疗;定期复查,不适随诊。

按:本病常采取中西医结合治疗,中医用祛湿清热、活血化瘀之法,西医则应用改善微循环药物并配合创面修复,效果显著。本例患者病程长,足靴区色素沉着且伴破溃,容易反复发作,这种情况应首先加抗生素控制感染,治愈溃疡,减轻患者疼痛不适感。因其湿热内蕴,血行不畅,遂予金银花、玄参、川柏清热利湿,当归、鸡血藤活血散瘀,黄芪行气补虚,白术、甘草健脾益气。

八、诊疗体会

(一)对下肢静脉曲张治疗的理解和认识

下肢静脉曲张是常见病和多发病,曲张的静脉盘根错节,在小腿处暴露,影响美观;更有甚者,扩张的静脉会破裂出血,长期静脉曲张易造成淤积性皮炎及溃疡,而溃疡一旦形成则经久不愈。对于单纯的静脉曲张,目前为止有效的治疗方法仍然是大隐静脉高位结扎加静脉剥脱术,并应做筋膜下交通支结扎术,此手术疗效可靠,一般不复发。不适合手术者,则需应用医用弹力袜保守治疗。而对于已经发生淤积性皮炎及小腿溃疡者,则应保守治疗,待其局部情况好转后再行手术,不然极易复发。在此期间,中医药可发挥重要作用。

(二)下肢静脉曲张的其他治疗方法

除了上述治疗方法外,还有一些其他术式,如点式切除术、小切口分段切除术、皮内外结扎等。但这些方法均不能摆脱复发率高、适应证少的缺点。随着器械方面的改革,近年来又开展了电凝、冷凝等方法,但仍未能解决皮下交通支问题,复发率仍较高,且手术费用昂贵。因此,起始于20世纪30年代的硬化疗法再度兴起。因其操作简单、费用低,不需住院,患者痛苦轻而广受欢迎,但硬化疗法不能安全阻断高位主干静脉和交通支的逆流,复发率仍较高。同时,由于硬化剂本身的副作用,常可导致较严重的并发症。基于此,崔公让团队收集大量硬化治疗资料并进行系统整理,设计了大隐静脉高位结扎加高渗磷霉素钠溶液局部注射的方法,具有复发率低、副作用小、疗效可靠的特点。我们用此法治疗了20余例大隐静脉曲张患者,取得了较好效果。但仍存在适应证选择的问题,主要是小腿曲张较重,尤其是已有血栓者操作困难,仍需加做局部剥脱。

九、现代研究

1. 下肢静脉曲张是一种常见的血管疾病,又以大隐静脉曲张最为多见,好发于久站及从事体力劳动的人群,且有一定的遗传表现。蒋劲松等回顾大隐静脉曲张治疗方法的演变,历经了经典的高位结扎抽剥术及其改良,腔内热闭合技术,常温闭合技术等过程:①大隐静脉高位结扎抽剥术是治疗大隐静脉曲张最经典的手术方式,其优点与缺点均较显著,在彻底去除大隐静脉病变的同时,解决了穿通静脉的反流,但也存在创伤大、切口不美观以及潜在神经损伤等弊端。②常见的热闭合技术有射频消融闭合术、腔内激光闭合术以及腔内微波闭合术,最新的技术还包括了蒸汽血管硬化术、高强度聚焦超声等,这类新技术的优点是创伤小、恢复快、操作便捷、程序可控,但同样也存在皮肤灼伤、浅静脉血栓以及隐神经损伤等风险。③ VSCS 是一种利用氰基丙烯酸盐黏合剂封堵曲张静脉的装置,与腔内射频闭合技术相比,其 1 年期闭合率差异无统计学意义。〔蒋劲松,陈磊. 下肢静脉曲张治疗方法进展及要点[J]. 中国实用外科杂志,2021,41(12):1368-1372.〕

2. 张楠等对近年来应用针灸治疗下肢静脉曲张的文献进行综述,以中医理论为基础,探讨本病病因病机与针灸疗法的作用机制。下肢静脉曲张属中医学"筋瘤""脉痹""青筋腿"等范畴,其病机以气虚为本,瘀血、气滞、寒湿、外伤为标,不同医家对其病机有各自深入的理解。①火针疗法:是将针体烧至通红或白亮,对准施术部位,快刺疾出,将曲张部位刺破出血的一种治疗方法,古称"焠刺""燔针""烧针",贺普仁教授创立"贺氏火针",旨在借助火针温热之力,激发人体正气,有助于曲张血管壁张力的恢复,改善瓣膜功能,同时火针刺破曲张静脉壁使瘀血排出体外,改善血液循环,符合"菀陈则除之"的治疗原则,且有研究发现火针放血疗法在改善血液流变学,降低炎症反应,增强细胞内皮功能和抑制细胞凋亡方面优于手术治疗,有利于下肢静脉功能的恢复。②毫针疗法,通过毫针刺激下肢局部腧穴,可以调整气血运行,疏通经脉,激发经气,以通为顺,多取足少阳、足阳明经穴位,辅以针刺手法可促进和加强针感循经感传。③刺络放血疗法:该法是最有效、最直接的方法,可改善血液循环、加速新陈代谢,降低血液黏稠度并具有消炎作用,疗效显著,常与其他治疗联合应用。④皮肤针、磁圆梅针:是在古代员针、梅花针基础上结合现代磁疗发展而来,善治分肉间邪气而不伤及肌肉,通过循经叩击可疏通经脉气血,调节脏腑功能,治疗本病操作简便、安全有效、治疗率高、费用低廉。⑤其他疗法:包括推拿、耳穴贴压、艾灸及中药外用等。综上所述,下肢静脉曲张的中医治法具有普遍优势,其中针刺疗法通过调节人体血液流变学及内皮细胞功能,改善血液循环、降低炎症反应,激发非特异性免疫,从而改善下肢症状,而推拿、艾灸借助手法复位,温热刺激,可调节相应的经脉穴位,激发人体正气,促进下肢曲张静脉的恢复;耳穴贴压通过刺激耳穴调节大脑皮质,镇痛作用显著,中药外用透皮吸收,直达病所。〔张楠,马妍,贾建婷,等. 针灸治疗下

肢静脉曲张的研究进展［J］.中华针灸电子杂志,2021,10(04):153-156.］

（姚伊依　夏联恒）

第六节　血栓性浅静脉炎

一、概述

血栓性浅静脉炎是位于人体体表可视静脉发生的血栓性炎症。临床表现为沿浅静脉走行部位及周围组织突发红、肿、热、痛,有条索状物或硬结节,触痛明显,是临床常见病。男女均可发病,以青壮年多见。可发生于身体的各个部位,多发于四肢,其次是胸腹壁,少数呈游走性发作。

本病的临床表现与中医学"脉痹""恶脉""青蛇便""赤脉"所述关系密切,如《医宗金鉴·外科心法要诀》"青蛇便,生于小腿肚之下,形长二三寸,结肿,紫块,僵硬"。现代医学认为,血栓性浅静脉炎的发生,常是由于静脉管壁损伤,发生血栓与炎症。而血栓与炎症的发生,又与该部位血管内血流动力学变化及机体对自身血管功能调节的能力有密切关系。

（一）病因病机

1. 静脉内注射各种刺激性溶液或高渗溶液　如高渗葡萄糖溶液、各种抗生素、有机碘溶液等,均能在被注射的浅静脉内膜上发生化学性刺激,导致较为广泛的损伤,发生血栓形成,继而出现明显的炎症反应。

2. 持续性输液　常见于大面积烧伤、严重创伤,以及大手术、免疫功能低下等危重患者,大多不累及深静脉,因而不致引起肢体静脉回流障碍。持续输液可使静脉壁遭受直接损伤,致血栓形成,并迅速出现炎症反应。浅静脉内血栓形成,以激发血管壁炎症为主,大多和血管壁紧密黏着,因而不致脱落造成肺栓塞。

3. 下肢静脉曲张时,无论是大隐静脉还是小隐静脉的属支,由于静脉血淤滞,足靴区皮肤常因营养性变化,继发慢性感染,可使曲张的静脉缺氧,发生炎症性损害,导致血栓性浅静脉炎。

中医认为,本病的病因主要是内湿血瘀,外创经脉,致气血瘀滞,湿热互结,瘀血积于脉络,恶血内留,积聚不散而发病。

(二)病理

血栓性浅静脉炎一开始是广泛的整条浅静脉壁的炎症反应,甚至累及静脉周围组织,并有渗出液,因而在受累静脉的局部表现为疼痛、肿胀,以及质地柔韧、有压痛的条索状物。1 周后,随炎症消退和渗出物的吸收,遗留无痛性硬索,局部色素沉着,表示血栓经过机化和再管化过程,可以重新建立新条件下的血液循环。有时急性炎症可被慢性炎症所取代,血栓静脉发生纤维化,受累血管及其周围可以长期存在压痛。本病有复发或多次发作倾向,能够引起静脉周围组织轻度蜂窝织炎,皮肤上形成硬结和色素沉着,循硬结可扪及一条或数条血栓形成的浅静脉支。胸腹壁血栓性浅静脉炎多累及单侧,常侵犯胸静脉、上腹壁静脉、侧胸静脉和腹壁上静脉。

游走性血栓性浅静脉炎主要侵袭中、小浅静脉,具有血栓形成、静脉壁炎症反应的组织学形态,血管内膜下有成纤维细胞浸润,伴继发血栓形成。血栓阻塞的管腔,可因机化而再通,静脉壁可有结缔组织增生和炎症浸润,偶有巨细胞,病变血管附近组织很少有炎症反应,也无脂膜炎。

二、常见症状及体征

患肢表现为浅静脉突然呈索条状或柱状,网状肿胀,病变静脉组织红肿或水肿,局部皮温升高,扪及热感,触痛和压痛明显,肢体活动受限,全身反应常较轻,微热不适,经休息或治疗后,红热肿胀逐渐消退,遗有暗红色或暗褐色色素沉着,表浅静脉条索,硬结或串珠样改变明显,通常 2~3 周触痛可完全消失。

若因静脉曲张或在明显外伤情况下,逐渐出现上述症状,且静脉条索或硬结长时间不能消退,常以手术方法清除可治愈。若因肢体静脉留置管道引起,患者常先有寒战,发热 38~40℃,进而置导管静脉处红、肿、热、痛或仅有弥漫性肿胀区,拔出导管时,常引带出脓液或脓血,此类患者全身症状较局部为重。

胸腹壁血栓性浅静脉炎多为单侧发病,往往有 1~2 条浅静脉受累。典型的临床表现是抬举、活动上肢时,突然感到一侧胸腹壁疼痛,受累静脉略显红肿,压痛,血管变韧,可扪及条索状物,有的表现为银叉或串珠状,开始较柔韧,逐渐变硬,直径大约 3~5mm。根据受累静脉的不同走向,呈迁曲或直线状,与皮肤轻度粘连。上臂外展或高举时可见覆盖病变浅静脉的皮肤凹陷形如浅沟,索状物更加明显,呈弓弦状。

游走性血栓性浅静脉炎以小腿和足部浅静脉炎多见,发生于大腿和上肢者较少见。由于受病变累及的都是中小浅静脉,管腔内虽有血栓形成和堵塞,也不会引起静脉血流障碍,整个肢体肿胀较少见。临床表现常常是在肢体或躯干浅静脉附近的一个区域内,骤然出现多个散在红色结节,有疼痛和触痛,并与周围有炎症的皮肤粘连,病变外形呈线状,一般较短,偶尔有病变的静脉段可长达 30cm 左右,病变静脉触之呈一条坚硬条索状物,可分批出现,因此有些部位病变刚出现而其他部位则已消退。本病的特征是:结节很快消退,大多数仅持续 7~18 天,以后条索状物逐渐不明显,最终消失,留下局部棕色色素沉着,结节不化脓、不坏死,受累肢体也无水肿形成。全身可出现低热、白细胞增高、红细胞沉降率加快等反应,每次结节消退后间歇数周或数年,身体其他部位的浅静脉又可发生同样反应,屡次反复发作,长期患病后,遗留的色素沉着和条索状物可布满全身。

三、诊断与鉴别诊断

(一)病史及检查

1. 病史　四肢血栓性浅静脉炎患者多有下肢静脉曲张、近期站立过劳、静脉输入药物或表浅静脉创伤史,本病发病与季节、年龄无关,各年龄均可发病。

2. 体检　患肢活动受限,病变皮肤肿胀、红热、触痛,可触及质地硬韧的条索状、柱状、结节状静脉区。若因静脉曲张引起,则呈暗红色团状隆起区;若因肢体静脉留置管道引起,常引带出脓液或脓血。

3. 实验室检查 血常规检查：化脓性血栓性浅静脉炎，白细胞计数可达 20×10^9/L，一般不必做其他检查，结合病史及查体，即可确诊；对于不能确诊者，可行超声多普勒及病理检查。

（二）诊断

1. 青壮年人，有静脉曲张史，近期局部遭受创伤或受风寒湿侵袭，或近期有静脉输注药物史。

2. 下肢或上肢局部表浅静脉，沿静脉走行方向突然出现红、肿、热、痛等症状，条索状物或结节。

3. 发生于胸腹壁及上肢者，多在疼痛部位可触及条索状硬物。

4. 全身可有轻度发热，白细胞可有轻度升高。

（三）鉴别诊断

常与结节性红斑、硬性红斑、结节性动脉周围炎、结节性多动脉炎、结节性血管炎、下肢丹毒、血栓闭塞性脉管炎、恶性肿瘤和感染引起的表浅静脉血栓形成等疾病鉴别。如诊断仍有困难，可做活体组织病理检查，切除受累浅静脉，进行形态学检查以明确诊断。

四、治疗

（一）一般疗法

1. 病情轻者可自行消退，不必卧床休息，下肢在穿弹力袜或缠弹力绷带时活动；病情较重、炎症明显者，可适当卧床休息几天，抬高患肢。

2. 局部湿热敷或理疗。

3. 炎症明显，面积较大者可应用抗生素治疗。

4. 原因不明，反复发作者，可服用阿司匹林、泼尼松治疗，以控制病情进展。

（二）西药治疗

1. 抗生素 如青霉素、链霉素等。对化脓性血栓性浅静脉炎应及时选用大剂量敏感有效的抗生素。

2. 辅助预防药物 曲克芦丁 1.0g 加入 5% 葡萄糖或生理盐水中静脉

滴注。

3. 疼痛较重者,可应用消炎镇痛药,如阿司匹林、吲哚美辛等。

4. 外治疗法 ①双氯芬酸二乙胺软膏剂,涂于患处,每日 3~5 次; ②肝素钠软膏,涂于患处,每日 3~5 次。

(三)中医疗法

1. 内治法 本病病因主要是湿热与血瘀,治宜清热利湿、活血化瘀为主。

(1)湿热阻滞

主证:患部浅静脉疼痛、发红、肿胀、灼热,有硬索条状物,压痛明显,严重者肢体肿胀,伴发热,口渴,不欲饮,舌红,苔滑腻,脉滑数。

治则:清热利湿,活血化瘀。

方药:①四妙勇安汤加减。金银花,玄参,当归,甘草,赤芍,牛膝,黄柏,苍术,防己,红花,白芷。②解毒消疮饮加减。炙穿山甲,天花粉,甘草节,乳香,没药,赤芍,皂角刺,白芷,贝母,防风,金银花,连翘,牛膝,苍术,茯苓,白术。

(2)脉道瘀结

主证:局部遗留有硬结节或索条状物,皮肤有色素沉着,不红不热,疼痛呈针刺样。舌质暗红,或有瘀点瘀斑,苔薄白,脉沉细涩。

治则:活血化瘀,散结通脉。

方药:①桃红四物汤加减。生地,当归,赤芍,川芎,桃仁,红花,地丁,紫草,黄柏,牛膝,鸡血藤,水蛭,甘草。②复元活血汤加减。天花粉,当归,红花,牛膝,穿山甲,大黄,桃仁,黄柏,丹参,鸡血藤,甘草。

2. 外治疗法

(1)熏洗:①鲜马齿苋,煎汤趁热熏洗患处,每日 2 次。②硝矾洗药(朴硝 10g、白矾 10g、硼砂 10g),用开水冲化后,趁热熏洗患处,每日 2 次。以上熏洗适用于急性炎症期。③活血止痛散,煎汤趁热熏洗患处,每日 2 次,适用于慢性炎症期。

(2)贴敷:①鲜马齿苋捣烂,外敷患处,每日 2 次。②外敷大青膏、茅菇膏或金黄膏,每日 1~2 次。

(3)涂敷:在炎症红肿处,外涂马黄酊(马钱子 30g、黄连 30g,用 75% 乙醇 300ml 浸泡 3~5 天,密封备用),每日 3 次,具有消炎止痛作用。

(4)掺药:合并溃破者,可用黄芩、黄连油纱布换药。创面干净者,可用生肌珍珠散、八宝丹等撒布于创面,外盖生肌玉红膏油纱布。

以上不同的外治疗法可单独使用,也可将熏洗疗法与贴敷、涂敷疗法结合应用,以提高疗效。

(5)针刺:①穴位:风市、阳陵泉、足三里、三阴交、合谷、曲池、中都、丰隆、条口、曲泉、阴陵泉、太溪、信交、偏历、阳辅。②方法:上肢病变以取上肢穴位为主,下肢病变以取下肢穴位为主;可适当上下搭配,在病变上方或下方,各取两个穴位。针刺得气后,留针 30 分钟,行弧度扩针法、强刺激,每日 1 次,10 次为一疗程。

(四)手术疗法

如上述方法无效,血栓有侵犯深静脉趋势,应及时施行手术,高位结扎受累静脉,予以局部病变部位切除或剥脱。在这种情况下,应先做高位结扎术,其优点是:①可以防止深静脉受累;②解决缺乏瓣膜的大隐静脉逆向压力,迅速消除直立性疼痛;③可以简化其他辅助治疗方法,缩短疗程。如果病变发生后,原有曲张的大隐静脉经过一定时间,病变进入静止阶段,此时可再施行剥脱术。经治疗,炎症消退 3 个月后,仍遗留痛性硬索状物不易消退时,可施行硬索状物切除术。

五、预防及护理

本病症状多较轻微,一般不必卧床休息。下肢在缠弹力绷带或穿弹力袜时可以行走。如果病变比较严重,局部表现明显,应适当卧床休息数日,抬高患肢 15cm。局部给予热敷,同时应用镇痛药物。预防应注意以下几个方面:①输液时尽量避免应用高渗或刺激性强的溶液及药物,若病情需要应缓慢静滴,以防发生本病。②有下肢静脉曲张者,应坚持穿弹力袜或缠弹力绷带,以促进静脉血液回流,减轻下肢静脉血液瘀滞状态,预防静

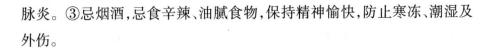

脉炎。③忌烟酒,忌食辛辣、油腻食物,保持精神愉快,防止寒冻、潮湿及外伤。

六、验案举例

【医案一】

李某,男,44 岁,初诊时间:2002 年 10 月 28 日。

主诉:右小腿皮下条索状肿物 10 日。

病史:患者自述右下肢静脉曲张史 3 年,否认其他慢性病史。10 日前无明显诱因出现右小腿条索状硬结,红肿明显,局部皮温升高,活动时局部疼痛不适,行搓揉和热敷未见缓解,未系统治疗,休息数日未见明显好转,遂求诊于我院。

现症:神志清楚,面色如常。察其形体适中,右下肢可见静脉迂曲扩张,右小腿局部呈线状红肿,触之有条索感,皮温略升高,压痛明显。近日食欲欠佳,小便黄少,察其舌质红绛,苔黄,脉弦滑。

辨证:湿热下注,痹阻血脉,气血运行受阻,日久成瘀,热瘀互结成毒而生本病。患者以热毒为主,兼有湿邪,治宜清热解毒祛湿,活血化瘀。

处方:丹参 15g,红花 10g,川芎 10g,金银花 20g,桃仁 10g,当归 10g,黄柏 6g,银花藤 60g,丹皮 15g,赤芍 20g,白芍 20g,生甘草 5g,党参 15g,黄芩 10g,栀子 10g,半夏 10g,海藻 20g。7 剂,水煎,每日 1 剂,分 3~4 次服用。

另外,栀子、大黄、乳香、没药各 50g,紫草、冰片各 30g,黄柏 25g,水蛭、僵蚕各 20g。上药研成细末,与适量蜂蜜调成膏状,均匀涂抹于红肿处,敷 16~20 小时。

2002 年 11 月 8 日复诊,自述第 3 天条索状肿物变软,活动时不适感明显减轻,食欲好转,二便正常。查体可见红肿减轻,硬结缩小,舌质红,舌苔薄黄,脉滑。口服方去栀子,加鸡血藤 15g,膏药继续外敷。

2002 年 11 月 15 日三诊,条索样硬结质软,红肿几乎不可见,仍有轻微压痛,局部皮肤色暗,皮温正常,二便调,睡眠可,舌红,苔薄白,脉弦。停用上方,口服康脉Ⅱ号胶囊,每日 3 次,每次 5 粒,配合穿戴医用弹力袜。

按: 该患者为下肢静脉曲张并发血栓性浅静脉炎。方中以丹参、赤芍、金银花、黄芩、黄柏、栀子清热凉血解毒,红花、川芎、当归、桃仁、半夏活血化瘀散结,党参、白芍、甘草兼护脾胃之气,再外用活血化瘀方。诸药合用,血瘀得散,硬结消失,曲张减轻。

【医案二】

孙某,女,60岁,2002年11月16日初诊。

主诉: 右下肢静脉曲张5年,局部红肿疼痛2周。

病史: 患者5年前无意中发现右踝内侧有一3cm左右蚯蚓状条索,无明显不适,未予治疗。2周前条索突然增长,向足踝上方延伸,现长约30cm,并在条索周围出现红肿、疼痛、灼热,曾自行用药(具体药物及用量不详),症状稍有缓解,但出现色素沉着。

现症: 自述右下肢常有沉重感多年,劳累后或晚间明显,2周前出现右下肢活动时疼痛不适,右踝可见一长约30cm条索状物,质稍硬,周围略红肿,触之皮温略升高,压痛(+)。患者神清语明,形体偏胖,食欲欠佳,口中黏,小便正常,大便腻而不爽,舌质红,苔黄腻,脉滑略数。

辨证: 患者患有下肢静脉曲张病史多年,素体偏胖多湿邪,湿邪困脾,脾失运化,则纳差,口中黏,大便腻而不爽。湿邪聚于下肢日久生热,与热互结,瘀阻脉络,故红肿疼痛。治宜清热利湿,活血通络。

处方: 苍术12g,黄柏12g,牛膝12g,赤芍12g,泽泻15g,丹参15g,丹皮10g,水蛭10g,车前子20g,益母草20g,薏苡仁30g,茯苓15g,黄芪30g。7剂,水煎,每日1剂,分3~4次服。

外用消瘀软膏。

2002年11月23日复诊,红肿消退,皮温正常,但条索状肿物未消,仍有触痛,舌质红,苔薄白,脉滑。原方加黄药子6g、乌梢蛇15g,再服7剂,外用消瘀膏,配合穿戴医用弹力袜。后患者病情逐渐好转,硬索状物完全消失。

按: 奚九一教授治疗血管炎提出因邪致瘀观点,认为邪在瘀之先,邪盛则新瘀产生,疾病进展;邪去则瘀去,病势亦随之缓解。治疗主张祛邪为先。方中三妙散清热燥湿、活血通络,赤芍、丹参、丹皮、水蛭、益母草加强方中

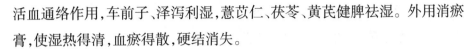

活血通络作用,车前子、泽泻利湿,薏苡仁、茯苓、黄芪健脾祛湿。外用消瘀膏,使湿热得清,血瘀得散,硬结消失。

【医案三】

于某,男,64 岁,初诊时间:2002 年 4 月 22 日。

主诉:右侧胸腹壁疼痛 1 周,伴皮下条索肿物 6 天。

病史:1 周前无明显诱因抬举、活动右侧上肢时,突感右侧胸壁有牵扯性灼烧样疼痛,第 2 天在疼痛部位触有 1cm 左右线性索状物,压之疼痛,皮色红。现发现索状物向下延伸,遂来我院就诊。

现症:患者自述右臂过度伸展时有牵拉样疼痛,自觉轻度发热,口中黏腻,食欲减退,脘腹胀满,大便溏泻不爽。察其体型偏胖、精神尚可,右侧胸腹壁可见条索状肿物,长约 8cm,如毛线针样粗细。边界清晰,皮色红,触之有硬韧感,压痛(+),过度挺胸伸腰时病变局部可见皮肤凹陷性浅沟,索状物更加明显,呈弓弦状。舌红,苔滑腻,脉滑数。

辨证:患者体型肥胖,脾失健运,痰湿内盛。湿邪流注脉络,郁久化热,湿热相互交结,阻滞于胸腹部,导致皮下红肿,呈条索状结节;气滞无力推动血液运行,血流滞涩成瘀,瘀血阻脉,不通则痛。治宜清利湿热、活血通络。

处方:

1. 脉管复康片,每日 3 次,每次 4 片,口服。

2. 口服汤剂:四妙勇安汤加减。金银花 90g,蒲公英 20g,玄参 90g,生黄芪 30g,当归 60g,甘草 30g,赤芍 10g,红花 10g,牛膝 6g,生薏苡仁 30g,苍术 10g,党参 15g,茯苓 10g,黄柏 6g,砂仁 5g,木香 6g。15 剂,水煎,每日 1 剂,早晚分服。

3. 0.9% 生理盐水 150ml,曲克芦丁 1g,每日 1 次,静脉滴注。

5 月 8 日复诊:患者右侧胸腹壁条索状肿物缩小至 0.5cm,无疼痛,守原方 5 剂,病情逐渐好转,条索状肿物完全消失。2004 年 5 月随访,上次治疗痊愈后,至今正常。

按:本方为四妙勇安汤加减。其中,金银花甘寒入心,善于清热解毒,故重用为主药,玄参泻火解毒,甘草清解百毒,配蒲公英加强清热解毒之力。配以善祛下焦湿热的黄柏和燥湿健脾的苍术,使湿去而无从化生。佐以健脾祛湿之黄芪、党参、苍术、茯苓、生薏苡仁,理气活血之木香、砂仁、红花。诸药合用,使得气血运行畅通,湿瘀得以两清,故而痊愈。现代研究显示,当归、赤芍、牛膝能抗血小板聚集、抗血栓、改善外周循环,有利于炎症消散。其中,赤芍对血管平滑肌有解痉作用,可解除因药物对血管壁的强烈刺激所致的血管痉挛,改善血液循环。

【医案四】

李某,男,72 岁,初诊时间:2017 年 10 月 14 日。

主诉:右下肢疼痛、肿胀 5 天余。

病史:患者 14 个月前肝癌术后右下肢出现疼痛、肿胀症状,曾于某医院就诊,诊断为"血栓性浅静脉炎",经治疗未见明显好转,遂于我科就诊,经口服中药、血栓外洗方(自拟方)局部外洗、消瘀软膏(院内制剂)局部外涂 14 天后好转。5 天前右下肢又出现疼痛、肿胀、乏力症状,着地疼痛加重,因 1 年前右下肢同样症状来我科诊治痊愈,遂又来我院就诊。

现症:自述右下肢疼痛、肿胀,以小腿内侧为甚,自觉轻度发热,行走时疼痛加重,抬高患肢可减轻,全身乏力,口渴,但欲漱口不欲咽,二便尚可。察其形体偏瘦,精神尚可,面色晦暗,右下肢小腿内侧(膝下部位)可触及沿静脉走行的条索样暗红色肿块,按之凹陷,局部皮温略高,有压痛,右下肢内侧多处有静脉曲张团,散在色素沉着斑,舌质暗,苔白腻微黄,有裂纹,脉涩。

辨证:此为脏腑虚弱,瘀结癥瘕,脉道不通,不通则痛。由于患者年事较高,肝癌术后 1 年余,正气虚弱,形成本虚标实之势,目前标实症状突出,故宜治标为主,兼顾其本。

处方:

1. 自拟活血通脉方　鳖甲、地龙、僵蚕各 10g,全蝎 2g(为末分冲),当归、白芍、桂枝、木通各 10g,川芎 8g,生地黄 10g,玄参 15g,金银花 10g,白花蛇舌草、山慈菇各 15g,黄芪 30g,党参 15g,甘草 6g。20 剂,水煎,每日 1 剂,早晚分服。

2. 血栓外洗方(自制方)热敷下肢,以活血化瘀、清热消肿。

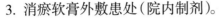

3. 消瘀软膏外敷患处(院内制剂)。

11月6日复诊:患者右下肢肿胀大减,热痛消失,条索状肿物不甚明显。守原方10剂,继续外用消瘀软膏,病情逐渐好转,条索状肿物完全消失,皮色恢复正常。2018年5月随访,自述上次治疗痊愈后,至今正常。

按:患者年高体虚,癌症术后,脏腑虚弱,瘀血凝滞,阻滞筋脉络道,故而发病,见小腿内侧条索样、暗红色肿块,且瘀滞日久,有化热之势。遂予自拟活血通脉方活血化瘀、散结通脉,辅以益气清热。方中鳖甲、地龙、全蝎、僵蚕走窜通经、散结通脉;当归、川芎、白芍、桂枝、木通活血化瘀,通阳行血;生地黄、玄参、金银花、甘草滋阴清热解毒;白花蛇舌草、山慈菇消肿散结,兼抗肿瘤;黄芪、党参补中益气,兼调全身。全方合用,共奏活血化瘀、散结通脉之功。血栓外洗方针对患处条索样、暗红色肿块及皮温升高症状,行溻渍外洗以对症治疗。另以消瘀软膏外涂,与上方并行活血化瘀之效。

七、诊疗体会

1. 避免医源性浅静脉炎　对于静脉点滴或静脉推注患者,一是要注意穿刺准确,避免药液外渗;二是药物浓度要适宜。

2. 关于游走性浅静脉炎　游走性浅静脉炎是血栓闭塞性脉管炎在浅静脉的表现,多发生在下肢踝关节处。同时,游走性浅静脉炎又是肝硬化等肝脏疾病或恶性肿瘤在全身的表现,多发生在胸腹壁,因此临床要多加注意,以免误诊或漏诊。

3. 关于血栓性浅静脉炎的治疗　除全身治疗外,局部用药也可取得较好效果,如中药外敷,常用药物有消瘀膏、七厘散等。此外,亦可沿浅静脉局部封闭,常用药物有地塞米松等。

八、现代研究

1. 赵钢教授根据自身多年临床经验,在抗凝溶栓的基础上,以清热解毒,活血化瘀为基本治疗原则,自拟方剂银黄洗剂外敷于病变部位,使药物经肌腠毛窍而入脏腑,通经贯络,作用全身,通过疏通气血、软坚散结、清热解毒达到治疗疾病目的,在长期临床应用中证实疗效显著。银黄洗剂由黄芩、黄连、黄柏、大黄、栀子、紫花地丁及马齿苋组成,方中重用"四黄"共为君药,以清热解毒,行气活血化瘀;栀子性寒,凉血解毒清热,紫花地丁味苦,性辛、寒,清热解毒,散结消肿,共为臣药,起到凉血消肿作用;马齿苋性寒,以其为佐药,取清热凉血之功。七味药相辅相成,清热祛邪,活血凉血,行气固本,以达祛病之功。现代药理学表明,黄芩中的活性成分黄芩苷等主要通过减少促炎细胞因子 TNF-α、IL-1β 等的产生,阻断 TNF-α 与表皮生长因子受体(EGFR)的结合及抑制启动炎症反应的丝裂原活化蛋白激酶(MAPK)的表达,最终发挥抗炎效应;黄连、黄柏中的有效成分小檗碱能抑制 IL-6、TNF-α 的分泌,从而减少血管炎性浸润,并减少炎性介质对血管内皮的损伤,抑制血管钙化,有研究证实,黄芩苷与小檗碱合用可互补调节炎症反应,从而发挥复方协同效应;大黄蕴含的大黄素不仅可抑制 TNF-α、IL-6、IL-1β 合成而减少炎性细胞浸润,还能减弱脂多糖(LPS)诱导的炎症反应;栀子提取物栀子苷不仅能够降低血清中 IL-6、TNF-α 水平,发挥抗炎作用,还能抑制血小板聚集,达到抗血栓作用;紫花地丁水提物可有效减少巨噬细胞释放 NO、TNF-α、IL-6 以及 IL-1β 等炎症介质而发挥抗炎作用;马齿苋水提物可通过抑制 MAPK 进而使 TNF-α 等炎症介质释放减少,达到显著的抗炎效果。〔周念,贾振,史留举,等.银黄洗剂治疗下肢血栓性浅静脉炎的临床疗效观察[J].中国中西医结合外科杂志,2021,27(05):738-742.〕

2. 高杰等对血栓性浅静脉炎进行中西医治疗概述,总结如下:①中医内治法,不同医家对于本病的中医辨证论治有不同看法。②中医外治法,根据血栓性浅静脉炎的病变部位和病理特点,外治法起效迅速,疗效明显,在临床上广为运用。③针灸治疗,王霆采用沿血管走向按顺序进行刺血拔罐的治法,可增强祛瘀效果,有效治疗急性期血栓性浅静脉炎;喻淑珍等以索状物为中心,寻找热敏点,施行温针灸治疗,可温经通脉、化瘀散结。④西医以手术治疗为主,并采用抗炎、抗凝、溶栓等药物治疗,同时使用穿弹力袜或缠弹力绷带等物理治疗,可改善肢体瘀血症状。〔高杰,张婷,付晨菲,等.血栓性浅静脉炎中西医治疗概述[J].中国老年学杂志,

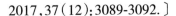

2017,37（12）：3089-3092.〕

3. 王玉涛等通过临床研究发现,消炎膏和多磺酸黏多糖乳膏对下肢静脉曲张泡沫硬化剂联合手术治疗后血栓性浅静脉炎的治疗均有效,但消炎膏在改善临床症状、缩短血栓长度和减小炎性面积方面优于多磺酸黏多糖乳膏。经皮给药属于外治法范畴,药物可以经过两种途径穿透皮肤,进入人体而发挥作用,一种是穿透皮肤屏障,透过角质层的"砖-砂浆"结构和表皮进入真皮层,经由真皮层的毛细血管进入体循环;另一种是药物可以直接经过毛囊和汗腺等皮肤附属器官吸收,在皮肤局部发挥作用。消炎膏由芙蓉叶、天南星、升麻和大黄组成,芙蓉叶为锦葵科植物木芙蓉的叶,性凉,归肺、肝经,现代药理研究发现,芙蓉叶可有效改善非特异性炎症红、肿、热、痛等反应,通过构建大鼠关节炎模型研究证实,芙蓉叶提取物能显著降低模型大鼠血清肿瘤坏死因子,白细胞介素-6,一氧化氮等炎症因子水平,发挥抗炎作用;天南星以"虎掌"之名首载于《神农本草经》,有散结之功,现代药理研究发现,天南星提取物可以显著改善棉球肉芽肿模型大鼠的炎症反应,降低其血管通透性;现代药理学研究发现,升麻95%乙醇提取物具有显著的抗炎作用和抗氧化能力;大黄及其复方可以通过抑制IL-1、TNF-α等炎症因子的表达,促进抗炎因子 IL-10 的表达,发挥抗炎作用。〔王玉涛,宋奎全,张幼雯. 消炎膏治疗下肢静脉曲张泡沫硬化剂联合手术治疗后血栓性浅静脉炎的临床效果[J]. 中国中西医结合外科杂志,2021,27（02）：212-218.〕

（丁戊坤　夏联恒）

第七节　多发性大动脉炎

一、概述

多发性大动脉炎（polyarteritis）是累及主动脉及其分支动脉和 / 或肺动

脉的慢性进行性非特异性炎症疾病。本病是一种较常见的自身免疫性血管炎，属风湿病与周围血管疾病范畴，好发于青年女性。由于受累动脉发生狭窄、闭塞及狭窄前后动脉瘤样扩张，可导致病变部位组织器官出现缺血表现，但因受累动脉部位不同，其临床症状和体征各异。因此，本病以往命名繁多，如非特异性动脉炎、无脉病、主动脉弓综合征、大动脉炎等。

中医学对多发性大动脉炎尚无确切的病名记载，但其临床证候，文献中却有不少描述，亦有"无脉症"之记载，属"脉痹"范畴。如《圣济总录》："脉痹，血道壅塞，肢体疼痛，或麻木不仁，心悸怔忡，脉细涩。"

（一）病因

本病病因尚不明确，可能由于感染、中毒、药物等因素作用于机体，引起自身免疫功能失调，使大动脉壁细胞产生免疫反应，成为自身抗原，而机体内的免疫活性细胞不能对其有效识别，与该自身抗原接触后产生抗大动脉抗体，于大动脉壁发生抗原抗体反应，形成免疫复合物，沉积、浸润于大动脉壁而发生自身免疫性炎症病理改变。

具体有以下几种学说：

1. 感染学说　本病与多种致病菌、病毒、立氏立克次体、寄生虫引起的感染有关。

2. 激素学说　本病以青年女性多见，可能与雌激素排泄量呈持续性高水平，而无正常双期节律有关。雌激素过多和其他营养不良因素（如结核病）相结合，可使动脉壁遭受损害。

3. 遗传学说　人类白细胞抗原（HLA）测定可见 A_9、A_{10}、B_5、B_{21}、Bw_{51}、Bw_{52} 的检出率较高，故认为这些 HLA 表型可能与本病存在关联。

（二）病理

大动脉炎的发生主要限于弹性动脉，为非特异性全层动脉炎，病变多发生在主动脉弓及其分支动脉，以分支动脉入口处较严重，如无名动脉、锁骨下动脉、颈总动脉；其次易发生在胸腹主动脉及其分支动脉（肾动脉、腹腔动脉、肠系膜动脉、髂动脉）、冠状动脉、肺动脉、腋动脉，甚至累及部分肢体中等动脉。尸检可见病变血管呈灰白色，管壁僵硬、钙化、萎缩，与周围组织有粘连,管腔狭窄或闭塞,少数可见动脉扩张,甚至形成动脉瘤,主动脉明显扩张而导致主动脉瓣关闭不全,在病变周围产生侧支循环。

二、常见症状及体征

(一)症状

1. 颅脑缺血症状　眩晕(特别是颈部后仰时),昏厥发作,视力障碍(特别是暴露于直射阳光时)。

2. 上肢缺血症状　手指冷感,上肢易疲劳。

3. 大动脉或肾动脉狭窄症状　头痛,眩晕,呼吸急促。

4. 全身症状　早期可见低热。

(二)体征

1. 上肢脉搏异常　桡动脉搏动减弱、消失,或呈现显著的左右差异。

2. 下肢脉搏异常　股动脉搏动亢进或减弱。

3. 颈背、前胸、腹部可闻及血管杂音。

4. 眼底异常及双眼有异常所见。

5. 红细胞沉降率增快;C 反应蛋白升高;血清 γ 球蛋白升高。

(三)临床分期

根据病情进展,可将本病分为三期。

1. 急性期(活动期)　见于疾病早期或慢性炎症期的再发活动期,主要表现为全身症状,如发热,倦怠无力,盗汗,食欲减退,体重减轻,肌肉和/或关节疼痛,病变血管痛,结节性红斑等。实验室检查可见白细胞增高,抗链球菌溶血素 O 试验阳性,α_1 或 γ 球蛋白值升高,红细胞沉降率增快,CRP阳性,抗主动脉抗体效价增高等,可持续数周至数月。早期未形成动脉狭窄时,缺血症状不明显,易误诊为其他疾病,如风湿热、心肌炎等,有时可误诊十余年,直至出现明显动脉狭窄引起的组织器官缺血症状或体征时方来就诊,此时往往疾病已处于慢性炎症期,此期若同时伴有以上全身症状和实验室检查结果阳性,则提示为慢性炎症期的再发活动期,病情正在进展。

2. 迁延期(缓解期)　当急性期症状消失后,动脉壁的抗原抗体反应性炎症仍在缓慢进行,处于长期慢性炎症反应期阶段。实验室阳性所见亦可恢复正常。病程中活动期与缓解期常反复交替存在。此期主要表现为缺血症状与体征,其缺血体征取决于受累血管所处部位和病变程度,以及侧支循环代偿情况。

3. 稳定期(瘢痕期) 此期疾病活动症状消失,受累动脉壁出现瘢痕纤维化,导致管腔不可逆的狭窄或闭塞。临床表现因受累动脉部位及狭窄程度不同而存在较大差异,主要表现为缺血征,轻者可正常生存,重者可出现心、脑、肾等重要脏器功能衰竭而死亡。

三、辅助检查

1. 血液检查 可出现贫血、白细胞增高,若红细胞沉降率、CRP、γ 球蛋白、抗链球菌溶血素 O 试验、抗主动脉抗体五项检查结果阳性或增高,则可作为本病处于活动期的判定指标。少数病例也可出现抗核抗体阳性、类风湿因子阳性,IgA、IgM 及 CIC(循环免疫复合物)增加,C3 下降等。若处于瘢痕期,抗主动脉抗体可呈阴性。

2. 尿液与肾脏检查 少数患者尿蛋白可呈阳性,出现管型尿,但进一步行肾活检则少有肾小球与肾小管病变。当肾动脉病变严重时可出现肾功能减退,BUN(血尿素氮)和 Cr(肌酐)增高,肾脏 B 超可示肾脏萎缩性改变。同位素肾图检查可见病变侧肾脏有缺血性改变(血管期呈低平曲线或抛物线形)。肾盂静脉造影检查适用于肾动脉狭窄者,表现为肾脏不完全显影或显影迟缓,肾脏体积缩小等改变。

3. 心电图 心电图异常者并非少见,如心室肥大、ST-T 改变、心律失常等。

4. 超声心动图 可见瓣膜损害,心肌肥厚,心脏扩大,主动脉弓与其分支动脉管腔狭窄或闭塞等改变。

5. X 线检查

(1)胸部平片:轻者无明显异常,重者可见主动脉结突出,降主动脉内收,搏动减弱或消失,动脉壁不规则,狭窄动脉前部可见动脉扩张或动脉瘤。常见心脏扩大,其中约50%患者为左室扩大,肺血流量减少。若处于瘢痕期,可出现主动脉壁内收钙化。

(2)动脉造影:动脉造影示管腔呈粗细不均改变,或比较均匀的向心性狭窄、堵塞,主动脉分支病变多侵犯开口部近心端,降主动脉可广泛或局限狭窄,冠状动脉入口处狭窄,肺动脉呈多发性狭窄。本检查可确定病变部位、范围、程度,具有较高诊断价值,阳性率较同位素及超声检查高,但目前尚不能作为常规诊断方法,仅适用于有手术指征的患者或疑难病例。

6. 彩色超声多普勒　可以检查动脉直径、流速、流量及管壁增厚与狭窄的部位,腔内血栓赘生物等。是常用的首选非创伤性检查方法。

7. 发射计算机断层显像(ECT)　单光子发射计算机断层显像(SPECT)是一种敏感性高的非创伤性检查方法,能分层显示内脏形态、病理特点以及器官血流、组织灌注情况等,对诊断肺动脉病变有重要意义。

8. 眼底检查　颈动脉受累者眼部缺血,眼底改变的发生率为8%~12%,其变化分为三期:第一期(血管扩张期),可见视乳头发红,动静脉扩张、瘀血,静脉管腔不均,毛细血管新生,小出血,小血管瘤等,虹膜玻璃体无异常;第二期(吻合期),可见瞳孔散大,反应消失,虹膜萎缩,视网膜动静脉吻合形成,周边血管消失;第三期(并发症期),主要表现为白内障,视网膜出血和剥离等。

9. 抗内皮细胞抗体(AECA)和血栓调节素(TM)测定　据近年来国外文献所述,测定AECA与TM能反映血管内皮细胞损伤情况,早期提示本病的病原学,还可作为疾病活动程度的监测指标。

四、诊断与鉴别诊断

(一)诊断

本病早期确诊较难,约半数患者易被误诊为风湿热、结核病、高血压、冠心病、心绞痛、心肌炎、脑血管意外等,待缺血体征出现后,诊断难度降低,但此时病情往往已处于慢性炎症期或瘢痕期,故早期诊断尤其重要。根据我们的经验,年轻人群尤其是女性有下列情况之一者,应考虑本病可能,并做进一步检查。

1. 单侧或双侧肢体出现缺血症状,伴有脉搏减弱或消失,血压测不出或双侧肢体血压差达 2.6kPa 以上,或上肢血压高于下肢血压。

2. 出现脑部缺血症状伴有颈动脉搏动减弱或消失,颈部闻及血管杂音。

3. 出现顽固性高血压伴有下肢缺血症状和动脉搏动减弱或消失,及血压测不出,或四肢血压高伴有脐旁血管杂音。

4. 沿大动脉走行区域闻及收缩期Ⅱ级以上血管杂音,伴相应器官组织缺血症状。

5. 不明原因低热、乏力,肌肉关节酸痛,大血管走行区域疼痛或压痛,伴四肢血压脉搏异常。

6. 具有典型高血压性眼底改变,伴有头部或上肢缺血症状与体征。

7. 出现与年龄不相称的主动脉结突出,主动脉增宽延长及降主动脉内收的 X 线表现。

(二)鉴别诊断

本病常与先天性胸主动脉缩窄症、闭塞性动脉硬化症、血栓闭塞性脉管炎、巨细胞性动脉炎、胸廓出口综合征、先天性主动脉发育不良、结缔组织病引起的大动脉病变等疾病相鉴别。

五、治疗

至今国内外尚无根治办法,主要是根据病情和临床症状进行对症治疗。治疗原则是控制病情活动与进展,通过药物与手术治疗,改善组织缺血状态,防治并发症,争取良好预后。

(一)一般治疗

活动期患者应卧床休息,直至活动能力恢复正常;缓解期患者除有重要脏器严重缺血,或因并发症致劳动与自理能力丧失外,症状较轻者可从事轻体力劳动,避免感冒、感染、过劳、精神刺激等诱发因素。

（二）非手术治疗

根据本病的不同分期进行治疗。

1. 活动期　治疗原则以控制病情为主,辅以改善组织缺血状态及防治并发症。

（1）控制感染:感染可诱发本病并加重自身免疫反应,故控制感染和抑制自身免疫反应尤为重要。选择有效的抗生素或抗结核药物,应用至全身中毒症状消失,血白细胞恢复正常,其他活动期指标明显好转或正常。

（2）抑制自身免疫反应:对全身中毒症状重和活动期指标升高者,在应用抗生素的同时,可加用肾上腺皮质激素,初始剂量宜小,如泼尼松20~30mg/d,显效后开始递减用量,直至 5~10mg/d 维持量,用药周期可持续 3~24 个月。若减量后出现 ESR、CRP 回升,可适当回调剂量,但应注意激素引起的副作用,服药期间可配合中医辨证施治以减轻副作用。若患者对激素不敏感,或减量过程中病情反复加重,可试用免疫抑制剂如环磷酰胺等。

（3）抗凝扩容:可以防止血栓形成,改善循环,促进侧支循环建立。常用药物有脉络宁注射液、复方丹参注射液、曲克芦丁注射液、前列腺素 E 注射液等,静脉滴注,每日 1 次,2~3 周为一个疗程。有急性栓塞或血液高凝状态者,可用尿激酶或小量肝素,以及华法林、双嘧达莫、阿司匹林等,但应注意出血情况。累及肺动脉者,无论有无肺栓塞证据,应用溶栓及抗凝治疗都可起到积极作用。

（4）对症治疗:主要包括坚持服用降压药及软化血管药物（如维生素 C、维生素 E 等）,可防治并发症,还可采取强心、利尿等治疗以改善症状。

2. 迁延期（慢性期）　以控制病情进展与改善血液循环为主。如再发活动,可按急性期治疗原则施治,迅速控制病情,以防新的病变发生。

3. 瘢痕期　以改善血液循环为主,具有手术指征者可行手术治疗。

（三）手术治疗

药物治疗可使大多数患者病情缓解,恢复正常生活与工作,但部分非活动期患者经系统性药物治疗后,未取得理想疗效,可考虑手术治疗。

1. 手术指征

（1）严重的脑或肢体缺血影响功能者；

（2）严重的高血压经药物治疗无效者。

2. 手术时机的选择

（1）非活动期病例，病情稳定半年至 1 年后进行；

（2）受累脏器（如肾脏）功能尚未消失时，手术后可改善血供，维持功能。

3. 常用手术方法与指征　手术治疗原则为重建动脉，改善血液供应，术前必须行主动脉系统造影检查。

（1）经皮腔内血管成形术（PTA）：适用于头臂动脉、主动脉、肾动脉、髂动脉狭窄病例。

（2）动脉转流术：颈动脉闭塞时可施行主 - 颈动脉转流术；主动脉严重缩窄且 PTA 失败者，可行主 - 腹动脉转流术；肾动脉狭窄行 PTA 失败者，可行腹主 - 肾动脉转流术；另外，还有主 - 髂或股动脉转流术，颈 - 腋动脉转流术等。

（3）瓣膜修复术：主动脉瓣关闭不全者，经瓣膜修复术，可以根治。

（4）肾脏自体移植术：适用于肾动脉阻塞或主动脉有严重病变而不能施行转流术时，及严重肾动脉狭窄经 PTA 失败者。

（5）肾脏切除术：限于一侧肾动脉严重狭窄或闭塞使肾脏萎缩（小于正常肾脏 2/3），并失去肾功能者。手术前后需采取药物治疗，方能提高和巩固疗效，防止新的病变产生。

（四）辨证论治

1. 热毒阻络证（活动期）

证候：身热，肌肉关节疼痛，体倦乏力，心烦失眠，口干喜冷饮，大便燥结，小便黄赤，舌红苔薄黄，脉数、微弱，或无脉。

治法：清热解毒，活血化瘀。

方药：四妙勇安汤加味。玄参 20g，金银花 15g，当归 15g，甘草 10g，白花蛇舌草 15g，黄芩 15g，连翘 15g，忍冬藤 15g，鸡血藤 15g，地龙 15g，丹参

15g,莪术 15g。每日 1 剂,水煎服。

2. 湿热郁阻证(活动期)

证候:发热或潮热,身倦困重,肢体麻木,关节酸痛,不思饮食,胃脘胀满,便溏溲黄,妇女带下赤白,舌尖边红,苔黄腻或白腻,脉数、濡细,或无脉。

治则:清热利湿,活血通脉。

方药:甘露消毒饮加减。黄芩 15g,连翘 15g,茵陈 20g,白花蛇舌草 15g,生薏米 15g,滑石 15g,菖蒲 15g,郁金 15g,藿香 10g,苏梗 10g,丹参 15g,路路通 15g,木通 10g。每日 1 剂,水煎服。

3. 气血虚弱证(慢性期)

证候:心悸气短,头晕目眩,失眠多梦,倦怠无力,肢体凉麻,酸楚疼痛,舌淡苔薄白,脉沉伏或微细,甚或无脉,即无脉病。

治则:益气补血,活血通脉。

方药:黄芪桂枝五物汤加味。黄芪 50g,桂枝 15g,当归 15g,赤白芍各 15g,川芎 15g,干姜 10g,地龙 15g,大枣 5 枚,鸡血藤 15g。每日 1 剂,水煎服。

4. 气滞血瘀证(慢性期)

证候:心烦易怒,胸闷,善太息,头痛目眩,视物不清,胸背窜痛,舌质暗或有瘀斑,脉弦细或无脉。

治则:疏肝理气,活血通络。

方药:血府逐瘀汤加味。当归 15g,生地 20g,桃仁 15g,红花 15g,甘草 10g,枳壳 15g,赤芍 15g,柴胡 15g,川芎 15g,桔梗 15g,牛膝 15g。手足心热加百合 15g;经血有血块或痛经加香附、五灵脂、益母草,每日 1 剂,水煎服。

5. 阴虚阳亢证(慢性期)

证候:腰膝酸软,肢体麻木,倦怠无力,手足心热,口干咽燥,失眠健忘,耳鸣耳聋,头晕目眩,下肢跛行,四末不温,月经量少色暗或闭经,舌质红或舌尖红,少苔,脉细数,甚或无脉。

治则:滋阴潜阳,活血通脉。

方药:镇肝熄风汤加味。白芍 20~30g,天冬 15g,玄参 20g,生龙骨 20g,

生牡蛎 20g,代赭石 15g,青蒿 15g,麦冬 15g,当归 15g,牛膝 15g,甘草 10g,川楝子 15g,珍珠母 15g,生地 20g,丹参 15g。每日 1 剂,水煎服。

6. 脾肾阳虚证(慢性期)

证候:腰膝酸软,肢体麻木,肢冷无力,脘痞纳少,腹胀便溏,畏寒喜暖,神疲健忘,头晕气短,经期腹痛,面色㿠白,舌质淡,舌体胖苔白,脉微细或无脉,趺阳脉消失。

治则:温肾健脾,散寒活血。

方药:阳和汤加味。制附子 10g,桂枝 15g,干姜 10g,党参 25g,黄芪 50g,熟地 20g,山药 20g,鹿角胶 15g,茯苓 15g,白术 15g,甘草 10g,鸡血藤 15g,地龙 15g 等。每日 1 剂,水煎服。

六、预防及护理

(一)预防

多发性大动脉炎是一种慢性进行性疾病,预后取决于早期确诊与合理治疗、受累动脉部位、病情轻重、侧支循环代偿情况等。只要坚持治疗,多数患者病情可以稳定,能正常生活与工作,甚至临床治愈。影响预后的主要因素是高血压,有效控制血压,改善心、脑、肾血液供应,可有效提高生活质量。

(二)护理

1. 多发性大动脉炎急性期或慢性炎症期再发活动期患者,若有头晕、头痛、晕厥、发热、身痛、无力等症状,应卧床休息,离床活动时需有专人看护,以防意外发生。此期女性患者不宜生育,以免加重病情,对母婴健康产生不利影响。病情进入慢性缓解期,相对稳定时,可考虑生育。

2. 患者饮食应以温热性或温补性食物为主,少食生冷、寒凉性食物。温热性食物如辣椒、姜、葱、酒、牛肉、羊肉等,有祛寒温里之效,可根据个人喜好酌量食用。有畏寒症状的患者应少食绿豆、西瓜、梨等寒凉性食物。

3. 生活要有规律,顺应四季变化,如春、夏、秋季,天气暖和,可晨起后于室外进行散步、打太极拳等相对较和缓的运动,以调节气血运行,但要劳逸结合。冬季气候寒冷,应注意保暖。

4. 忧愁、焦虑、悲伤、惊吓等负面情绪可引起病情变化,应保持健康的精神状态,维持情绪相对乐观稳定,以提高抗病能力,正确对待家庭、生活、工作,适时进行自我心理调整,树立战胜疾病的信心,积极配合治疗。

5. 对于肢体有缺血症状的患者,如无脉病、肢体麻凉无力、间歇性跛行等,有条件者可行正负压治疗,也可间歇扎止血带,以促进血液循环,改善缺血症状。酌情增加活动量,同时注意缺血肢体的保暖,根据天气变化及时增添衣服,晚睡前可用温水浸泡手足。

6. 经常自我监测脉搏、血压,观察治疗效果,如发现异常,及时与医生取得联系,以便尽快诊治,及早干预,防止发生脑梗死、脑出血等并发症。

7. 出院后定期复查,在医生指导下规律用药,坚持合理治疗,防止病情迁延,预后多良好。

七、验案举例

【医案一】

辛某,女,25 岁。初诊时间:2015 年 3 月 18 日。

主诉:头昏、乏力 1 年余。

现病史:头昏、乏力 1 年余,近来加重,伴视物模糊,四肢关节酸痛,气短,并见午后发热。

既往史:患者自述平素健康状况良好。无传染病史,无慢性病史,无手术史、外伤史、输血史,无食物及药物过敏史。

现症:神志清楚,发育正常,营养良好,体型适中,精神尚可,无发热、咳嗽、流涕;心烦失眠,口干喜冷饮,大便秘结,小便色深黄,舌体红,舌苔薄黄,脉无。

体格检查:桡动脉搏动消失,血压未测及,两侧颈部可闻及血管杂音。

辅助检查:血管造影示主动脉广泛性狭窄,病变累及两侧颈总动脉。

辨证:脉络不通,气血鼓动无力,故见体倦乏力,无脉;气滞日久,郁而化热,故身热,肌肉关节疼痛;心烦失眠、口干喜冷饮、大便秘结等均为热毒阻络之象。治宜清热解毒,益气活血。

处方:

1. 泼尼松 20g,每日 1 次,静脉滴注。

2. 0.9% 生理盐水 300ml,注射用头孢哌酮钠舒巴坦钠 2.0g,每日 1 次,静脉滴注。

3. 5% 葡萄糖 250ml,尿激酶 10 万 U,每日 1 次,静脉滴注。

4. 5% 葡萄糖 250ml,康脉注射液 60ml,每日 1 次,静脉滴注。

5. 雷公藤片,每次 2 片,每日 2 次,口服。

6. 中药汤剂:当归 20g,柴胡 10g,金银花 15g,玄参 20g,黄芩 15g,桃仁 10g,牡丹皮 10g,升麻 10g,大黄 5g,甘草 15g。7 剂,水煎服,每日 2 次。

治疗经过:

1 周后,患者头昏、乏力症状减轻,发热改善,按原方案继续治疗。

15 天后,患者视力改善,尿蛋白(+),两侧桡动脉可触及。停用抗生素,泼尼松用量减为 10g,每日 1 次,维持治疗,另予康脉Ⅰ号胶囊,每次 6 粒,每日 3 次,口服。

4 周后,患者症状全部消失,两侧桡动脉搏动基本正常,痊愈出院。

按:本例患者处于多发性大动脉炎活动期,因感染引发,并加重自身免疫反应,故首选敏感抗生素控制感染;其次予激素泼尼松,初始剂量 20g,每日 1 次,静脉滴注,待显效后递减用药,维持量为 10g,用药 3 个月。配合李老经验方,清热解毒、益气活血,擅治热毒阻络之痹证。方中重用当归为君药,具有活血止痛、润肠通便之功;柴胡、升麻性升散,两者相伍可调达气机、升阳举陷;金银花、玄参、黄芩三者皆具清热泻火、凉血解毒之效,黄芩尚能止血燥湿,玄参亦可滋阴散结;桃仁、牡丹皮相伍,强化全方活血祛瘀之功;大黄量小力专,取其泻火解毒、凉血逐瘀之用;甘草不仅调和诸药,还可奏补中止痛之功。纵观全方,以清热、燥湿、化瘀、止痛为主,攻补兼施、湿热同治、气血同调,使湿祛热清、血通气畅。

【医案二】

赵某,女,28 岁。初诊时间:2017 年 6 月 19 日。

主诉:双上肢发凉、麻木、疼痛 2 年余。

现病史:患者自述 2 年前开始头晕头痛,视物模糊,周身发热或潮热,身体倦怠乏力伴有困重感,肢体自觉麻木不仁,关节酸楚疼痛,食欲下降,自汗,双上肢发凉、麻木、疼痛,活动后加重,偶有阵发性心悸。

既往史:患者自述平素健康状况良好。无传染病史,无慢性病史,无手术史、外伤史、输血史,无食物及药物过敏史。

现症:神志清楚,发育正常,营养良好,体型适中,精神倦怠,面色少华,发热,无咳嗽、流涕,大便稀溏,小便黄,舌尖及舌体周围红,苔黄腻,脉无。

体格检查:左右桡动脉搏动消失,血压未测及,双足脉搏存在。

辅助检查:血管造影示管腔呈粗细不均的向心性阻塞,病变累及无名动脉。

辨证:此乃湿热郁阻所致。脉络不通,气血鼓动无力,故见体倦乏力,肢体麻木,无脉;脾胃气虚,清阳不升,聚湿生热,故身热纳差,关节酸楚。治宜清热利湿,活血通脉。

处方:

1. 泼尼松 30g,每日 1 次,静脉滴注。

2. 0.9% 生理盐水 300ml,硫酸头孢匹罗 2.0g,每日 1 次,静脉滴注。

3. 0.9% 生理盐水 250ml,维脑-500 注射液 100mg,每日 1 次,静脉滴注。

4. 雷公藤片,每次 2 片,每日 2 次,口服。

5. 5% 葡萄糖 250ml,康脉注射液 60ml,每日 1 次,静脉滴注。

6. 康脉 I 号胶囊,每次 6 粒,每日 3 次,口服。

7. 中药汤剂:茵陈 15g,酒黄芩 10g,连翘 20g,栀子 10g,莪术 10g,滑石 20g,白豆蔻 10g,青黛 6g,生石膏 30g,紫草 10g,射干 10g。7 剂,水煎服,每日 2 次。

治疗经过:

1 周后,患者头昏乏力症状减轻,睡眠较前改善;因血常规提示感染,遂予抗感染治疗;发热缓解,按原方案继续治疗。

15 天后,患者视力改善,无复视,尿蛋白(+),关节酸痛症状亦有改善,泼尼松减量为 10g,每日 1 次,维持治疗。因患者双上肢发凉、麻木未见明显改善,遂用 5% 葡萄糖 250ml,尿激酶 10 万 U,每日 1 次,静脉滴注。

3 周后,根据患者凝血功能情况,调整尿激酶用量为 5 万 U,每日 1 次,静脉滴注;另予己酮可可碱葡萄糖注射液 250ml,每日 1 次,静脉滴注,以改善微循环,促进侧支循环的建立。

4 周后,患者双上肢发凉、麻木症状减轻,两侧桡动脉搏动可触及,继续巩固治疗 2 周。

6 周后,患者诉症状全部消失,两侧桡动脉搏动基本正常,痊愈出院。

按:本病尚无根治方法,主要根据病情和临床症状对症治疗,以控制病情进展和缓解组织缺血为主。本例患者入院时脑部及上肢缺血症状严重,应用维脑 -500 注射液改善头昏乏力、失眠等脑缺血表现,通过溶栓药物尿激酶,令血管通畅,缓解双上肢发凉、麻木、疼痛症状。另外,因大动脉炎患者多有自身免疫反应表现,遂用泼尼松,初始剂量为 30g,每日 1 次静脉滴注,待显效后开始递减用量。配合李老经验方,清热利湿,活血通脉,达宣湿透热于外、化解湿热于表之效,且清热而无苦寒凝闭之虑、化湿而无香燥助热之忧,可调节机体免疫功能,遏制病变进展,维持病情稳定。

【医案三】

郭某,女,32 岁。初诊时间:2020 年 9 月 12 日。

主诉:双上肢发凉、麻木 5 年余。

现病史:患者自述 5 年前出现反复上呼吸道感染及扁桃体炎,时有眩晕,头部后仰时加重,伴呼吸急促,双上肢发凉、麻木,且易有疲劳感,腰腿酸软,倦怠无力,手足发热,口舌、咽喉干燥,失眠健忘,耳鸣耳聋,头晕目眩,下肢间歇性跛行。

既往史:患者自述平素健康状况良好。无传染病史,无慢性病史,无手术史、外伤史、输血史,无食物及药物过敏史。

现症:神志清楚,发育正常,营养良好,体型偏瘦,精神疲倦,面色少华,无发热、咳嗽、流涕,月经量少色暗,心烦失眠,二便尚可,舌质红,少苔,脉弱。

体格检查:左右桡动脉搏动减弱,血压未测及,双足背动脉搏动正常,双股动脉搏动减弱。

辅助检查:血管造影示管腔呈粗细不均的向心性阻塞,病变累及无名动脉。

辨证:脉络不通,气血鼓动无力,故见上肢发凉、麻木;肾阴亏虚,水不涵木,肝木失荣,故见眩晕健忘、耳鸣耳聋;心烦失眠、口燥咽干、月经量少色暗等均为肝肾阴虚之象。治宜滋阴潜阳,活血通脉。

处方:

1. 泼尼松 30g,每日 1 次,静脉滴注。

2. 0.9% 生理盐水 100ml,注射用头孢唑啉钠 2.0g,每日 1 次,静脉滴注。

3. 0.9% 生理盐水 250ml,维脑 -500 注射液 100mg,每日 1 次,静脉滴注。

4. 雷公藤片,每次 2 片,每日 2 次,口服。

5. 5% 葡萄糖 150ml,丹参川芎嗪 10ml,静脉滴注。

6. 康脉 I 号胶囊,每次 6 粒,每日 3 次,口服。

7. 中药汤剂:镇肝熄风汤加减。白芍 30g,天冬 15g,玄参 20g,龙骨 20g,牡蛎 20g,代赭石 15g,青蒿 15g,麦冬 15g,当归 15g,牛膝 15g,甘草 10g,川楝子 15g,珍珠母 15g,生地黄 20g,丹参 15g。7 剂,水煎服,每日 1 剂。

治疗经过:

经 1 周对症治疗,患者眩晕、乏力症状减轻,睡眠改善,肢体不适症状有所缓解,按原方案继续治疗。

15 天后,患者整体情况明显改善,调整泼尼松用量为 10g,每日 1 次,维持治疗。因患者上肢仍觉发凉无力,另予 5% 葡萄糖 250ml,尿激酶 10 万 U,每日 1 次,静脉滴注。

3 周后,根据患者凝血功能情况,调整尿激酶用量为 5 万 U,每日 1 次,静脉滴注。另予贝前列素钠,每次 2 片,每日 2 次,口服。

4 周后,患者双上肢发凉、麻木症状减轻,两侧桡动脉可触及,继续巩固治疗 2 周。

6 周后,患者诉症状明显改善,两侧桡动脉搏动基本正常,痊愈出院。

按:本案方中牛膝、代赭石二药为君,降气而引血下行,并补益肝肾;重用白芍敛阴柔肝,配合平肝潜阳之龙骨、牡蛎、珍珠母,共为臣药;佐以玄参、天冬、麦冬,滋阴泻热,肃肺平肝,青蒿、生地黄、川楝子泄热理气,当归、丹参活血通脉;甘草和胃调中,以防金石类药物碍胃,为使药。全方配伍,共奏镇肝熄风,滋阴潜阳,活血通脉之效。此外,现代药理研究表明,镇肝熄风汤方中多种药物有效成分可通过改善血管紧张素Ⅱ的表达水平,抑制脑组织中的内皮素分泌,有效保护心脏、脑组织。

【医案四】

刘某,女,32 岁。初诊时间:2019 年 3 月 21 日。

主诉:间断性头晕、乏力 1 年余。

现病史:患者自述 1 年前无明显诱因出现间断性头晕、乏力,偶感上肢麻木,食欲不佳,入睡困难,多梦易醒,未经系统诊治。近日上述症状加重,四肢酸痛、乏力,并伴有夜间低热症状。

既往史:患者自述平素健康状况良好。无传染病史,无慢性病史,无手术史、外伤史、输血史,无食物及药物过敏史。

现症:神志清楚,发育正常,营养良好,体型偏瘦,精神疲倦,面色少华,声音低微,无发热、咳嗽、流涕。月经量少,色淡红,平素倦怠乏力,四肢酸痛,失眠多梦,二便尚可,舌淡红,苔薄白,无脉。

体格检查:两侧桡动脉搏动消失,血压未测及,两侧颈部可闻及血管杂音。

辅助检查:血管造影示管腔呈粗细不均的向心性阻塞,病变累及无名动脉,主动脉广泛性狭窄,病变累及两侧颈总动脉。

辨证:此乃气血虚弱之象。患者禀赋不足,气血亏虚,鼓动无力,故见头晕,倦怠乏力;脾胃虚弱,气血生化无源,则形体瘦弱,纳差,月经量少色淡。治宜益气补血,活血通脉。

处方:

1. 泼尼松 20g,每日 1 次,静脉滴注。

2. 0.9% 生理盐水 300ml,注射用头孢哌酮钠舒巴坦钠 2.0g,每日 1 次,静脉滴注。

3. 5% 葡萄糖 250ml,尿激酶 10 万 U,每日 1 次,静脉滴注。

4. 5% 葡萄糖 250ml,康脉注射液 60ml,每日 1 次,静脉滴注。

5. 康脉Ⅰ号胶囊,每次 6 粒,每日 3 次,口服。

6. 中药汤剂:黄芪 50g,桂枝 15g,党参 20g,当归 20g,赤芍 15g,白芍 15g,川芎 15g,鸡血藤 30g,三七粉 3g(冲服),生姜 10g,大枣 10 枚,甘草 15g。7 剂,水煎服,每日 2 次。

治疗经过:

1 周后,患者头晕、乏力减轻,夜间发热症状较治疗前有所缓解,按原方案继续治疗。

2 周后,患者头晕、乏力、关节酸痛明显缓解,发热消失,两侧桡动脉可触及,白细胞计数降至正常范围,遂停用抗生素,泼尼松减量至 10g,每日 1次,维持治疗。

4 周后,患者症状基本消失,两侧桡动脉搏动恢复,痊愈出院。

按:本例患者病情处于活动期,西医治疗仍以抗感染、调节免疫、溶栓祛聚为主,常规选用敏感抗生素,酌量应用激素,待显效后递减用量,以小剂量维持 3 个月。中医辨证方面,本例患者先天禀赋不足,后天脾胃失调,故气血亏虚,复因外邪侵袭,致使脉道受损,经络阻塞而成此病,治疗以益气养血、活血通脉为要。李老选用黄芪桂枝五物汤为底方,重用黄芪益气固卫、振奋阳气,为君药;桂枝调和营卫,协黄芪达表而运行气血,为臣药;佐以当归、川芎、白芍、赤芍、鸡血藤、三七养血和营,通利血脉;党参、生姜、大枣、甘草宣胃益脾,共为使药。本案应用中西医结合治疗,辨证施治,调整机体免疫功能,阻止病情传变,取得良好效果。

八、诊疗体会

(一) 关于多发性大动脉炎的诊断

局部缺血通常是多发性大动脉炎的主要症状。由于本病主要累及大中动脉,少见于中小动脉,所以病变早期的缺血症状多不明显,临床就诊者多数发病已达数年或更长时间。另外,本病的病变部位常不相同,临床表现各异,早期诊断难度较大,确诊者往往已发生动脉狭窄或闭塞,延误了最佳干预时机,从而给治疗带来一定困难。随着对本病认识的不断加深,早期发现、早期诊断越来越受到重视。血管外科专科的建立,为本病的早期诊断带来了极大便利,使大量患者得到了早期治疗。除对患者早期症状的及时发现外,临床常用的辅助检查,虽然目前尚缺乏特异性,但仍可起到重要的参考作用。例如,多数患者早期的凝血功能结果中,血小板、凝血时间、凝血酶原时间可正常,但红细胞沉降率加快,白细胞增多,或血红蛋白降低,血浆蛋白减少,α、β球蛋白及免疫球蛋白 IgG 升高,多普勒检查可显示动脉病变的部位及程度,这些均是目前临床常用的方法。其他检查如动脉造影等,有条件的医疗机构可以选用。

（二）关于激素的应用

1. 皮质激素　泼尼松、地塞米松等皮质激素是治疗多发性大动脉炎疗效肯定的药物,可以控制炎症,改善症状,使病情趋于稳定。有专家主张长时间小剂量口服激素,也有应用大剂量激素冲击治疗的报道,加用丙种球蛋白可显著改善症状。但因皮质激素的副作用和部分临床中的不当使用案例,很多患者对皮质激素存在恐惧感,拒绝使用其进行治疗。我们经过长期临床实践与观察,发现小剂量应用皮质激素的同时配合丙种球蛋白肌内注射,对活动期大动脉炎的疗效是肯定的,在此基础上应用方剂六味地黄汤加减,也可起到调节患者免疫功能的效果。因此,对于活动期的患者,我们主张小剂量应用皮质激素,配合丙种球蛋白肌内注射,通过合理使用,将副作用限制在可接受范围内。

2. 孕激素　由于多发性大动脉炎好发于青年女性,有研究表明,雌激素水平的增高与本病的发生存在强相关性,所以有部分学者主张口服孕激素治疗本病,并在临床中取得了一定疗效。对此,我们认为开展进一步研究有较大意义,可在与患者充分沟通,取得同意后,针对处于急性期且雌激素水平增高者酌情使用。

（三）关于中医药的应用

1. 多发性大动脉炎在急性期与稳定期的治疗不同，符合中医"急则治其标，缓则治其本"原则。我们在本病的急性期，除应用对症治疗外，中药基本以清热解毒、活血化瘀为主。待病情进入稳定期，可认为是多发性大动脉炎临床治愈阶段，治疗目的转为防止或延缓其复发，中药应以培本扶正、益气养血为主。

2. 常用的中药组合　本病的中医辨证分型很多，如气血虚弱、阴虚阳亢、热毒阻络、气滞血瘀等，我们通常以六味地黄汤为基本方，针对不同的症状加减治疗。如急性期加用赤芍、鸡血藤、当归、丹皮、黄芩等；头臂型，头晕头痛明显者加用菊花、川芎、钩藤、白芷等；高血压者则宜平肝潜阳，多用磁石、石决明、草决明、夏枯草等；并见发热者，可用柴胡、地骨皮、青蒿、石斛等。

（四）关于中医药在免疫性血管疾病中的应用

周围血管疾病中，免疫性血管疾病是其中的重要类型，如多发性大动脉炎、血栓闭塞性脉管炎等，李老临床以利湿化痰治疗此类疾病，常可收到可喜效果。

1. 中药对免疫的调节作用

（1）增强单核巨噬细胞功能的药物：人参，刺五加，党参，白术，黄芪，灵芝，白术，丹参，金银花，鱼腥草，柴胡，鹿角胶，牛黄，蟾酥，茯苓，麝香，甘草。

（2）增强细胞免疫的药物：刺五加，黄芪，黄精，猪苓，淫羊藿，菟丝子，五味子，何首乌，柴胡，当归，鸡血藤，龟板，熟地黄，野菊花，鹿茸，杜仲，桑寄生。

（3）影响体液免疫的药物：人参，女贞子，熟附子，玄参，天冬，砂仁，麝香，沙参，鳖甲，大黄，黄芪，丹参，金银花，青蒿，沙参，刺五加，紫河车。

（4）诱生干扰素的药物：黄芪，刺五加，石斛，丹参，龙胆草，灵芝，山药，淫羊藿，人参，枸杞子，黄连，金银花，连翘，甘草。

（5）影响溶菌酶及补体的药物：白花蛇舌草，枸杞子，人参，熟附子，鱼腥草,当归,陈皮,牡丹皮,砂仁。

（6）增强免疫球蛋白形成的药物:黄芪,人参,肉桂,仙茅,菟丝子,鳖甲,玄参,天冬,麦冬,沙参,女贞子,山萸肉,生薏米,茯苓。

（7）影响变态反应的药物:丹参,牛膝,苦参,龙胆草,柴胡,麻黄,细辛,葛根,乌梅,桔梗,青蒿,淫羊藿,桂枝,洋金花,秦艽,牡丹皮,黄连。

（8）具有抗过敏作用的药物:黄芪,苍术,秦艽,徐长卿,麻黄,何首乌,牡丹皮,地龙,丹参,牛膝,葛根,细辛,乌梅,威灵仙,砂仁,枳实,夏枯草,苦参。

（9）具有肾上腺皮质激素样作用的药物:黄芪,三七,海桐皮,秦艽,麝香,徐长卿,僵蚕,人参,乌头,石蒜,玉竹,人参叶,附子,甘草。

（10）具有免疫辅佐作用的药物:猪苓,灵芝,紫河车,玉竹,女贞子,生地黄,茯苓,竹叶,银耳。

（11）促进淋巴细胞转化的药物:人参,黄芪,生地黄,芍药,五味子,菟丝子,旱莲草,蒲公英,紫花地丁,酸枣仁,桑寄生,柴胡,红花,黄连,黄芩,金银花,桑枝,川芎。

（12）增加白蛋白的药物:人参,白术,肉桂,党参,郁金,黄荆子,大枣,牡荆。

2. 利湿化痰法治疗免疫性血管疾病

（1）痰湿夹瘀型

方剂:桃红四物汤合涤痰汤。

组成:当归,白芍,熟地,川芎,桃仁,红花,瓜蒌,胆星,半夏,橘红,茯苓,枳实,黄芩等。

（2）痰湿夹热型

方剂:香砂六君子汤合四妙勇安汤加减。

组成:人参,白术,茯苓,陈皮,半夏,砂仁,木香,猪苓,车前子,瞿麦,金银花,连翘,玄参,甘草等。

（3）痰湿夹虚型

方剂:参苓白术散合左归丸加减。

组成:党参,黄芪,白术,茯苓,当归,川芎,熟地黄,白芍,陈皮,甘草等。

(4)湿寒阻络型

方剂:阳和汤合二陈汤加减。

组成:熟地,鹿角胶,干姜,白芥子,麻黄,桂枝,当归,赤芍,川芎,黄芪,柴胡,半夏,陈皮,甘草,茯苓等。

(5)痰毒瘀结型

方剂:茵陈赤小豆方合五味消毒饮加减。

组成:茵陈,赤小豆,生薏米,苍术,苦参,防己,泽泻,佩兰,栀子,麦冬,五味子,西洋参,金银花,菊花,紫花地丁,甘草等。

九、现代研究

1. 陈文阁等将诊断入组的 74 例多发性大动脉炎患者,随机分为治疗组和对照组。观察患者治疗前后 ESR、CRP 及临床症状和体征变化,比较治疗组与对照组的疗效。结果显示,康脉软胶囊及脉络宁颗粒对多发性大动脉炎均有疗效,且康脉软胶囊疗效优于脉络宁颗粒。康脉软胶囊可明显改善动脉狭窄部位的血流量,缓解临床症状,改善实验室指标。〔陈文阁,赵旭阳,崔健昆. 康脉软胶囊治疗多发性大动脉炎疗效观察[J]. 中医药学报,2016,44(04):112-114.〕

2. 多发性大动脉炎需要多学科综合治疗,影像学全面评估患者主动脉及其分支。随着新生物制剂应用于临床,激素抵抗或依赖及免疫抑制剂治疗不理想的患者,预后得到较好改善。PET-CT 有助于早期诊断和评估疾病活动性。手术治疗选择需结合患者全身状况和病变部位,对非活动期患者手术治疗可明显提高生存质量。开放手术创伤较大,但术后远期疗效满意;血管内介入治疗作为可替代术式,有微创、可重复特点,尤其是对肾动脉狭窄患者,球囊扩张远期效果较为满意。两者远期疗效差别大的原因,主要在于血管旁路移植手术是跨过病变部位,而介入手术直接在病变部位操作。病变部位操作损伤可能促进管壁炎症反应,使得介入手术远期效果相对较差。支架植入术后,支架对管壁持续刺激可能进一步促进管壁炎症反应。因此,介入治疗时应注重减少对病变管壁进一步损伤。目前药物涂层球囊治疗下肢动脉狭窄取得满意效果,但治疗多发性大动脉炎尚需进一步研究。本病手术治疗后疾病进展较常见,需长期监测,必要时再次手术干预。〔邢月浩,郭建明,谷涌泉.多发性大动脉炎血管内介入治疗和开放手术现状[J].介入放射学杂志,2019,28(06):599-602.〕

3. 杨丽睿等通过回顾性分析 2002 年 1 月至 2013 年 11 月在北京协和医学院住院的 566 例大动脉炎患者的实验室检查、影像学检查、治疗策略等,探讨本病的临床特点及预后情况。结果显示:本病患病比例,男女之比为 1:3.8,平均发病年龄为(28.9±12.0)岁。最常见的非特异性症状,初始症状及并发症分别为发热 52 例(9.2%),头晕 214 例(37.8%)和高血压 392 例(69.3%)。肺动脉和冠状动脉受累的患者分别有 83 例(14.7%)和 66 例(11.7%)。131 例(23.1%)患者红细胞沉降率增快。血管受累的性质以狭窄-闭塞性病变为主,最常见受累血管为左锁骨下动脉,共 278 例(49.1%)。治疗措施包括药物治疗、介入治疗、自体血管移植术、人工血管置换术及主动脉瓣置换术等。经过平均(5.0±0.2)年的随访,共 32 例患者死亡。结论:高血压是国内大动脉炎患者就诊的首要原因。高血压为主要并发症,是影响大动脉炎患者预后的主要因素。由于大动脉炎与心血管事件密切相关,早期诊断和治疗至关重要。并非所有的大动脉炎患者均行冠脉和肺动脉造影,因此大动脉炎患者中冠脉和肺动脉受累的实际比例可能远高于研究报道的比例。大动脉炎累及冠脉和肺动脉的患者预后通常较差,较易发生心血管事件。因此,对于胸痛、胸闷、咯血、不明原因的咳嗽等相关症状的年轻女性患者,应及时行影像学检查,明确是否有冠脉和肺动脉受累,及时治疗,避免和减少心血管事件的发生。〔杨丽睿,张慧敏,蒋雄京,等.566 例大动脉炎患者的临床特点及预后[J].中国循环杂志,2015,30(09):849-853.〕

（宋美玉　夏联恒）

第八节　急性动脉栓塞

一、概述

急性动脉栓塞是指心脏和近端动脉腔内脱落的栓子或由外界进入血管内的异物,如肿瘤、空气、脂肪等所形成的栓子,随血液流向远端动脉并停留在口径相似的动脉内,造成血流通过障碍及该血管支配区的组织和器官缺血、坏疽的一种病理过程。急性动脉栓塞性疾病,根据病变发生部位可以分为两类:即周围动脉急性缺血和内脏动脉急性缺血。本节着重描述由急性肢体动脉栓塞导致的周围动脉急性缺血。表现为引起肢体或栓塞局部的疼痛、发凉、苍白、动脉搏动消失以及感觉和运动障碍。90% 以上的血栓栓子来自心脏,多数栓塞在腹主动脉末端和下肢动脉内。

本病在中医学中无确切名称,依其发病原因、临床表现应属中医"痹证""脱疽""血瘀"等范畴。《素问·痹论》:"脉痹不已,复感于邪,内舍于心。"明朝薛己在《薛氏医案》中记载:"初发而色黑者,不治。赤者水未涸,尚可。若失解其毒,以致肉死色黑者,急斩去之,缓则黑延上,足必死。"清朝赵学敏在《串雅内编》中讲的脱疽更接近急性肢体动脉栓塞:"此症发于脚趾,渐上至膝,色黑,痛不可忍,逐节脱落而死。"

(一)病因

血液中的栓子随血液循环至动脉口径小于栓子处停留,形成动脉栓塞。动脉栓塞可由心脏脱落的血栓、大动脉内硬化斑块的碎片、细菌栓、空气、异物等阻塞动脉所致。

1. 心源性　约占 90% 以上,尤其是左心。常见疾病有风湿性心脏病、二尖瓣狭窄、心房纤颤及心肌梗死。二尖瓣狭窄时,心房内血流受阻,血流瘀滞,心房扩大及收缩力减弱,若伴有心房纤颤,血流更加缓慢,血小板易沉积,聚集而形成血栓;心肌梗死时,心肌因缺血而收缩无力,左心室扩大,血流瘀滞,在相应心内膜上形成血栓。心脏形成的血栓约 2~3 周后即可脱

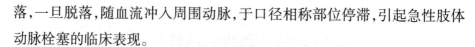

落,一旦脱落,随血流冲入周围动脉,于口径相称部位停滞,引起急性肢体动脉栓塞的临床表现。

2. 血管源性　如动脉瘤、动脉粥样硬化、动脉壁炎症及创伤。动脉粥样硬化致使动脉腔狭窄,硬化斑块内表面坏死形成溃疡面,和动脉瘤内膜的粗糙面,均可引起血流缓慢、湍流,最终形成血栓。血栓脱落形成栓子,此类栓子引起的动脉栓塞堵塞平面一般较低。

3. 医源性　临床常见的有人工心脏瓣膜老化脱落,手术或导管插入过程中造成粥样斑块脱落,在动脉中折断的导管以及因重复使用导管冲洗不净而留有的血块。

4. 外源性　羊水、瘤细胞等亦可成为形成动脉栓塞的因素。

（二）病机

肢体动脉栓塞时,动脉腔部分或全部被阻塞。由于栓子的直接刺激可使血管壁痉挛,加重阻塞。栓子刺激动脉壁后,通过交感神经舒缩中枢反射性引起交感神经兴奋,使远端动脉壁平滑肌强烈收缩及其邻近侧支发生强烈痉挛。同时血栓内大量聚集的血小板被激活,释放组胺及 5- 羟色胺等物质刺激血管,加重动脉壁痉挛,使组织缺血更为严重。因动脉壁结构的改变,血小板及其他缺血组织释放的凝血物质增多,以及栓塞动脉远段动脉血流量减少,均加速了血管内凝聚。因此,在栓塞发生后 8~12 小时内,于栓塞部位近、远端开始有继发性血栓形成,使动脉管腔完全阻塞,造成肢体完全缺血。

脱落的血栓随血流冲向远端血管,阻塞周围动脉。小栓子仅造成周围小动脉阻塞,肢体缺血的范围局限,缺血程度也较轻,不致引起严重后果。较大栓子会造成较大动脉阻塞,绝大多数位于动脉分叉或分支开口处。受累肢体很快出现缺血、缺氧变化。随着病程推移,组织发生坏死,一般肌肉组织坏死在栓塞后 6~8 小时即可出现,24 小时左右已有周围组织坏死,皮肤的缺血坏死出现最迟,为 24~48 小时。大面积的组织坏死会造成高钾血症、肌红蛋白尿、氮质血症和代谢性酸中毒,严重者可导致肾功能衰竭。栓塞发生时,心脏负荷加重,栓塞的口径越大,对心脏的影响越大,严重者可发生血压下降、心衰和休克,甚至死亡。

急性肢体动脉栓塞多发于 50 岁以上患者,属中医"脱疽"范畴。本病多因心阳不足,卫阳不固,或正气虚弱,导致气血循环受阻,阳气不能达于四末,则远端肢体趾(指)色泽紫暗,不通则痛。气血或寒湿之邪瘀阻脉络,瘀久化热,热毒炽盛,肉腐筋烂,形成脱疽。

(三)病理生理

1. 栓塞部位 肢体动脉栓塞占所有病例的 70%~80%,下肢动脉栓塞是上肢动脉栓塞的 5 倍,约 20% 动脉栓塞累及脑血管,约 10% 累及内脏动脉。急性动脉栓塞易发生在动脉分叉部位,股动脉分叉处最常见,占 35%~50%,腘动脉分叉次之,股动脉和腘动脉栓塞是主动脉和髂动脉栓塞的 2 倍。然而,动脉硬化性疾病使传统的栓塞部位发生变化。动脉硬化呈多节段、多平面狭窄性病变,使血栓不单纯局限于血管分叉处,也可栓塞于动脉狭窄部位。

2. 动脉栓塞局部变化 动脉栓塞的预后很大程度上取决于栓塞动脉侧支循环建立情况,栓子停留在动脉分叉处,阻塞动脉血流并完全阻断侧支循环,引起肢体严重缺血。下述三方面机制更加重肢体缺血:①动脉血栓蔓延,阻断动脉主干和侧支循环血供,是加重缺血的主要继发因素,早期应积极抗凝治疗,预防血栓蔓延,保护肢体侧支循环;②局部代谢产物聚集,组织水肿,引起骨-筋膜室综合征;③细胞水肿,引起小动脉、小静脉和毛细血管管腔严重狭窄和闭塞,加重组织缺血和静脉回流障碍。

缺血时间、缺血程度、缺血和再灌注损伤影响毛细血管壁完整性。缺血再灌注损伤造成组织释放大量氧自由基,大大超过细胞内自由基氧化系统的处理能力,损害细胞磷脂膜,液体流向组织间隙,引起组织水肿。严重水肿减少局部组织血流,加重毛细血管内皮细胞水肿,形成骨-筋膜室综合征,称为"无复流现象"。虽然可以通过取栓等措施建立主干动脉血供,但外周组织仍存在供血不足。此时,已取栓通畅的动脉可能很快有血栓形成。筋膜切开减压可缓解骨-筋膜室综合征,但缓解小血管阻塞很困难。

3. 动脉栓塞的全身变化

（1）肾功能损害：动脉栓塞常伴有全身疾病，如再灌注损伤三联征——外周肌肉坏死，肌红蛋白血症和肌红蛋白尿，急性肾衰竭。

（2）代谢产物聚集，引起全身变化：高钾、高乳酸血症和血清谷草转氨酶升高，提示横纹肌缺血溶解。当患肢血供建立后，这些积聚在缺血肢体的代谢产物可突然释放入全身血液循环中，造成严重酸中毒，导致高钾血症和肌红蛋白尿。

二、常见症状及体征

（一）症状

1. 疼痛　是最早出现的症状，大多数患者表现为突发的患肢剧痛，痛处多在栓塞处，以后向远端移位。随栓子移动，疼痛部位可发生变化。少数侧支循环代偿好的患者表现为轻微疼痛或酸胀不适感。栓塞远端则呈持续性静息痛。

2. 肢体麻木和运动障碍　由于组织缺血造成神经功能障碍，患者常表现为感觉功能减退，受累肢体远端可出现"袜套征"，患肢还可有针刺样感，甚至麻痹，肌力下降，感觉消失，此时常提示有肌肉坏死。

（二）体征

1. 皮色和温度变化　栓塞肢体远端缺血，皮肤呈苍白色，浅表静脉萎缩，皮下呈蓝色细条状。若有少量血液存留，也可出现青紫色斑块和条纹；若发生坏死，则呈紫黑色，多发于手足末端。栓塞处远端肢体皮温下降、发凉，常可触摸到温度骤变的变温带，确定变温带水平对栓塞部位的定位有一定意义。变温带在大腿上部和臀部，提示栓塞位于腹主动脉骑跨处；在大腿中部，提示栓塞位于髂动脉处；在大腿中下部，提示栓塞多位于股总动脉处；在小腿中部，提示栓塞位于腘动脉处。

2. 动脉搏动减弱或消失　栓子部分栓塞时，可使远端动脉搏动减弱；当完全栓塞时，远端动脉搏动消失。此时，栓塞动脉近端搏动反而增强，检查时，应避免由近端搏动向远端的传导而造成触诊错误。

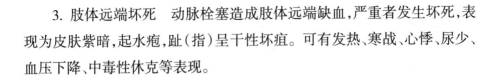

3. 肢体远端坏死　动脉栓塞造成肢体远端缺血,严重者发生坏死,表现为皮肤紫暗,起水疱,趾(指)呈干性坏疽。可有发热、寒战、心悸、尿少、血压下降、中毒性休克等表现。

三、辅助检查

1. 实验室检查　血液流变学常有血液黏度、血小板黏附和聚集性、纤维蛋白原升高。

2. 无创检查　多普勒超声不能闻及正常动脉音;血流图检测,无血流或动脉波形出现,可以大致确定肢体动脉闭塞的部位、程度、血流状态及侧支循环情况。

3. 动脉造影　可以确定肢体动脉闭塞部位、状态及侧支循环情况。主要征象:①栓子完全阻塞动脉腔,造影剂至栓塞部位突然中断,断面呈杯状凹陷;②栓子阻塞部分动脉腔,造影剂继续通过,动脉内显示充盈缺损;③栓塞平面上、下有侧支显示。

四、诊断与鉴别诊断

(一)诊断

1. 心脏病伴有心房纤颤病史。

2. 有典型的临床表现——动脉 5 "P" 征:疼痛、苍白、麻痹、无脉、运动障碍。

3. 近期有心脏及较大的动脉血管手术史。

4. 有动脉瘤或动脉粥样硬化病史。

5. 动脉造影显示造影剂突然中断,断面呈杯口状凹陷,或动脉腔内充盈缺损;或肢体血管无创检查有阳性发现。

(二)鉴别诊断

本病常与急性动脉血栓形成、股青肿、夹层动脉瘤等疾病相鉴别。

五、治疗

（一）一般治疗

要求患者绝对卧床休息，密切观察生命体征和肢端情况。待诊断明确后方可使用镇痛药。患肢应低于心脏水平，有利于增加血供。若为下肢病变，可将床头抬高 15~20cm；若为上肢病变，可取半卧位。患肢禁敷各种药物。

（二）西药治疗

1. 溶栓药物　尿激酶和链激酶，48~72 小时内效果最佳。链激酶的副作用较大，所以一般都采用尿激酶。常用剂量为 20 万 ~60 万 U/d，加入 0.9% 生理盐水 250~500ml 中，静脉滴注，连用 5~7 天。

2. 抗血小板药物　阿司匹林 50mg，每日 3 次，口服；双嘧达莫 50mg，每日 3~4 次，口服；前列地尔注射液 10μg，加入 0.9% 生理盐水 500ml 中，静脉滴注，每日 1 次，10~15 次 1 个疗程。另外，还有吲哚美辛、脉血康胶囊、前列腺素 E_1 等。

3. 抗凝药物　肝素 50mg 皮下注射，每 8~12 小时 1 次，一般 4~6 天后改用口服抗凝剂维持；华法林，第一天 20~30mg 口服，第二天 10mg 口服，第三天改用 2.5~5mg/d 维持，连用 1~6 个月。此外，还有双香豆素等。

4. 去纤药物　蝮蛇抗栓酶 0.75~1.0U，加入 5% 葡萄糖注射液或生理盐水 500ml 中，静脉滴注，每日 1 次，15~20 日 1 个疗程，首次应做过敏试验。此外，还有东菱克栓酶、消栓灵注射液等。

5. 扩血管药物　妥拉唑林 25mg 口服，每日 3~4 次，或每日 1~2 次肌内注射；烟酸 50~100mg，每日 3~4 次口服。此外，还有酚妥拉明等。

6. 抗生素　肢体组织坏死或继发感染时，应选择适当的抗生素以控制感染。

（三）手术治疗

1. 带囊导管术　Fogarty 带囊导管取栓，使用较简便。其原理是在囊未充盈的情况下，将导管插过血栓，然后注水充盈囊腔，利用水囊对栓子的拖拉作用,将血栓从导管插入处拖出。此术式可能发生的并发症有:①导管断裂或气囊脱落而残留于血管内。②刺破动脉壁引起出血或造成动静脉瘘。③使内膜粥样斑块脱落,再引起栓塞。④损伤动脉内膜造成血栓形成。

2. 血管架桥移植术 适宜于动脉阻塞不能解除,而远端动脉通畅者,如腹主动脉-股动脉、髂动脉-股动脉、股动脉-股动脉等。

3. 截肢术 当肢体组织明显坏死,界线清楚;或因感染和毒素吸收可能会加重病情,危及生命时,不等界线清楚也应采取截肢术。

4. 其他术式 动脉切开取栓术、取栓术加内膜切除术、颈或腰交感神经节切除术等。

(四)中药治疗

1. 湿热型

主证:患肢疼痛剧烈,肿胀,皮肤暗红,可有水疱,坏疽,舌红绛,脉弦数或滑数。

治法:活血通络,清热利湿。

方药:四妙勇安汤加减。金银花 30g,玄参 30g,当归 15g,黄柏 15g,川芎 15g,赤芍 15g,连翘 15g,牛膝 10g,紫草 10g,甘草 10g。

2. 阴寒型

主证:起病急,患肢疼痛剧烈,冰凉,苍白,舌淡红,苔薄白,脉沉细或沉迟。

治法:活血通络,温经散寒。

方药:阳和汤加减。熟地 20g,黄芪 30g,鸡血藤 20g,赤芍 15g,牛膝 10g,附子 10g,肉桂 10g,当归 12g,党参 15g,炮姜 10g,白芥子 10g,鹿角胶 10g,炙甘草 10g。

3. 热毒型

主证:患肢疼痛剧烈,广泛坏疽,伴全身发热,口渴,便秘,舌红绛,苔黄腻,脉洪数或弦数。

治法:清热解毒,养阴活血。

方药:四妙活血汤。金银花、蒲公英、地丁各 30g,玄参、当归、黄芪、生地、丹参、川牛膝、连翘、漏芦、防己各 12g,黄芩、黄柏、贯众、红花各 10g,乳香、没药各 3g。

4. 血瘀型

主证:患肢持续性疼痛、麻木,皮肤暗紫,有瘀点或瘀斑,舌紫暗,苔白,脉弦细而涩。

治法:活血化瘀,通络止痛。

方药:顾步汤加味。黄芪 30g,当归 20g,川芎 15g,石斛 20g,麦冬 10g,远志 10g,金银花 60g,蒲公英 30g,地丁 30g,牛膝 10g,茯苓 30g,甘草 15g。

六、验案举例

【医案一】

贾某,男,52 岁,初诊时间:2001 年 5 月 8 日。

主诉:右下肢持续剧痛 3 日余。

病史:患者自述风湿性心脏病史 14 年,心电图检查曾有心房纤颤,未发生过心衰。近 3 年来常感心慌、胸闷、气短,尚能坚持一般工作。3 日前上午,突发右侧腰部及右下肢持续性疼痛,剧烈难忍,入睡困难,伴有右下肢麻木,活动受限,肢体局部不温,遂来我院求治,收其入院。

现症:体型适中,精神萎靡,面色少华,右下肢皮肤苍白麻木,触诊冰凉,右股动脉搏动减弱,右腘动脉及足背动脉搏动消失。纳差,口干,二便尚可,睡眠不佳。舌质淡而暗,少苔,脉沉涩。

辅助检查:动脉造影示右股腘动脉分叉处造影剂突然中断,断面呈杯口状凹陷。

辨证:此为血瘀脉阻,伴气阴亏虚,气血鼓动无力,脉络不通之故。治宜活血化瘀、通络止痛。

急性动脉栓塞病势凶险,发展较快,故应联合西医抗炎、抗凝、祛聚、溶栓、改善循环药物治疗。

处方:

1. 5% 葡萄糖溶液 100ml,注射用重组链激酶 100 万 IU,每日 1 次,静脉滴注。

2. 0.9%生理盐水 250ml,盐酸丁咯地尔注射液 300mg,每日 1 次,静脉滴注。

3. 5%葡萄糖 250ml,康脉注射液 60ml,每日 1 次,静脉滴注。

4. 盐酸沙格雷酯,每次 1 粒,每日 3 次,口服。

5. 阿司匹林,每次 50mg,每日 3 次,口服。

6. 中药汤剂:黄芪、蒲公英、金银花、茯苓各 30g,当归、石斛各 20g,焦山楂、炒神曲、炒麦芽、鸡内金各 15g,川芎、甘草各 15g,麦冬、远志各 10g。5 剂,水煎,每日 1 剂,分 2~3 次服。

治疗经过:

首日:注射用重组链激酶前 25 万 IU 于 30 分钟内滴入,后 75 万 IU 于 8~10 小时缓慢滴注维持。经治疗后患足疼痛减轻,睡眠尚可,麻木好转,有知觉,颜色苍白。

第 2 天:注射用重组链激酶 100 万 IU/d,维持滴注 10~12 小时,患足疼痛明显减轻,麻木麻痹症状消失,颜色有所缓和。

第 3~4 天:注射用重组链激酶 100 万 IU/d,维持滴注 10~12 小时,患足疼痛进一步减轻,皮肤颜色趋向正常,皮温有所回升。根据患者凝血系列情况,停用注射用重组链激酶,用尿激酶 10 万 U 巩固治疗。

经 1 周治疗,患足疼痛明显减轻,睡眠正常,麻木麻痹症状消失,颜色恢复正常,皮温接近正常,可触及腘动脉及足背动脉。纳差、口干症状好转,继续口服原方。

2 周后,患肢症状消失,颜色恢复正常,皮温正常,可触及腘动脉及足背动脉,饮食、睡眠正常。下肢血流图显示:下肢血液流量增加;多普勒超声:血流基本正常。患者痊愈出院。

嘱患者出院后戒烟,以减少对血管的刺激;继续治疗原发病,防止复发。

按: 本患者病情凶急,遂予链激酶冲击治疗,同时口服活血化瘀、通络止痛中药。方中黄芪、当归、甘草、川芎益气活血;金银花、石斛、蒲公英清热解毒,麦冬、远志滋阴,茯苓、焦山楂、炒神曲、炒麦芽、鸡内金保护脾胃,开胃消食。诸药合用,气血通畅,脉道通利,故而痊愈。

【医案二】

吴某,男,58岁,初诊时间:2005年1月9日。

主诉:左下肢发凉、麻木、疼痛剧烈半年,加重1个月。

病史:患者有动脉硬化病史10年、高血压病史3年余(血压控制尚可),半年前自觉左下肢发凉、麻木、疼痛剧烈,近1个月症状突然加重,呈阵发性加剧,5天前皮肤变为紫黑色,持续剧痛,不能入睡,遂来我院求治,收其入院。

现症:形体偏瘦,面色少华,精神欠佳,自述左下肢剧烈疼痛,不能行走,左下肢自踝部开始坏疽明显,有恶臭味,足趾部皮肤僵硬,无任何感觉,足部皮肤颜色黑,肿块明显,有浆液性渗出,足背动脉及胫后动脉搏动消失,足靴区皮肤红肿明显,红肿边缘隆起,高于皮肤,周围可见数条红线,并向患肢近端蔓延,左下肢下1/3处有一溃疡,色紫红,约4.5cm×1.0cm,有污秽脓液从内流出。全身不适,口干,心烦,饮食尚可,小便色黄,大便秘结,昼夜难眠,舌质红,苔黄腻,脉弦数。

辅助检查:动脉造影示左下肢下1/3处造影剂突然中断,断面呈杯口状凹陷。

辨证:此为血瘀日久化热、热聚生毒,而致肢体局部发生溃疡、坏疽。治宜清热解毒为要,兼顾养阴活血。

处方:

1. 0.9%生理盐水250ml,尿激酶30万U,每日1次,静脉滴注。

2. 0.9%生理盐水250ml,注射用头孢哌酮钠舒巴坦钠2.0g,每12小时一次,静脉滴注。

3. 中药汤剂:金银花、蒲公英、地丁各30g,玄参、当归、生地黄、丹参、川牛膝、连翘、黄芩、黄柏各15g,红花、生甘草、砂仁、枳实各10g。6剂,水煎,每日1剂,分2~3次服。

4. 大承气汤灌肠治疗,300ml,每日1次,中病即止。

治疗经过：

患者急性动脉栓塞发生 5 日后，方住院治疗，已错过最佳溶栓时机，首日治疗大剂量溶栓效果不理想。患者足部肌肉坏死，形成骨-筋膜室综合征，已呈不可逆状态，为避免再灌注损伤引起急性肾衰竭，决定第 3 日实施早期离断术。

在硬膜外麻醉下行左小腿下 1/3 截肢术。术后大剂量抗生素治疗，注射用头孢哌酮钠舒巴坦钠 2.0g，每 12 小时一次，替硝唑 250ml，每日 1 次，静脉滴注。局部创口清洁换药。尿激酶 10 万 U，每日 1 次，静脉滴注，防止血栓再次发生。

术后第 7 天患者状态有所好转，症状减轻，切口渗出较少，外用重组牛碱性成纤维细胞生长因子继续治疗。患者现小便色稍黄，大便干燥，2~3 日一行，舌红，苔黄，脉弦。热毒症状改善，原方继续服用。

术后第 14 天，根据患者血常规、凝血系列情况，停用头孢哌酮钠舒巴坦钠、替硝唑、尿激酶。患者乏力，动则汗出，盗汗，口干，小便稍黄，大便干燥，2~3 日一行，舌尖红，苔黄，脉沉。患者术后体虚，久病耗气伤阴，而致气阴两虚，且热毒未清，仍有余热。此乃本虚标实，应标本兼治，治以补气活血、养阴清热之法。处方：金银花、蒲公英、黄芪各 30g，玄参、当归、生地黄、丹参、川牛膝、鸡血藤、连翘各 15g，黄芩、麦冬、红花、生甘草、砂仁、枳实各 10g。6 剂，水煎，每日 1 剂，分 2~3 次服。上方共服 30 日，后患者自述服药日久，不想继续，遂停。

连续换药 69 天，切口肉芽生长良好，切口干净，在硬膜外麻醉下行左小腿下 1/3 残端骨清创术，清除残端坏死骨组织，切口清洁换药，争取早期闭合切口。现患者乏力，口干，小便稍黄，大便干燥，2~3 日一行，舌边红，苔白，脉弦。继续予补气活血、养阴清热之法。处方：金银花、蒲公英、黄芪各 30g，玄参、当归、生地黄、丹参、川牛膝、鸡血藤、连翘各 15g，黄芩、麦冬、红花、生甘草、砂仁、枳实各 10g。6 剂，水煎，每日 1 剂，分 2~3 次服。

继续换药 30 天，切口闭合。患者痊愈出院。嘱患者出院后戒烟，继续治疗原发病。

按:本例患者状态差,感染较重,有休克表现,为避免再灌注损伤引起急性肾衰竭,决定实施早期离断术。术后耐心换药,切口条件允许时行左小腿下 1/3 残端骨清创术,闭合切口。起病初期热毒炽盛,遂予金银花、蒲公英、地丁、连翘、黄芩、黄柏清热解毒,玄参、生地黄、丹参清热滋阴,防热毒伤阴,当归、川牛膝、红花活血化瘀。病程后期气阴两虚,气虚则血虚、血瘀,脉络不通;阴虚则生热,遂予黄芪补气行气,玄参、生地黄、麦冬滋阴,金银花、蒲公英、连翘、黄芩清虚热,当归、丹参、川牛膝、鸡血藤、红花活血祛瘀,砂仁、枳实保护脾胃,生甘草调和诸药,使气血两清、络脉通利,故而痊愈。

【医案三】

南某,男,52 岁,初诊时间:2005 年 11 月 27 日。

主诉:右下肢剧痛伴胫前皮肤大面积坏死 2 日余。

病史:患者 1 年前无明显诱因右下肢胫前皮肤出现破溃,面积约 5cm×7cm,深度约 0.8cm,伴右下肢发凉、麻木,破溃部位疼痛剧烈,遂来我科住院治疗,住院期间肉芽组织生长良好。2 日前上述症状突然加重,右下肢胫前皮肤大面积坏死,颜色紫黑,剧痛难忍,入睡困难,遂来我院就诊。

现症:形体适中,精神尚可,面色少华,下肢发凉、麻木,破溃部位痛剧,右下肢胫前肉芽组织大面积坏死,颜色紫黑,触痛(+),周围皮肤红肿、僵硬,边缘略隆起,高于皮肤,足背动脉及胫后动脉搏动消失。二便正常,入睡困难,舌质紫暗有瘀点,苔白,脉弦细而涩。

辅助检查:动脉造影示右下肢下 1/3 处造影剂突然中断,断面呈杯口状凹陷。

辨证:此为瘀血阻络之证,治宜活血化瘀、通络止痛。

处方:

1. 0.9% 生理盐水 250ml,尿激酶 30 万 U,每日 1 次,静脉滴注。

2. 0.9% 生理盐水 150ml,注射用哌拉西林钠他唑巴坦钠 2.5g,每日 2 次,静脉滴注。

3. 中药汤剂:黄芪 30g,当归 20g,川芎、芍药、熟地、桃仁、红花、延胡索、金银花、连翘、砂仁各 15g。6 剂,水煎,每日 1 剂,分 2 次服。

治疗经过：

患者急性动脉栓塞发生后，首日治疗大剂量溶栓效果不理想，患者胫前部位破溃肉芽组织大面积坏死，已呈不可逆状态，且其凝血功能异常，为避免再灌注损伤引起急性肾衰竭，决定实施早期离断术。隔日在硬膜外麻醉下行右下肢大腿内侧下 1/3 截肢术。术后予大剂量抗生素治疗，注射用哌拉西林钠他唑巴坦钠、血必净注射液，每日 2 次，静脉滴注。局部创口清洁换药，尿激酶 10 万 U，每日 1 次，静脉滴注，预防血栓再次发生。

术后 1 周，患者状态有所好转，疼痛减轻，切口渗出较少，予润肌丹油纱条外敷，继续治疗。

术后 2 周，根据患者血常规、凝血系列情况，停用尿激酶、注射用哌拉西林钠他唑巴坦钠，改用活血化瘀药物治疗，予己酮可可碱、杏芎氯化钠注射液，每日 1 次，静脉滴注，改善微循环。上方已口服 12 天，舌暗，脉涩，症状好转，遂继续口服原方。

术后 6 周，为加快切口愈合速度，行残端组织清除术 + 慢性溃疡修复术。现患者舌淡，脉稍沉，症状好转，遂停中药口服。

继续换药，切口肉芽生长良好，切口干净，待切口基本愈合后出院。

按：本患者乃瘀血阻络之证，遂予桃红四物汤加味治之。方中以大量黄芪行气补气，气行则血行，辅以破血之桃仁、红花，力主活血化瘀；以甘温之熟地、当归滋阴补肝、养血调经；芍药养血和营，增补血之力；川芎活血行气、调畅气血，助活血之功；金银花、连翘清热解毒；砂仁顾护脾胃。全方配伍得当，使瘀血祛、新血生、气机畅，达化瘀生新之效。

【医案四】

顾某，男，87 岁，初诊时间：2009 年 12 月 6 日。

主诉：右下肢发凉、疼痛、麻木 1 周余。

病史：有心房颤动病史 6 年余，1 年前曾因心房颤动引起血栓脱落，导致急性右下肢动脉栓塞，疼痛剧烈，于当地医院行动脉切开取栓术，术后症状消失。1 周前，患者右下肢再次出现发凉、疼痛、麻木症状，遇寒加重，得温则缓，为求进一步诊治，遂来我院就诊。

现症: 形体适中,精神萎靡,面色少华,无发热、流涕,全身状态差,右下肢发凉、疼痛、麻木,行走困难,双下肢皮肤颜色苍白,皮肤温度低,右下肢尤甚,皮肤干燥,脱屑,触痛(-),右足趾颜色略紫暗,活动尚可,右侧足背动脉及胫后动脉搏动减弱。饮食尚可,二便正常,夜不能寐,舌质淡红,苔薄白,脉沉细。

辅助检查: 动脉造影示右下肢腘动脉下方造影剂突然变细,但仍能通过。

辨证: 此为素体阳虚,营血不足,寒凝湿滞所致。治疗以活血通络,温经散寒为主。

处方:

1. 0.9% 生理盐水 300ml,东菱克栓酶 1 支,首次倍量,每日 1 次,静脉滴注。

2. 0.9% 生理盐水 250ml,盐酸丁咯地尔注射液 300mg,每日 1 次,静脉滴注。

3. 5% 葡萄糖 250ml,康脉注射液 60ml,每日 1 次,静脉滴注。

4. 脉血康胶囊,每次 3 粒,每日 3 次,口服。

5. 地奥司明片,每次 2 片,每日 2 次,口服。

6. 中药汤剂:熟地黄 20g,黄芪 30g,鸡血藤 20g,赤芍 15g,牛膝 10g,附子 5g,肉桂 10g,当归 12g,党参 15g,炮姜 10g,白芥子 10g,鹿角胶 10g,炙甘草 10g。6 剂,水煎,每日 1 剂,分 2~3 次服。

治疗经过:

首日治疗后,右下肢发凉、疼痛、麻木症状有所减轻,睡眠欠佳,足趾颜色有所好转。

经 2 周治疗后睡眠正常,右下肢疼痛明显减轻,麻木症状消失,足趾颜色恢复正常,皮温接近正常,足背动脉及胫后动脉搏动基本恢复。停东菱克栓酶、盐酸丁咯地尔注射液,应用己酮可可碱、杏芎氯化钠注射液,每日 1 次,静脉滴注,改善微循环。症状均见缓解,原方不变。

4 周后,右下肢发凉、疼痛、麻木症状消失,颜色红润,皮温正常,足背动脉及胫后动脉搏动正常。其余症状均见好转,口服汤药 24 天。下肢血流图显示:下肢血液流量增加;多普勒超声显示:血流波形基本正常。痊愈出院。嘱患者出院后戒烟,继续治疗原发病。

按:本患者病情凶急,有急性动脉栓塞病史,其血液处于高凝状态,遂予东菱克栓酶急性溶栓治疗。在应用溶栓药物的同时,予扩血管药物,改善患肢缺血症状;予抗凝、祛聚药物,改变血液高凝状态;再采用促进侧支循环的药物,改善患肢供血状态,取得满意疗效。中医治疗以活血通络、温经散寒为主,方中党参、黄芪、炮姜、附子、鹿角胶温阳补气、散寒止痛,鸡血藤、肉桂、牛膝、赤芍活血逐瘀、调经止痛,熟地黄、当归滋阴养血,白芥子豁痰散结、通络止痛,炙甘草补脾和胃、益气复脉。

七、诊疗体会

(一)对急性动脉栓塞的理解和认识

1. 栓塞是指外来栓子在血管某一部位的堵塞,不同于血栓形成,但栓塞后可以继发血栓形成,这是我们应用溶栓药物的意义所在。

2. 栓塞可以发生在动脉分支部位,也可以发生在狭窄部位。发生在分支部位的栓塞同时阻断了侧支循环,可引起肢体严重缺血;而发生在狭窄部位的栓塞,因为狭窄,动脉栓塞前已有缺血表象,当然就有侧支循环的建立,所以肢体缺血现象可不严重。

3. 对严重缺血的病例及时治疗是十分重要的,因为急性缺血后可造成缺血部位组织不可逆的病理变化,这是导致截肢的主要原因。其中,骨 - 筋膜室综合征是典型症状,早期切开对保护患肢有重要意义。

(二)关于手术治疗

手术取栓是急性动脉栓塞的有效治疗手段,但其时间的掌握十分关键,48~72 小时内疗效肯定。但对于既往有慢性动脉闭塞或狭窄史者,手术取栓效果不佳。

(三)关于溶栓治疗

溶栓是急性动脉栓塞的重要治疗手段,包括药物静脉注射、动脉注射,以及介入溶栓、超声溶栓等。需注意溶栓术后远端末梢动脉（足趾）易发生栓塞。

（四）关于急性动脉栓塞的后续治疗问题

急性动脉栓塞除对栓塞远端组织及全身造成重大影响外，对血管本身也会造成严重影响，尤其是手术取栓、介入治疗、超声溶栓，可对血管壁造成较大损伤。因此，再通后的后续治疗十分重要，主要包括修复血管壁和巩固侧支循环。该过程较长，抗凝、祛聚、溶栓、中药活血化瘀等方法均可考虑。

八、现代研究

1. 潘升权等通过回顾性分析合肥市第二人民医院介入血管外科 2015 年 1 月至 2017 年 5 月收治的应用 Angiojet 血栓清除导管治疗的 27 例急性动脉栓塞患者的临床资料，探讨 Angiojet 血栓清除导管在急性动脉栓塞治疗中的应用体会。方法：27 例患者中，下肢动脉栓塞 19 例，上肢动脉栓塞 2 例，肠系膜动脉栓塞 3 例，肾动脉栓塞 3 例，所有患者均通过数字减影血管造影（DSA）明确诊断，并使用 Angiojet 血栓清除导管清除血栓后再联合溶栓导管溶栓等治疗。通过观察患者术后相应部位缺血症状缓解情况、尿激酶总量、并发症发生率来评价其疗效。结果：24 例（88.9%）患者均顺利开通栓塞段血管，相应缺血症状消失，恢复良好，平均溶栓时间 1.5 天，尿激酶平均用量（42.0±4.3）万 U，未出现严重并发症。结论：Angiojet 血栓清除导管能够较彻底地清除血栓，恢复血供，对急性动脉栓塞的治疗效果良好。〔潘升权，殷世武，龙海灯，等 .Angiojet 血栓清除导管在急性动脉栓塞治疗中的应用体会［J］.安徽医学，2018，39（07）：793-795.〕

2. 王华等探讨导管接触性溶栓（CDT）治疗下肢动脉硬化性闭塞症并发急性动脉栓塞的疗效。方法：对下肢动脉硬化性闭塞症并发急性动脉栓塞的 37 例患者行 CDT 治疗，治疗前均行影像学检查，对急性动脉栓塞的情况进行评估，治疗后根据卢瑟福的临床症状改善评估标准进行疗效评估。37 例症状改善情况如下：明显改善 21 例（57%），中度改善 9 例（24%），轻度改善 5 例(14%),治疗有效率为 81%(30/37)。37 例中 1 例于术中出现血管损伤(获得中度改善),仅 2 例(5%)患者术后出现下肢坏疽,其中 1 例为足趾坏疽(最终截肢)。结论:影像学检查对于急性动脉栓塞的评估非常重要,可指导治疗方案的选择;CDT 治疗下肢动脉硬化性闭塞症并发急性动脉栓塞有效且相对安全。〔王华,陈千益,费哲为,等.下肢动脉硬化性闭塞症并发急性动脉栓塞的导管接触性溶栓治疗[J].新医学,2015,46(04):246-249.〕

3. 李鑫等观察中西医结合治疗急性动脉栓塞的疗效。方法:应用中西医结合疗法治疗 30 例急性动脉栓塞患者,并分析疗效。西医疗法:①急诊行动脉切开,Fogarty 导管取栓术。动脉血流恢复前静脉滴注 5% 碳酸氢钠注射液 125ml。取栓后,向动脉远端注入尿激酶 20 万 U 及肝素盐水。②中药活血化瘀治疗。口服通脉合剂(院内制剂,组成:党参,丹参,当归,牡蛎,黄芪,白芍,白术,红花,全蝎,蜈蚣等)50ml,每日 3 次,疏血通注射液 6ml 入液静滴,每日 1 次。同时予西药抗凝、溶栓、扩血管、祛聚等治疗,疗程 2 周。结果:本组保肢率为 85.29%,死亡率 11.76%。发病 48 小时内手术保肢率为 94.44%,死亡率为 6.25%;48 小时以上手术保肢率为 20.00%,死亡率为 60.00%。结论:中西医结合治疗急性动脉栓塞疗效满意,提高保肢率和生存率的关键是早期诊断及治疗。〔李鑫,李大勇.中西医结合治疗急性动脉栓塞疗效分析[J].中国中医急症,2013,22(09):1578-1579.〕

(张航 夏联恒)

第九节 雷 诺 病

一、概述

雷诺病(Raynaud syndrome)是指肢体远端动脉、小动脉在寒冷刺激和情绪激动及其他因素影响下,发生的阵发性末梢动脉痉挛收缩或闭塞,肢体远端皮肤出现对称性、阵发性苍白 - 发绀 - 潮红的临床综合征。1862 年法国学者 Maurice Raynaud 首先报道一组在寒冷等因素刺激下,发生的阵发性末梢动脉痉挛引起的手足皮肤颜色间歇性变化,提出指动脉痉挛是其发病机制,此后称雷诺病。1901 年,Hutchineson 指出雷诺所描述的手指发作性皮肤色泽改变并非单一疾病,而是多种疾病的共有症状。1932 年,Allen 和 Brown 认为雷诺所描述的病症有两种类型:一是没有原发性疾病者,病情稳定,称雷诺病;二是伴随其他系统疾病的一组特征性综合征,称雷诺现象。但近年来的研究表明,所谓雷诺病经过长期随访,往往也是全身系统性疾病(如动脉闭塞性疾病或结缔组织病)的早期表现,因此国际上倾向于将雷诺病和雷诺现象统称为雷诺病。

中医学中并没有雷诺病的病名,根据其临床表现,应属"脉痹""寒痹"范畴。如张仲景《伤寒论》:"手足厥寒,脉细欲绝者,当归四逆汤主之。若其人内有久寒者,宜当归四逆加吴茱萸生姜汤。"

(一)病因

本病病因至今尚未完全明确,但多数学者认为与遗传、寒冷刺激、情绪波动、精神紧张和内分泌功能紊乱有关。当寒冷刺激或精神兴奋等因素作用时,末梢动脉痉挛,血流量显著减少,出现指(趾)皮肤苍白,甚至呈"死指"现象。当动脉痉挛缓解而细小静脉仍处于痉挛时,血流缓慢,血液在乳头血管内瘀滞,氧含量降低,皮肤就呈发绀颜色,当寒冷等因素消失时,手指血管呈反应性扩张而充血,皮肤颜色潮红,之后逐渐恢复正常肤色。

(二)病机

患者血液循环中肾上腺素与去甲肾上腺素含量增高,呈交感神经功能亢奋状态,临床证明在使用交感神经阻滞药物后,雷诺症状可缓解。血液黏滞性增高亦可能是本病诱因。

中医认为气虚血瘀,阳虚寒盛为发病的主要因素,而情志刺激和寒邪乘袭为发病的重要条件。正如清代王清任所说:"元气既虚,必不能达于血管,血管无气,必停留而瘀。"本病为本虚标实之证,气虚阳虚为本,气滞血瘀为标。

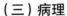

（三）病理

本病早期，指（趾）动脉是功能性痉挛，并无器质性改变，后期出现动脉内膜增厚，弹性纤维断裂及中层增厚，导致动脉腔狭窄和血流量减少。少数病例可继发血栓形成，管腔闭塞，局部组织发生营养障碍性改变，指（趾）端溃疡或坏死。本病的病理生理学变化是神经系统功能紊乱和末梢动脉痉挛。

二、常见症状及体征

本病大多发生在 20~40 岁女性，男性少见，多发生在寒冷地区，冬季多见，夏季少见。临床表现为因动脉痉挛出现的手掌、手指变白现象，并伴有不同程度的神经系统症状，如手痛、麻木、无力、感觉障碍，甚至关节畸形、骨质疏松等。

（一）症状

患者多有自主神经功能紊乱症状，如易兴奋，感情易冲动，多疑郁闷，失眠多梦等。雷诺病无其他全身症状，雷诺现象可同时伴有原发病的临床表现。

（二）体征

1. 典型发作过程　当寒冷刺激或情绪激动及精神紧张时，手指皮肤出现苍白和发绀，手指末梢有麻木、发凉和刺痛感，经保暖后，皮色变潮红，则有温热和胀感，继而皮色恢复正常，症状也随之消失。疾病早期，上述变化在寒冷季节频繁发作，症状明显，持续时间长，而在温热季节则反之。如果病情较重，即使在夏季阴雨天气也会发作。

2. 皮色变化常有规律性，对称性　受累手指常呈对称性，皮色变化多按 4、5、3、2 指顺序发展，拇指因肌肉较多、血液供应比较丰富而很少受累，皮色变化先从末节开始逐渐向上发展，但很少超过腕部，一般发生在双手，足趾发病者少见，耳郭、鼻尖、唇部皮肤苍白或发绀者偶见。有些患者缺乏典型的间歇性皮色变化，特别是晚期患者，在发作时仅有苍白或发绀。严重病例指端皮肤出现营养障碍，如皮肤干燥、肌肉萎缩、指甲脆裂、甲周易感染等,当指动脉狭窄或闭塞后,指端出现表浅性溃疡和小面积坏疽,且伴有剧烈疼痛,溃疡愈合后遗留点状皮肤瘢痕。据报道,指端动脉的器质性变化与病情轻重及病程长短有关。

(三)辅助检查

1. 激发试验

(1)冷水试验:将双手浸入 4℃左右冷水中 1 分钟,可出现雷诺现象,诱发率在 75% 左右。

(2)握拳试验:令患者握拳 1 分钟后,在屈曲状态下松开手指,亦可诱发症状出现。

2. 指动脉压力测定　用光电容积描记法测定指动脉压力,如指动脉压低于肱动脉压 5.33kPa 或以上,应考虑有动脉阻塞性病变。亦可做冷水试验后测定动脉压,压力降低 >20% 为阳性。

3. 手指温度恢复时间测定　患者坐在室温(24±2)℃的房间内 20~30分钟,用热敏电阻探头测定手指温度后,将手浸入冰块和水的混合液中 20秒,擦干,然后再每分钟测量手指温度一次,直至温度恢复到原来水平。95% 的正常人手指温度恢复时间在 15 分钟内,而大多数雷诺病患者则超过 20 分钟,轻微患者也可能有正常的恢复时间。本试验是用来估计手指血流情况的简易方法,也是评估治疗效果和确立诊断的客观依据。

4. 动脉造影　上肢动脉造影可以了解指动脉及其近端动脉情况,有助于确诊,可见指动脉管腔细小、迂曲、晚期病例有指动脉内膜不规则、狭窄或阻塞,此法目前尚不能作为常规检查。

5. 甲皱微循环检查　有助于区分是雷诺病还是继发性雷诺现象。雷诺病轻者有微血管袢迂曲扭转、异形管袢(呈多形性改变),偶见轻微的颗粒样血细胞聚集;重者毛细血管周围有散在红细胞渗出,偶见小出血点,管袢内血流缓慢瘀滞。如为结缔组织病引起的雷诺现象,可见袢顶显著膨大或微血管口径极度扩张形成"巨型管袢",管袢周围有成层排列的出血点。

6. 其他　为寻找继发性雷诺现象的原发病,应做相关实验室检查和其他辅助检查。

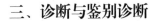

三、诊断与鉴别诊断

（一）诊断

1. 具有典型的雷诺现象　即在寒冷刺激或情绪激动时，肢端皮肤出现有规律的颜色变化，由苍白→发绀→潮红→正常。

2. 多呈对称性，好发于 20~40 岁女性。

3. 少数重症患者的指（趾）动脉发生闭塞，但上肢的桡、尺动脉及下肢的胫后、足背动脉搏动良好。

4. 严重患者指（趾）发生皮肤营养障碍，皮肤弹性降低；浅溃疡和坏疽只限于指尖。

5. 雷诺病患者体检时一般无异常所见；雷诺现象则同时伴有某种原发病的临床表现，可进一步做相关实验室检查与辅助检查以确诊原发病。

6. 对于缺少典型发作的患者，可采用辅助检查中之 1~2 项确定诊断。

（二）鉴别诊断

1. 手足发绀　此病多见于女性青春期，呈持续性手套和袜套区皮肤弥漫性发绀，无间歇性皮色变化。冬天重、夏季轻，下垂重、上举轻。皮肤细嫩，皮温低，易患冻疮。一般到 25 岁左右自然缓解。肢体动脉搏动良好。

2. 冻疮　多见于温度低、湿度大地区，尤其是初冬和初春季节，以儿童和青少年女性多见。好发部位在双手、双足、耳、鼻尖。冻疮患者对寒冷敏感，初期手背皮肤红肿，继而出现紫红色小肿块，疼痛，遇热后局部充血，灼痒，甚而出现水疱，形成溃疡，愈合缓慢，常遗留萎缩性瘢痕。本病常连年复发。

3. 网状青斑　可发生于任何年龄，以女性多见。发生部位多在足部、小腿和腹部，也可累及上肢、躯干、面部。皮肤呈持续网状或斑状紫红色花纹，寒冷或肢体下垂时青紫斑纹明显，温暖或患肢抬高后斑纹减轻或消失。肢体动脉搏动良好。

4. 冷球蛋白血症　本病是一种自身免疫病。约 15% 患者以雷诺现象为首发症状，主要表现有皮肤紫癜，为下肢间歇发作的出血性皮损，消退后常留有色素沉着,严重者在外踝部形成溃疡,少数可有肢端坏疽,溃疡也见于鼻、口腔、喉、气管黏膜及耳。约 70% 患者有多关节痛,50% 患者有肾损害,其次有肝脾肿大、神经系统损害等。实验室检查可见,血中冷球蛋白增高,C3 补体降低,RF 阳性,丙种球蛋白增高。

5. 腕管综合征　本病是由于正中神经在腕管内受压迫引起,主要表现为手指烧灼样疼痛,活动患手后,手指麻木可解除,手指痛觉减退或感觉消失,鱼际肌肉萎缩。但无间歇性皮肤颜色改变,无对称性发作。

四、治疗

(一)一般治疗

雷诺病患者多属神经质类型,情绪易激动,尤其对寒冷极敏感,寒冷和情绪波动可诱发本病发作。因此,应向患者说明,注意保暖、避免精神紧张是防治本病的重要措施,必要时可予镇静安神药,2% 硝酸甘油软膏涂擦手指可减少血管痉挛发作。雷诺综合征的治疗主要是针对原发病,亦可同时选择内科疗法。

(二)非手术疗法

用交感神经阻滞药及血管扩张药,以缓解血管痉挛,降低周围血管对寒冷刺激的反应。常用药物有妥拉唑林、酚妥拉明、己酮可可碱、烟酸、前列腺素 E_1、胰激肽释放酶等,可根据患者对药物的耐受情况和药物作用的有效时间来选择其中 1~2 种。

(三)手术治疗

1. 指征　①病程大于 3 年;②症状严重,病情进展,影响生活和工作,或出现远端组织缺血坏死者;③经过足够剂量和疗程的药物治疗或其他治疗仍无效者;④免疫学检查正常。

2. 手术方法　交感神经切除术、动脉重建术、血管内神经阻滞术等。

(四)中医治疗

1. 血虚寒凝证

主证:肢端发凉,冰冷,呈苍白或淡红色,受寒冷或情绪刺激即发病,冬

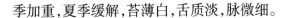

季加重,夏季缓解,苔薄白,舌质淡,脉微细。

治法:养血通脉,温经散寒。

方药:当归四逆汤加味。桂枝 15g,细辛 5g,当归 15g,白芍 25g,通草 10g,桃仁 15g,片姜黄 15g,大枣 5 枚,甘草 10g。

2. 阳虚寒凝证

主证:肢端厥冷,肤色苍白,发作频繁,以冬季为著,面色㿠白,畏寒喜暖,小便清利,口不渴,舌质淡,苔白,脉沉细或迟。

治法:温阳散寒,活血通络。

方药:阳和汤加味。熟地 20g,鹿角胶 15g,麻黄 10g,肉桂 10g,白芥子 10g,党参 15g,仙灵脾 15g,细辛 5g,炮姜 10g,丹参 20g,鸡血藤 15g。症状显者加乳香 10g、没药 10g。

3. 气虚血瘀证

主证:间歇性发作,手足指(趾)苍白发冷,渐转青紫,伴麻木、刺痛感,得温缓解,苔白,舌质淡红,脉细弱。

治法:益气温阳,活血通络。

方药:黄芪桂枝五物汤加味。黄芪 30g,桂枝 15g,白芍 25g,当归 15g,地龙 15g,生姜 10g,大枣 5 枚,鸡血藤 15g,川芎 15g,丹参 20g。

4. 四末失荣证

主证:发作呈持续状态,患肢皮肤干燥、脱屑、萎缩或增厚,指甲呈纵向弯曲、畸形,指尖溃疡,延及甲下,指甲和甲床分离,疼痛剧烈,甚则肢端坏疽,舌暗紫而淡,边有瘀斑,脉涩而沉。

治法:益气养血,逐瘀通络。

方药:十全大补汤合大黄䗪虫丸加减。党参 20g,茯苓 15g,白术 15g,甘草 10g,生地 20g,白芍 15g,当归 15g,川芎 15g,黄芪 30g,肉桂 5g,红花 15g,姜黄 15g。

5. 瘀血毒热证

主证:血瘀日久化热,热聚生毒而致手指或足趾局部发生轻浅溃疡,甚或坏疽,指趾发热、发红,肿胀疼痛,舌质红,苔黄腻,脉弦数。

治法:清热凉血,活血化瘀。

方药:四妙勇安汤加味。银花 30g,当归 15g,玄参 15g,甘草 10g,蒲公英 30g,地丁 15g,连翘 15g,红花 10g,地龙 15g,丹皮 15g,赤芍 15g。

五、预防及护理

嘱患者避免情绪激动、寒冷刺激,忌烟。室内保持温暖,定期消毒。若患处有溃疡或坏疽时,应注意皮肤清洁,必要时配合药物熏洗和外敷。若兼见发热恶寒、身痛等全身症状,应及时控制感染和对症治疗。

六、验案举例

【医案一】

王某,女,32 岁,初诊时间:2018 年 2 月 16 日。

主诉:双手手指发凉 3 年余,加重 1 个月。

病史:患者双手手指发凉 3 年余,每遇秋冬季节,症状加重,甚则出现手指皮色苍白、发绀,伴有针刺、麻木感,经保暖措施后,皮色可逐渐恢复正常,不适感消失。近 1 个月来因气温下降,上述症状明显加重,为求进一步诊治,遂来我院就诊。

现症:自述双手手指发凉,遇冷后手指皮色苍白、发绀,伴有针刺、麻木感,手指皮肤粗糙,皮肤温度、弹性降低,冷水试验(+),握拳试验(+)。口略干,二便正常,失眠多梦,舌质淡红,苔白,脉细弱。

辨证:血塞不通,气血无以正常温养机体,故肢体发凉、怕冷;经脉阻塞,瘀滞肌肤,故皮色发绀;脉络不通,气血鼓动无力,乃气虚血瘀之象。治宜益气温阳,活血通络。

处方:

1. 0.9% 生理盐水 150ml,己酮可可碱注射液 0.1g,每日 1 次,静脉滴注。

2. 取阳池、足三里穴,行灸法。

3. 电针颈夹脊穴治疗。患者取端坐位,常规穴位消毒后,使用 28 号 1~1.5 寸毫针斜刺,针刺 $C_{3\sim7}$ 棘突两侧、颈部后正中线旁开 0.5 寸,接脉冲电疗仪,选择疏密波型(40~60Hz),以患者耐受为度,维持30分钟,每日1次。

4. 中药内服。黄芪50g,党参20g,桂枝15g,白芍20g,当归15g,川芎15g,地龙15g,生姜10g,大枣5枚,鸡血藤30g,丹参20g。14剂,水煎,每日1剂,早晚饭后温服。

治疗经过:

1周后,患者双手手指发凉、麻木、针刺感较治疗前有所缓解,按原方案继续治疗。

2周后,患者双手手指症状较前明显缓解,乏力、气短消失,辅以中药汤剂熏洗治疗。外用方:苏木30g,细辛25g,生川乌15g,红花20g,伸筋草15g,透骨草15g,每天1剂,水煎后先熏蒸双手,待水温降至40℃左右,浸泡双手,每日早晚各1次。

4周后,患者双手手指无麻木、针刺感,皮温基本恢复正常,遇寒冷刺激不再复发,痊愈出院。嘱出院后保持心情愉快;避免使用缩血管药物;保护肢体,避免受凉。

按:本案患者为气虚血瘀证,电针夹脊穴可散寒助阳,行气活血,温通经络,调节血管神经功能紊乱;兼以黄芪桂枝五物汤加减治疗,以达益气温阳、活血祛瘀之功。

【医案二】

金某,女,22岁,初诊时间:2018年3月27日。

主诉:右手拇指、食指指端溃烂2月余。

病史:患者2年前遇凉水刺激后双手手指有麻木、针刺、冰凉感,经温水浸泡后上述症状消失。此后每因寒冷刺激或入冬后,上述症状即复发、加重,每次发作情况大致相同。初见双手皮肤发白,继则发绀,由指间开始,向手指和手掌发展,且局部有冰凉、麻木、针刺样疼痛等感觉,持续数分钟后,皮肤自行变红,症状消失。近2个月来,病情逐渐加重,右手拇指、食指指端溃烂,伴有淡黄色脓液渗出,为求进一步治疗,遂来我院求治。

现症:双手手指有麻木、针刺、冰凉感,右手拇指、食指指端溃烂,伴有淡黄色脓液渗出,双手活动不灵活,四肢关节无畸形,冷水试验(+),握拳试

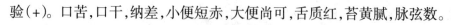

验(+)。口苦,口干,纳差,小便短赤,大便尚可,舌质红,苔黄腻,脉弦数。

辨证: 患者为瘀血毒热证,治宜清热凉血,活血化瘀。

处方:

1. 0.9%生理盐水150ml,己酮可可碱注射液0.1g,每日1次,静脉滴注。

2. 电针颈夹脊穴治疗。患者取端坐位,常规穴位消毒后,使用28号1~1.5寸毫针斜刺,针刺C_{3-7}棘突两侧、颈部后正中线旁开0.5寸,接脉冲电疗仪,选择疏密波型(40~60Hz),以患者耐受为度,维持30分钟,每日1次。

3. 取阳池、足三里穴,行灸法。

4. 局部创面处理,运用"鲸吞""蚕食"等清创方法清除创面坏死组织,外敷三黄洗剂、润肌丹油纱条,每日1次。

5. 中药内服。金银花15g,当归15g,蒲公英30g,地丁15g,红花10g,地龙15g,赤芍15g,玄参15g,延胡索30g,乳香10g,没药10g,牡丹皮15g,甘草10g。14剂,水煎,每日1剂,早晚饭后温服。

治疗经过:

经1周治疗,患肢发凉感减轻,溃烂处渗液减少,创面用生理盐水棉球擦净,碘伏消毒,外涂壳聚糖复方药膜,按原方案继续治疗。

15天后,手指遇冷变色次数减少,麻木胀痛减轻,皮温有所升高,按原方案继续治疗。

4周后,患者双手指端处颜色较红润,溃烂处结痂,但仍畏冷,用中药外洗继续治疗。外洗方:酒大黄10g,川乌6g,附子6g,干姜6g,麻黄9g,桂枝6g,细辛5g,生龙骨6g,木通6g,丹参5g。水煎100ml,每日2次外洗。

6周后,患者双手无麻木、胀痛感,皮温正常,颜色趋于正常,遇寒冷刺激不复发,痊愈出院。嘱其出院后保持心情愉快;避免使用缩血管药物;保护肢体,避免受凉。

按: 本例患者右手拇指、食指指端溃烂,我们应用扩张末梢血管药物以改善循环,创面换药时应尽量避免刺激局部,慎用血管收缩药物;兼以四妙勇安汤加味内服,清热凉血的同时,尚具活血化瘀止痛之功。

七、诊疗体会

1. 对于雷诺病病理生理的理解 雷诺病的主要表现是指趾末端皮肤的三色变化,即苍白、发绀、潮红。其中,苍白的主要原因是末梢小动脉痉挛,毛细血管网灌注停止所致;而发绀则是局部毛细血管网内无氧代谢产物积聚,毛细血管网及微静脉反应性扩张的结果;随着末梢动脉痉挛的缓解,大量动脉血进入毛细血管网,造成肢体远端皮肤潮红。这一病理生理过程既是末梢动脉收缩与扩张过程,也是末梢血管床灌注不足和再灌注过程。

2. 关于雷诺病的病因 虽然本病的病因尚不明确,但我们认为可能与手足局部解剖特点有关,即手足的支配神经仅有缩血管神经而无舒血管神经,此是其一。其二,本病的发生大多为青年女性,早年间曾以此与 TAO 作典型对照,TAO 多发于青壮年男性,故此病与性激素是否有关亦应考虑。

八、现代研究

1. 陈朝明教授主张从督脉论治雷诺病,以导气法为操作手法,以“通督”“温阳”为治疗思路,针刺配合温灸作用于命门、脊中、至阳、身柱、大椎及百会等穴,通督以调厥逆之气,温阳以散寒凝之血。督脉总督诸阳,为全身阳气最充盛的经脉,而背又属阳,是阳气上下出入的重要场所,循行于背部的督脉贯通上下,是全身阳气运行的重要通道,且督脉与膀胱经第一、第二侧线共同组成背俞功能带,通过在这一区域内针刺对周身阳气有良好的调节作用。陈朝明教授推测针灸治疗雷诺病的主要机制包括:调控交感神经的兴奋性;改善肢体微循环,增加血流量;调节血管内皮的舒缩功能;提高机体免疫功能,调节炎症因子等途径。为临床开展针灸治疗雷诺病提供理论参考。〔骆政杰,周梦圆,胡轩铭,等.陈朝明教授从督论治雷诺氏病经验[J].针灸临床杂志,2019,35(02):65-68.〕

2. 汤敬东采用血管腔内射频消融手术去交感神经治疗雷诺病,患者手术顺利,术后即时数字减影血管造影(DSA)显示射频后手指血供明显改善。术后 2 年患者至本院行超声检查,治疗指未及明显再闭塞,冷水试验治疗指与未治疗指差异明显。随访期内未发现去腋动脉交感神经化术后的各类并发症出现。笔者认为雷诺病系神经、血管功能紊乱引发的肢端小动脉痉挛的一组综合征,目前对其发病机制并不完全了解,在寒冷刺激或情绪波动时,交感神经异常兴奋引起肢体小动脉剧烈痉挛,导致肢体发凉、怕冷、变色,普遍认为交感神经功能紊乱在疾病发生中有较为重要的作用。但单纯的外科治疗效果并不令人满意。笔者以射频消融破坏血管壁交感神经支,也是基于这一理论基础,但又对其进行了方式的创新。随访结果显示,腔内的射频消融对于解除血管壁交感神经功能紊乱,治疗雷诺病有一定作用。〔汤敬东.首例腔内射频消融交感神经支治疗雷诺氏病报道〔J〕.血管与腔内血管外科杂志,2017,3(06):1104-1105.〕

3. 庞鹤教授在临床实践中,辨本病基本病机为阳虚寒凝,血瘀气郁,治疗以温阳散寒,活血化瘀通络,行气解郁为法。其认为治疗本病时应综合认识"痹证"及"脱疽"的病因病机特点,"顾实"不"忘虚",整体辨证,随症加减,内服外用结合,辨证选用经方进行治疗,灵活选用活血化瘀药,获效满意。庞鹤教授将"脉络痹阻不通"作为本病发生发展的关键枢机,在上述辨证基础上,以活血通络为基本治法,对应治法方药如下:阳虚寒凝型治以温阳散寒,活血通络,方用阳和汤合黄芪桂枝五物汤、麻黄附子细辛汤加味;脉络瘀阻型治以活血通络,温阳通脉,予黄芪桂枝五物汤合血府逐瘀汤加味;肝郁气滞型治以疏肝理气,活血通络,予黄芪桂枝五物汤合逍遥散加味。在临床处方中,庞鹤教授亦常合用地龙、虻虫、水蛭等破血通络、祛瘀生新的虫类药。〔林晶,余威,张凡帆.庞鹤治疗雷诺氏综合征经验〔J〕.湖南中医杂志,2020,36(10):19-20.〕

（李婉婷　夏联恒）

第三章

医论医话

第一节 侧支循环——慢性血管闭塞性疾病的治疗支点

一、慢性血管闭塞性疾病概述

慢性血管闭塞性疾病是指由于各种原因导致的以慢性持续进展为特征的血管管腔狭窄,致使供血区域发生缺血改变,继而出现一系列功能障碍的疾病。其原因包括动脉硬化、糖尿病、免疫性损伤、手术、感染、中毒等。对于慢性血管闭塞性疾病的治疗,西医重视闭塞段血管的再通,治疗方式主要采取介入开通或手术搭桥,术后长期服用抗凝、抗聚药物。这种治疗的优势是见效迅速,但是单纯开通闭塞血管,远期疗效并不理想,其中最大问题就是侧支循环的破坏和术后血管再狭窄。

慢性血管闭塞是一个长期过程,在这个过程中,机体会适应性地改善缺血或淤血状况,逐渐开放或建立侧支循环,以代偿原有闭塞或狭窄的血管功能,所以在临床上经常能见到影像学表现与临床症状不符的患者。

二、侧支循环在慢性肢体缺血恢复中的意义

(一)何为侧支循环

侧支循环是指存在于动脉-动脉、静脉-静脉或者动脉-静脉之间的血管交通支。生理状态下,侧支循环具有调节血流作用;病理状态下,如果供血区域的主要动脉(静脉)阻塞或狭窄,侧支循环开放,成为缺血或淤血

区域血液流通的生理性旁路途径,代偿部分甚至替代主干功能,从而保护组织免于缺血或淤血性损伤。

（二）影响侧支循环的因素

1. 基因影响 相关实验表明,侧支循环的形成与基因表达相关,如位于第 7 号染色体上的 Deel 基因能调节侧支动脉的伸展。

2. 个体因素 患者年龄,是否患有基础疾病（如糖尿病、高血压、高尿酸血症等）,所患疾病的部位及其严重程度等,均可影响侧支循环的形成。

3. 其他因素 个人的生活习惯,如吸烟、饮酒、高盐高脂饮食、运动等。

（三）侧支循环分级

采用 ASITN/SIR 分级（DSA 检查）:

0 级:没有侧支血流到达缺血区域。

1 级:有缓慢的侧支血流到达缺血周边区域。

2 级:有快速的侧支血流到达缺血周边区域,仅有部分到达缺血区域。

3 级:静脉晚期可见缓慢但是完全的血流到达整个缺血区域。

4 级:通过逆行灌注,血流快速而完全地灌注到整个缺血区域。

（四）侧支循环的意义

侧支循环的充分建立是慢性血管闭塞性疾病远期疗效的保证,也是治疗该病的核心支点。相关研究表明,侧支循环的建立能降低血栓闭塞性脉管炎患者的截肢平面。目前治疗慢性缺血性肢体疾病的主要方式是介入手术,但是介入治疗不能阻止动脉硬化进展,也不能完全避免术后的再阻塞或狭窄。因此,若要保障缺血肢体的远期疗效,只能于血管再阻塞或再狭窄发生之前建立丰富的侧支循环网络。

（五）介入治疗使用不当会严重破坏原有的侧支循环

目前的介入治疗中,无论是扩张球囊、切割球囊还是药物涂层球囊,都会破坏原有的血管结构,包括原有的侧支循环血管。而且支架的植入,也封闭了绝大部分已经形成的侧支循环血管,虽然主干开通,但是侧支循环网络也被破坏,待出现再阻塞或狭窄时,患者的处境会非常危险。因此,我们不主张以影像学改变来作为介入手术的标准。尤其对于影像学表现与临床症状不符的患者,介入治疗更要慎重。

(六)建立侧支循环的方法

常用方法包括西医药物治疗、中医药治疗、生物疗法以及运动疗法等。常用的西药有血管扩张药、抗血小板药物、抗凝血药物、降血脂药物等,可以抑制血栓形成,改善动脉硬化,促进侧支循环建立。中医药治疗包括中药内服、针刺治疗、电针夹脊穴、灸法、足浴、穴位注射、穴位贴敷等。目前,生物疗法日益受到重视,比较成熟的如干细胞移植等。此外,运动疗法也不可忽视,如 Buerger 运动等。

三、慢性血管闭塞性疾病常用治则及方药

(一)活血化瘀,通络化痰

方药:桃红四物汤合涤痰汤。

方用:当归,白芍,熟地,川芎,桃仁,红花,瓜蒌,胆南星,半夏,橘红,茯苓,枳实,黄芩,竹茹,甘草等。

(二)温经散寒,理气化痰

方药:阳和汤加减。

方用:熟地,鹿角胶,干姜,白芥子,麻黄,桂枝,当归,赤芍,川芎,黄芪,柴胡,砂仁等。

(三)健脾和胃,利湿化痰

方药:香砂六君子汤加减。

方用:人参,白术,茯苓,甘草,陈皮,半夏,砂仁,木香,猪苓,车前子,瞿麦等。

(四)清热解毒,滋阴化痰

方药:茵陈赤小豆方。

方用:茵陈,赤小豆,生薏米,苍术,人参,苦参,防己,泽泻,佩兰,木通,栀子,麦冬,五味子,西洋参,甘草等。

四、临床案例

【医案一】

患者胡某,男,52岁,诊为左下肢动脉硬化闭塞症、急性动脉栓塞、干性坏疽,就诊于当地医院,建议其截肢治疗,患者拒绝,2016年4月初来我院求治。入院时患者疼痛剧烈,夜不能寐,抱膝端坐,左侧ABI 0.22,左下肢动脉计算机体层血管成像(CTA)显示膝下动脉广泛闭塞。查体见左足1~4趾全部呈干性坏疽状态,界限不清,局部红肿,有少量脓性分泌物。舌质红,苔厚腻,脉沉、弦滑。

入院后给予扩张血管、祛聚、降脂及对症治疗;创面以三黄散加金银花、明矾、透骨草、土茯苓水煎湿敷;患者属湿热痰盛型脱疽,口服汤药以茵陈赤小豆汤加减。茵陈15g,赤小豆20g,生薏米30g,党参20g,黄芪50g,泽泻15g,佩兰15g,麦冬15g,西洋参15g,赤芍15g,延胡索15g,甘草10g。方中茵陈清利湿热,赤小豆、生薏米、泽泻利水渗湿,佩兰芳香醒脾,党参、黄芪、赤芍补气活血,麦冬、西洋参养阴清热,延胡索行气止痛,甘草调和诸药。诸药合用,共奏清热利湿、滋阴化痰之功。

治疗半个月,患者疼痛有所缓解,创面完全干燥,界限清晰。查见舌质淡红,舌苔白腻,脉弦滑。上方去佩兰、麦冬,加茯苓20g、炒白术15g、白芍15g、牛膝15g。再服半个月,经近1个月治疗,患者病情稳定,疼痛基本缓解,遂出院,定期复诊,继续口服中药。至7月初患者复诊,清除坏死组织时,见创面血运丰富,左侧ABI 0.25,下肢动脉CTA显示膝下侧支循环丰富,达到ASITN/SIR分级3级。患者第二次入院治疗3周后,坏死足趾全部清除,创面愈合80%以上。

【医案二】

患者李某,男,68岁,糖尿病病史8年,左足第二跖趾关节不明原因肿胀疼痛1个月,趾甲浮动,按之有脓性渗出。左足皮温低,皮色苍白,左侧ABI 0.42,左下肢动脉CTA见膝下动脉广泛闭塞。清创后见甲床糜烂,有窦道延伸至跖趾关节处。舌质紫暗,有齿痕,苔白,脉沉滑。

局部清创后,先用三黄洗剂冲洗,湿敷,然后外用化腐生肌散、全蝎膏纱条覆盖。患者辨为寒湿夹瘀证,以寒湿为主。治以阳和汤方加减,温经散寒,理气化痰,兼活血止痛。熟地20g,鹿角胶15g,干姜15g,白芥子15g,麻黄10g,桂枝15g,当归15g,赤芍15g,川芎20g,黄芪50g,党参20g,陈皮10g,川牛膝15g,茯苓20g,炒白术15g。方中熟地滋补肾阴,鹿角胶补肾助阳,二者合用治本,是为君药。麻黄、桂枝、干姜、白芥子,温经散寒,透达阳气于周身。当归、赤芍、川芎活血化瘀,通络止痛;黄芪、党参补益气血;陈皮、茯苓、白术健脾利湿;甘草为使,调和诸药。

治疗半月,患者疼痛减缓,肿胀消退,创面干燥,窦道部分闭合,舌质暗,苔薄白,脉弦滑。上方去麻黄、陈皮,加地龙、丹参各15g,继续口服中药汤剂。治疗一月余,创面愈合,有趾甲重新长出。测ABI值0.45,复查下肢动脉CTA显示膝下侧支循环初步建立,达到ASITN/SIR分级2级。

【医案三】

患者孙某,男,40岁,诊断为血栓闭塞性脉管炎、左下肢湿性坏疽、贫血、低蛋白血症。患者小腿截肢术后创面不愈合,坏死逐渐向上延伸。清除坏死组织后见胫骨外露约8cm,多家医院均建议患者二次截肢,患者拒绝,遂来我院求治。入院时患者夜眠较差,自觉患肢疼痛明显,纳差,大便溏泄,夜汗,四肢痿软无力,舌质淡,苔白腻,脉滑数。

予创面旷置处理,局部消毒清创,保护创面,防止感染;同时给予支持治疗。患者辨为肝肾亏虚夹痰湿证,以虚证为主。中药治以健脾和胃,利湿化痰,方选香砂六君子汤加减。党参15g,黄芪50g,炒白术15g,茯苓20g,猪苓15g,陈皮10g,姜半夏10g,砂仁15g,车前子15g,煅龙骨30g,煅牡蛎30g。方中党参、黄芪滋补气血,补益肝肾用以治本;白术、茯苓、猪苓、车前子健脾和胃,利水渗湿;陈皮、半夏、砂仁化痰通络;龙骨、牡蛎软坚散结,镇静安神。诸药合用,共奏益气健脾,除湿化痰通络之功。

治疗半月余,患者疼痛有所缓解,饮食渐增,大便仍不成形,夜眠差,舌质淡,苔白,脉滑。创面干燥,皮缘已生长至胫骨周围。上方去陈皮、半夏,加茯神15g、地龙15g、丹参15g,14剂。

半个月后患者疼痛缓解,夜眠尚可,大便成形,舌质淡,苔白,脉滑。方用:党参20g,黄芪50g,炒白术15g,茯苓20g,猪苓15g,赤芍15g,白芍15g,砂仁15g,车前子15g,丹参15g,地龙15g,甘草10g。上方粉碎制粉,每服5g,每日两服。

共治疗3月余,外露胫骨自行脱落,周边创面被新生皮肤覆盖。又过1个月,胫骨断裂处残端被肉芽组织覆盖,患者出院。

(信铁峰)

第二节 "急斩之"解

中医外科古训中,"急斩之"是一条非常经典的条文,很好地指导了古往今来对难治性疾病"脱疽"的治疗。

一、"急斩之"古代文献解

"急斩之"的说法始见于《黄帝内经》。《灵枢·痈疽》曾记载:"发于足指,名脱痈。其状赤黑,死不治;不赤黑,不死。不衰,急斩之,不则死矣。"从此段得知,"急斩之"是对脱疽(脱痈)的一种治疗方式。《黄帝内经》不但对脱疽后期的症状特点有了明确认识,而且指出此病的凶险之处,所以提出"急斩之"的观点,认为"不则死矣"。

中医外科发展到隋唐时期,对脱疽与"急斩之"有了进一步认识。隋代巢元方《诸病源候论·痈疽病诸候》:"发于足傍,名曰疠疽。其状不大,初从小指发,急治之。其状黑者,不可消,百日死也,发于足趾,名曰脱疽。其状赤黑,死;不赤黑,不死。治之不衰,急斩去之,活也;不赤疽发额,不泻,十余日死。"隋氏在《黄帝内经》的基础上,对脱疽的证候、预后有了更为详尽的描述,认为"急斩之"是患者存活的关键。

至明代,诸医家对脱疽已积累了丰富的临床经验,尤其是外治方面。申斗垣《外科启玄·脱疽》:"是足之大指次指,或足溃而脱,故名脱疽,是脾经积毒下注而然,赤色,先肿痛及不痛。俱以蒜灸之,人参败毒托里之剂治之,若色紫黑者急斩去之,如黑上至踝骨不治。"

薛己《外科枢要》详细论述了脱疽的病因、病机以及治疗方法,同样提出"急斩之"观点:"脱疽谓疔患于足或足趾,重者溃脱,故名之。亦有患于手,患于指者。因醇酒炙爆,膏粱伤脾,或房劳损肾,故有先渴而后患者;有先患而后渴者。若色赤作痛自溃者,可治。色黑不溃者,不治。色赤作痛者,元气虚而湿毒壅盛也。先用隔蒜灸、活命饮、托里散,再用十全大补汤、加减八味丸。色黯不痛者,肾气败而虚火盛也,隔蒜灸、桑枝灸,亦用十全大补汤、加减八味丸,则毒瓦斯不致上侵,元气不致亏损,庶可保生。亦有因修手足口咬等伤而致者。若元气虚弱,或犯房事,外涂寒凉,内服克伐,损伤脾胃,患处不溃,若黑黯上延,亦多致虽者须解去为善。"

陈实功《外科正宗·脱疽论第十八》进一步详细说明了"急斩之"的手术指征、术前准备、术后护理、手术方法:"夫脱疽者,外腐而内坏也……其疼如汤泼火燃,其形则骨枯筋练,其秽异香难解,其命仙方难活……内服滋肾水,养气血,健脾安神之剂";"治之得早,乘其未及延散时,用头发十余根缠患指本节尽处,绕扎十余转,渐渐紧之,毋得毒气攻延良肉。随用蟾酥饼,放原起粟米头上,加艾灸至肉枯疮死为度。次日本指尽黑,方用利刀寻至本节缝中,将患指徐顺取下,血流不住,用金刀如圣散止之,余肿以妙贴散敷之"。

至清代,诸医家对脱疽的认识更加进步,"急斩之"的观点仍是主流。祁坤《外科大成·足部》:"脱疽生于足大指,亦生手大指。初起黄泡,次如煮熟红枣,久则黑气浸漫,相传五指……未过节者可治。若黑漫五指,上传足跌,形枯筋练,疼痛气秽者死。是症也,在肉则割之。指则截之。欲其筋随骨出,以泄其毒,亦无痛苦;若待毒筋内断,骨虽去而仍溃者,亦不治也。"

王洪绪在《外科证治全生集·脱骨疽》中说:"凡手足之无名指,患色白而痛甚者,脱骨疽是也。诸书载云:急剪去指,可保其命,迟则肿延手足之背,救无术矣。殊不知此疽也,大人以阳和汤,小孩以小金丹,最狠者以犀黄丸,皆可以消之。色红者,以热疖、蛇头等法治之。"王洪绪虽然力主内治法,但也指出诸多医家的观点是"急斩之"。

高秉钧《疡科心得集·辨脚发背脱疽论》也明确提出:"脱疽者,足指生疗,重者溃而紫黑,不疼不痒,久则脱去其节,故名之……此证形势虽小,其恶甚大。初起如粟,黄疱一点,皮色紫黯,如煮熟红枣,黑气漫延,腐烂渐开,五指相染,甚至脚面疼如汤泼火燃,秽臭难闻,遂成五败之证(血死心败,皮死肺败,筋死肝败,肉死脾败,骨死肾败),而不可救……孙真人云:在肉则割,在指则截。毒之重者,古人原有割截之法,然每为病家之所忌,未可轻言;况证之首尾,吉凶变驳难定,岂可不顾前虑后,而妄施之乎?"高秉钧也认为自古有"在肉则割,在指则截"之法,但是他认为"急斩之"当慎重,治疗以灸法为先。

吴谦《医宗金鉴·外科心法要诀》中论及脱疽:"此证多生于足指,而手指亦间有生者,由膏粱太过则损脾,房劳太过则伤肾;脾既损则血生少,肾既伤则精必竭,更兼湿热壅盛而成。初起黄粟小,痛如汤泼火燃,其色红活,肿无黑晕,溃破有脓,腐无败色,此属血脉未死之候。然此证虽无败色,亦由脏腑发出,未可视为小毒也,法宜急服滋阴救燥、补血理脾之药。初服解毒济生汤、六味地黄汤,溃服人参养荣汤、桂附地黄汤。外初宜蜞蚪拔毒散涂之,将溃贴蟾酥饼,兼贴巴膏,溃腐之后,换搽生肌玉红膏生肌敛口。初终禁用灸法。患者宜清心寡欲调理,庶免变证。"他的观点与陈实功一致,也采用了陈实功的外治手术方式。

顾世澄《疡医大全》总结了历代医家对脱疽的认识,详细记述了《灵枢》《鬼遗方》直至《外科正宗》《医宗金鉴》等诸多文献的论述,充分认可了"急斩之"的治疗方式,但同时也提出实施外治手术法风险极大,应当患者自愿,不可草率实施。

综上所述,自《黄帝内经》时代开始,历代医家都认识到了脱疽的危害,因此提出"急斩之"的治疗方式。该观点有两个关键,一个是"急",一个是"斩"。"急"说明救治的紧迫性。因为脱疽发展迅速,延散广泛,最终导致五败之证,回天无术,所以要急,正如《医宗金鉴》所说"割切之法,须宜早施"。"斩"是指治疗方式,孙思邈提出"在肉则割,在指则截",要尽可能地祛除坏死组织。至明代,《外科枢要》详细说明了"斩"的操作过程,《外科正宗》更是论述详尽,对于截除坏死组织之后的创面治疗和护理也进行了详细说明,至今仍有一定的指导意义。考虑到当时的医疗水平,能做到这一点确实难能可贵。当然,随着众多医家对"急斩之"达成共识,其所带来的风险也越来越被大家重视,认为实施外治手术当慎重,必须得到患者自身的认同,这与现代医学中手术的知情权相类似。在当时的医疗条件下,截除坏死组织风险极大,所以才有《医宗金鉴》中"将死生付于度外"之语。

二、"急斩之"现代临床应用

为了将经典发扬光大,使"急斩之"更科学地指导现代临床实践,我们早在 2001 年便提出了早期离断概念。早期离断是指在糖尿病足肢端坏疽的治疗过程中,对于已经坏死感染的肢体进行截除,为更好地保存肢体,离断平面沿正常与炎症皮肤交界处确定,按正常截肢术操作,残端开放或简单缝合。早期离断与"急斩之"有共通之处,是对前人"急斩之"策略的延续和发展。

首先,早期离断与"急斩之"的立意相同。二者的目的都是尽快祛除坏死组织,防止坏死范围扩大,出现全身中毒症状而危及生命。先贤虽不知道肢端坏疽导致中毒性休克以致死亡的具体机制,但是他们观察到了这种临床现象,认识到坏疽与死亡的关系,所以提出"不衰,急斩之,不则死矣"。我们现在知道了肢端坏疽持续发展将导致一系列脏器功能损害,最终全身衰竭直至死亡,证实了古人先贤对这个问题认识的正确性和先进性,因此提出早期离断的治疗方法。只不过,"急斩之"是在过去医疗技术不发达的情况下的一种不得已的被动选择,而早期离断是在现代医疗条件支持下的一种主动出击。

其次,早期离断是"急斩之"对坏死组织处理方式的继承和发展。《医宗金鉴》:"然割切之法,须宜早施,乘其未及延散时,用头发十余根,紧缠患指本节尽处,绕扎十余转,毋令毒气攻延好肉,随用蟾酥饼放于初起黄疱顶上,加艾灸之,至肉枯疮死为度;次日病指尽黑,方用利刀,寻至本节缝中,将患指徐顺取下。血流不止者,用如圣金刀散止之,余肿以离宫锭涂之。"由此看来,"急斩之"清除坏趾其实用的是关节离断术,术后止血消肿,以药物促进创面愈合,同时注意全身症状的调理。"急斩之"在当时的条件下只能处理患趾,所以申斗垣在《外科启玄》中认为"黑上至踝骨不治"。但是,早期离断不仅是患趾的离断,更有患肢的离断。由于目前全身治疗水平的提高,改善下肢血运的疗效及残端愈合的概率也明显提高,为早期离断奠定了基础。早期离断后,中药外用药的应用对创面的愈合提供了有力保障,从这一点来说,前人关于"急斩之"方法的论述,尤其是外治手术后各种情况的处理,对现今早期离断术后创面的治疗也提供了相应指导。

现代动物试验和临床试验也证明了中药外用药对早期离断创面的促进愈合作用。通过观察早期离断后外用中药对糖尿病足大鼠模型创面愈合情况,以及血清血管内皮生长因子(VEGF)、胰岛素样生长因子(IGF-1)水平变化,证实外用中药能够有效提高二者血浆水平,促进创面愈合。另外,检测糖尿病足患者进行早期离断后应用中药换药的创面,发现截肢后残端局部组织中 VEGF 含量增高和 3- 硝基酪氨酸(3-NT)含量降低,证实外用中药有效治疗糖尿病足坏疽的作用机制之一是对局部细胞因子的有效调节。

总之,早期离断延续了古人"急斩之"的思维,手术方式类似于现代西医学的截肢术,二者有共同之处,但又有所不同。第一,二者对于手术肢体的要求不同。截肢术的目的是挽救生命,或者为安装假肢而创造一个无痛又有动力的残端,要求病变界限明确,截肢平面选在病变界限以上,从而保证术后切口能够愈合。这样往往造成发生于跖趾处的坏死,不得不选择小腿的截肢,而踝关节处的坏死不得不选择大腿的截肢。而早期离断则是在挽救生命同时,尽量保留残存肢体的长度,以提高人们的生活质量,因此并不要求坏死界限非常明确。对于肢端坏疽确定为不可逆者,只要经过适当治疗,患肢皮温变暖,有血运恢复迹象即可进行离断,离断平面沿正常与炎症皮肤交界处确定,按正常截肢术操作。第二,二者对术后残端的处理有所区别。截肢术要求截骨后保留的皮肤组织足以闭合残端,封闭创面,并有足够的血运保证创面愈合。而早期离断的离断平面沿正常与炎症皮肤交界处确定,术后残端开放或简单缝合,不需要完全封闭残端。由于术后残端裂开是必然的,所以术后换药促使创口愈合是重要过程,在该过程中,中药外用药的应用提供了有力保障。也正是有了中医药的参与,才使得古人的"急斩之"经典理论得以发扬光大。

（信铁峰）

第三节 慢性创面治疗难点、临床现状及其评价

多种疾病均可导致慢性创面,不同学科对原发疾病有不同的治疗方法,对创面的处理也不尽一致。因此,需要多学科参与,达成共识,才能使创面的处理更加完善、合理。

一、常见慢性创面及其特点

（一）慢性创面的分类

慢性创面是指经过常规治疗后仍然不能愈合,迁延日久的各种创面,根据病因可以分为 8 种类型:

1. 压力性损伤 长期卧床或局部长期受压导致的皮肤或黏膜溃疡。

2. 血液病 镰状细胞贫血、高凝状态导致的皮肤坏死溃疡。

3. 血管性疾病 下肢深静脉血栓形成、下肢静脉曲张导致的瘀血性溃疡,或动脉硬化闭塞症导致的缺血性溃疡。

4. 恶性疾病 癌性溃疡等。

5. 代谢性疾病 糖尿病足溃疡。

6. 感染性疾病 丹毒、皮肤脓肿、足癣、疖肿、皮肤结核等感染后产生的溃疡。

7. 免疫性疾病 血栓闭塞性脉管炎、脓皮病、免疫性小血管炎导致的溃疡。

8. 其他　外伤、烧伤、皮肤放射性损伤、冻伤等。

（二）慢性创面的特点

1. 慢性创面的发生，与我国人口老龄化加重和疾病谱变化有关。随着年龄增长、饮食调整及环境变化，糖尿病、动脉硬化、脑血管疾病发病率日益升高，同时，糖尿病足、压力性损伤、血管性溃疡的发病率也随之升高，慢性创面逐渐成为创面治疗中的主要问题。

2. 感染是普遍现象。细菌感染导致创面表面形成的菌膜难以根除，也是慢性创面难以治疗的重要因素。

3. 一般状态较差的患者多见。老龄人群常伴有多种慢性疾病，且皮肤软组织保护能力弱，愈合能力差，因此是慢性创面高危人群，而且此类患者出现的慢性创面，常规换药、手术等方法大多无法达到满意疗效。

（三）慢性创面形成原因与机制

1. 缺血　动脉慢性缺血性疾病多导致创面缺血、缺氧，使创面对感染的抵抗力下降，极易出现细菌定植。同时，慢性缺血、缺氧也将导致创面纤维化、瘢痕化，迁延不愈，形成慢性难治性创面。

2. 感染　感染是慢性难治性创面形成的重要因素，创面感染后细菌会在创面定植并形成菌膜，可有效抵抗抗生素的作用。定植的细菌通过分泌各种酶，抑制创面收缩，侵蚀深层组织，抑制生长因子活性，从而影响创面愈合。

3. 糖尿病　高血糖损害微循环，糖尿病足创面普遍存在的微循环障碍是其愈合困难的重要因素之一。

4. 静脉回流不畅　下肢深静脉血栓形成及下肢静脉曲张都会造成静脉血流瘀滞不通，局部皮肤营养状态差，一旦破溃经久难愈，进而形成慢性创面。

5. 放射性照射　放射性照射使局部组织纤维化、瘢痕化，这也是放射性溃疡难以愈合的原因之一。

6. 原发疾病影响　营养缺乏，如慢性肾衰竭、肝脏疾病、恶性肿瘤等。

7. 药物影响　如类固醇制剂、化疗制剂等。

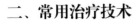

二、常用治疗技术

（一）常规换药技术

用生理盐水或碘伏溶液清洗创面,外用凡士林油纱条或乳酸依沙吖啶纱条覆盖,再以无菌纱布包扎。

（二）清创技术

1. 手术清创　以手术刀、剪刀等利器清除失活组织,开放窦道,消除脓肿。

2. 超声清创　利用超声波在流动液体中产生的空化、乳化效应,清除创面的细菌和坏死组织,对正常组织和肉芽组织基本没有影响。

3. 水刀清创　水刀技术是利用从刀头高速喷出的水流冲压进行组织分离,选择性切割组织,将失活组织与活性组织有效分离,减少扩创和出血。

4. 生物清创　生物清创是近年来兴起的一种清创技术,即应用人工培养的医用蛆虫吞噬创面坏死组织以达到清创目的,其分泌物也有促进肉芽生长的作用。

（三）皮瓣移植及植皮

植皮是尽快覆盖创面、缩短病程的有效方法,其成活率取决于创面床的状态,感染、坏死、血供不良都会使植皮失败。一般来说,植皮手术包括自体取皮和异种植皮。

（四）负压创面治疗

负压治疗是封闭创面,通过人工制造持续或间断性负压以修复伤口。负压治疗能够有效改善创面供血,促进肉芽生长,减少细菌定植,从而促进创面愈合。

（五）生物疗法

目前常用的生物疗法有富血小板血浆疗法和干细胞疗法等。富血小板血浆疗法:采取患者自身血液,分离富含血小板的血浆进行局部注射,以促进创面愈合,减轻瘢痕增生;干细胞疗法:分离患者自身间充质干细胞做创面局部注射,以调节创周血管内皮生长因子的表达水平,促进肉芽生长,减轻创面炎症反应,促进创面愈合。

(六)光疗法

临床应用的光疗法有红外线、可见光、紫外线和激光,其中高能红外线和低强度激光最为常用。研究显示,光疗法能够改善局部供血,降低炎症反应,促进细胞因子表达,从而促进创面愈合。

(七)原发病治疗

积极治疗原发病。

(八)中医药治疗

1. 内治法　根据患者的整体状态,辨证施治,可分为三种证型:湿热证、血瘀证和虚证。在疾病演变过程中,各证型间相互转化,亦可见兼证出现。如血瘀证患者迁延日久会变成虚证,虚证患者并发急性感染也可变作湿热证,还有一些患者处于虚实夹杂的状况。因此,内治法要因证而变,因时而变,有针对性地进行个体治疗。

(1)湿热证:创面出现脓肿或窦道,炎症反应明显,创面及周围皮肤色红,严重肿胀,皮温高,疼痛明显,有大量坏死组织及脓性分泌物,有脓苔,异味大;或创面有结痂,结痂周围皮肤红肿,痂下空虚,有或无脓性分泌物。舌质红,苔黄或白腻,脉滑数。

常用方剂:四妙勇安汤加减。金银花30g,玄参30g,当归15g,黄柏15g,川芎15g,赤芍15g,连翘15g,牛膝10g,紫草10g,甘草10g。

(2)血瘀证:创面颜色紫暗,脓苔厚韧,分泌物不多,可有窦道。周围皮肤炎症反应较轻,轻度红肿,疼痛明显甚至疼痛强烈,可有或无异味。舌质淡有瘀斑,或舌质紫暗,脉弦涩。

常用方剂:血府逐瘀汤加减。生地30g,桃仁15g,红花15g,当归15g,川芎15g,赤芍15g,桔梗15g,牛膝10g,柴胡15g,枳壳10g,甘草10g。

(3)虚证:创面迁延日久,肉芽颜色浅淡,创面光滑干燥,很少或无分泌物,创面周围皮肤弹性差,边缘皮肤可有纤维化,可有多发窦道或深层组织外露。舌质淡,苔薄白或少苔,脉沉细。

方药:黄芪桂枝五物汤合六味地黄丸加减。黄芪30g,党参20g,桂枝

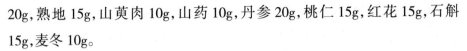

20g,熟地 15g,山萸肉 10g,山药 10g,丹参 20g,桃仁 15g,红花 15g,石斛 15g,麦冬 10g。

2. 外治法　外治法是外用中药和一些非药物疗法,是中医药治疗慢性难治性创面的重要方法,与内治法一样,也需要辨证施治。创面的辨证,大体上也可分为湿热证、血瘀证和虚证三种。湿热证外治以清热解毒,利水消肿为主,兼去腐生肌;血瘀证以活血化瘀,行气止痛为主,可根据创面状况兼以祛腐或温养之法;虚证以温养气血,通经散寒为主,兼以祛腐或化瘀之法。除此之外,还可选用湿敷、溻渍、足浴、箍围、灸疗、针刺、穴位注射和药罐等。

(1)祛腐制剂:九一丹、八二丹、五五丹均为煅石膏与红升丹的混合物,按照比例不同而命名,具有提脓拔毒、祛腐生肌功效。因为丹药含量越高,腐蚀作用越强,所以祛腐常用九一丹、八二丹;五五丹一般用于附骨疽、瘰疬等难治性疾病,对于颜面或一些重要部位慎用。另外,以下几种外用药可供参考:

1)化腐生肌散:煅炉甘石 30g,轻粉 10g,血竭 15g,乳香 15g,制没药 15g,冰片 9g,珍珠粉 20g。用于创面腐肉未净,迁延日久创面久不收口者。

2)生肌玉红膏:白芷 15g,甘草 36g,归身 60g,血竭 12g,轻粉 12g,蜂蜡 60g,紫草 6g,麻油 500g。活血祛腐,解毒生肌,用于创面腐肉不去,脓水黏稠,周围皮肤红肿,久不收口者。

3)全蝎膏:蜈蚣 3 条,全蝎 21 个,冰片 6g,凡士林 375g。祛腐生肌,清热止痛,用于创面晦暗,腐肉不多而附着紧密,肉芽生长缓慢,脓水不多,久不收口者。

(2)化瘀制剂:金黄散。天花粉 100g,黄柏 50g,大黄 50g,姜黄 50g,白芷 50g,厚朴 20g,陈皮 20g,甘草 20g,苍术 20g,天南星 20g。活血化瘀,消肿止痛,用于创面紫暗,周围皮肤红肿,或创面红肿,脓水黏稠,腐肉色灰黑。用于创面箍围。

(3)温养制剂:冲合膏。紫荆皮 200g,赤芍 100g,独活 100g,石菖蒲 75g,白芷 50g,凡士林 500g。活血通络,除湿消肿,用于创面久不愈合,肉芽不生,颜色苍白,脓水稀薄者。

（4）湿敷制剂：四黄洗剂。黄芩30g，黄连30g，黄柏30g，大黄30g，金银花30g。清热解毒，利水消肿，用于创面红肿热痛，脓水淋漓，腐肉不去。

三、慢性创面的治疗难点

（一）感染

慢性创面典型的特点是感染，感染可以长期存在，反复发作。感染影响慢性创面的伤口收缩，与创面的细菌定植密切相关。因此，控制感染是治疗慢性创面的重要手段。但这也是难点，因为细菌定植后会在创面表面形成生物膜，大幅度降低抗生素的作用。

（二）皮肤缺损

慢性创面在形成过程中，由于内在因素长期存在，皮肤缺损会出现一个由小到大的过程，最终创面稳定后，往往会出现较大的皮肤缺损。皮肤的完整性遭到破坏，一方面使感染的概率倍增，另一方面会不断消耗人体的营养物质，因此应尽快恢复皮肤的完整性。但这同时也是治疗难点之一。

（三）缺血乏氧

缺血缺氧状态会降低人体对细菌的抵抗力，使创面容易感染，且长期的缺血缺氧导致创面纤维化、瘢痕化，使愈合更加困难。

四、全身治疗在慢性创面治疗中的重要性

（一）原发性疾病的治疗

慢性创面的出现往往是全身疾病在局部的表现，例如糖尿病患者出现足部溃疡，下肢静脉曲张患者出现小腿溃疡，免疫性血管炎患者出现下肢溃疡，动脉硬化闭塞症患者出现缺血性坏死，等等。因此，积极治疗原发病，消除慢性创面发生的根本原因就显得尤为重要。

（二）全身状态的矫正

慢性创面患者往往伴有严重的营养物质消耗，出现贫血、低蛋白、感染等表现，这些表现一方面是慢性创面发展的结果，另一方面也会反影响创面愈合，形成恶性循环。

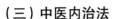

（三）中医内治法

中医将人视为一个整体，慢性创面并不是单独存在的，是人体阴阳失衡的局部表现，中医内治法同样适用于慢性创面的治疗。

五、中医药的治疗优势

（一）控制创面炎症

感染是慢性创面难以愈合的重要因素，西医治疗中首先要根据创面所定植的细菌种类和敏感药物进行全身抗感染治疗，其次要进行物理清创，还可以配合水刀、超声清创等方法。外用新型敷料可以选择银离子制剂、水胶体敷料，渗出较多的可以应用藻酸盐敷料。在全身应用抗生素时，产生耐药菌是个无法回避的问题，而且应用抗生素时间过长还会引发二重感染，所以在抗感染的同时，运用中医药治疗十分必要。例如浓缩三黄洗剂有明确的抑菌作用，尤其是对耐药的铜绿假单胞菌有效，能有效减少抗生素的用量和用药时间；祛腐生肌药物不但能清除创面菌膜，抑制细菌定植，其中微量的汞离子还能促进肉芽生长；全蝎膏等膏剂外用，能在创面上形成湿性愈合的环境；洪宝散、金黄散等做箍围治疗，能有效控制感染范围，促进排脓。因此，中西医结合治疗慢性创面，临床效果更佳。

（二）给予患者更多的选择权

目前，西医治疗慢性创面疗效明确，但是操作烦琐，价格较高，大多为有创治疗，难以在基层开展。中医药治疗慢性创面以有效、简便、价廉为特征，易于在基层开展，可使更多患者受益。众所周知，慢性创面治疗是一个漫长过程，有统计表明，其愈合的平均时间超过 70 天。由此产生一个难题，即患者出院后的创面处理问题。就目前来看，基层医疗单位缺乏相应的治疗条件和处理能力，因此中医药治疗显得尤为重要。尤其是对于长期卧床、经济拮据、家住偏远地区、医疗知识匮乏的患者而言，中医药治疗更是他们的优选。

（信铁峰）

第四节 糖尿病足坏疽的人性化评估

一、案例分析

糖尿病足坏疽是糖尿病足较为严重的并发症之一,按照 Wagner 分级法属于 4~5 级,截肢的概率很大。糖尿病足坏疽的严重后果是致残,而致残程度的轻重是治疗效果的直接体现,医生的追求则是尽量保留肢体,减轻致残程度。但是糖尿病足坏疽尤其是缺血性坏疽,病情往往非常严重,治疗过程漫长且复杂,愈后也很难预料,在治疗过程中患者经历的痛苦和经济负担更是一个极大的问题。因此,如何根据患者的病情和具体情况,合理制订治疗方案则成为医生重视的问题。下面就借几个具体的病例谈一下如何人性化地评估病情,选择治疗方案。

【医案一】

患者男性,76 岁,动脉硬化闭塞症,左下肢急性动脉栓塞。发病半个月后就诊,肢体远端缺血坏死,家庭经济条件差。入院时查体见左下肢远端干湿混合型坏疽,界限在踝关节上方 8~10cm,肢体肿胀,皮肤大面积剥脱,有血性渗出。患者疼痛剧烈,睡眠差,血糖、血压均不稳定。

治疗时间:断续治疗 2 月余。

治疗方式:先保守治疗,最终截肢手术。

治疗结果:高位截肢。

对截肢态度:严重抗拒。

病案分析

1. 评估　患者高龄,突发下肢动脉栓塞,来就诊时肢端坏死严重、感染,伴有剧烈疼痛。患者动脉造影显示腘动脉以下所有动脉已经完全闭塞,未见血流,且伴冠心病、糖尿病肾病等多种疾病,因此建议患者截肢治疗。

2. 结果　由于患者及家属对截肢十分抗拒,多次沟通未果,因此采取相应保守治疗措施,断续治疗 2 月余,坏死逐渐加重,患者疼痛不可耐受,

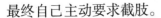

最终自己主动要求截肢。

3. 分析　此例患者坏死肢体已经无法挽救,早期截肢为最佳选择,可以尽快减轻痛苦,也可减少经济损耗。但是由于患者及家属对截肢的抗拒态度,以至于拖延 2 个月后才实行,给患者本人和家庭带来不必要的痛苦和麻烦。

【医案二】

患者男性,58 岁,糖尿病足,发病 1 个半月后就诊,左足湿性坏疽,家庭经济条件良好。入院时患者一般状态尚可,查体见左足高度肿胀,局部波动感明显,皮肤表面可见多处破溃,可探及窦道 3 处,深 10~12cm,轻度按压既有大量脓性渗出物溢出,足背动脉及胫后动脉可触及。

治疗时间:持续治疗 2 月余。

治疗方式:保守治疗不成功后截肢。

治疗结果:小腿截肢。

对截肢态度:严重抗拒。

病案分析

1. 评估　患者由足趾感染演变为全足坏疽,就诊时严重感染,伴有高热、疼痛。患者动脉造影显示下肢供血良好,但是清创后发现足底所有肌腱、肌肉、骨骼均遭到破坏,感染已侵蚀踝关节,因此建议患者截肢治疗。

2. 结果　由于患者对截肢十分抗拒,因此采取相应保守治疗措施,持续治疗 2 月余,感染得到控制,坏死局限,疼痛缓解,但是踝关节被完全破坏,关节腔开放,患者一度状态转差,最终说服患者同意截肢。

3. 分析　此例患者虽然下肢供血没有障碍,但是感染对全足破坏严重,残留组织不足以维持患者站立行走,而且慢性消耗会导致其他器官衰竭,因此应该早期截肢。事实也证实了我们当初的忧虑,患者逐渐出现低蛋白、贫血、心衰、肺感染等并发症,一度危及患者生命,最后小腿截肢阻止了病情进一步恶化。

【医案三】

患者男性,34 岁,糖尿病足,发病 1 个月后就诊,左足第二趾湿性坏疽,家庭经济条件良好。入院时一般状态尚可,查体见:左足第二趾肿胀严重,趾甲脱落,甲床下方有破溃,可探及窦道,按压时有脓血性混合物溢出,有臭味,波动(+),足背动脉及胫后动脉搏动存在。

治疗时间:治疗 3 周。

治疗方式:截趾术。

治疗结果:好转。

对截肢态度:顺利接受。

病案分析

1. 评估　患者由甲沟炎演变为左足第二趾湿性坏疽,就诊时足趾高度肿胀,周围脓肿形成,伴有发热。患者动脉搏动良好,放射线片显示骨髓炎改变,跖趾关节骨质破坏,因此建议患者截趾治疗。

2. 结果　入院后第二天于跖趾关节处行左足第二趾离断,脓肿切开引流术,术后切口不做缝合,敞开引流。术后给予全身抗感染,局部清创换药,治疗 3 周后,坏死组织脱落,肉芽生长良好,患者出院于门诊换药。

3. 分析　此例患者虽然年纪较轻,截趾后会产生一定的功能障碍,但是感染已经侵袭骨质,周围脓肿形成,为了防止脓肿扩散造成更大的破坏,因此截趾是比较好的选择。事实也证明,截趾后患者发热很快消退,疼痛消失,1 周后能离床轻度活动;3 周后坏死组织完全脱离,创面肉芽生长旺盛,6 周后创面完全愈合。

【医案四】

患者男性,47 岁,糖尿病足,发病半个月后就诊,肢体远端湿性坏疽,家庭经济条件差。入院时疼痛剧烈,睡眠差,饮食差,血糖控制不良。查体见:右足第一、二趾坏疽,第一趾坏疽趾远端干燥,色黑,质硬,坏死界限已经延伸至足趾关节处;第二趾肿胀,表皮糜烂,有脓性渗出,肿胀明显,足背动脉及胫后动脉可触及。

治疗时间:断续治疗 9 月余。

治疗方式:保守治疗 2 周后截趾术。

治疗结果:痊愈。

对截肢态度:抗拒。

病案分析

1. 评估 患者由左足第二趾外伤破溃很快演变为局部坏疽,来就诊时轻度发热,剧烈疼痛。患者动脉造影显示下肢供血尚可,清创后发现左足第二趾呈干性坏疽。考虑患者年纪尚轻,为家中主要劳动力,因此建议患者截趾保肢治疗。

2. 结果 由于患者对截趾抗拒,因此先采取相应的保守治疗措施。治疗2周后,感染得到控制,坏死界限清楚,第一、二趾均演变为干性坏疽,但是疼痛仍然剧烈,患者昼夜不得安宁,最终说服患者同意截趾。第一、二趾截趾后创面敞开未缝合,经过中药换药月余,坏死组织脱落,肉芽生长良好,遂转至门诊换药,最终痊愈。

3. 分析 此例患者正值中年,首先应该考虑尽量保全肢体。为了能够保肢就要阻止感染蔓延,截除已经坏死的第一、二足趾。事实证明,虽然截趾后部分骨质外露,但是在中西医结合治疗下仍然完全愈合,保肢成功。

【医案五】

患者男性,70岁,糖尿病足,发病1周后就诊,右足肢体远端湿性坏疽,家庭经济条件佳。入院时患者高热,酮症酸中毒,查体见右足小趾肿胀,局部皮肤坏死,波动感明显,皮肤糜烂,轻度按压可见脓血混合物溢出,臭味较大,足背动脉及胫后动脉搏动良好。

治疗时间:持续治疗2月余。

治疗方式:保守治疗。

治疗结果:痊愈。

对截肢态度:严重抗拒。

病案分析

1. 评估 患者由小趾甲沟炎演变为局部湿性坏疽,就诊时高热,疼痛感不明显。患者下肢动脉搏动良好,清创时清除了坏死的小指及部分掌趾关节,见创面红润,供血良好,因此建议保守治疗。

2. 结果 采取相应保守治疗措施,2周后感染消退,坏死组织脱落,无明显疼痛。治疗 1 个月后创面生长良好,窦道闭合,患者出院自行换药。出院 1 月余,创面完全愈合。

3. 分析 虽然患者年龄偏大,但是平素身体素质较好,局部感染控制较快,坏死波及范围有限,肢体供血良好,而且患者保肢愿望强烈,所以采取保守治疗,最终完全愈合。

二、总结

综上所述,对于糖尿病足坏疽,不应单纯从疾病本身判断是否需要截肢,还需综合考虑患者的自身状况、经济条件、生活质量、家庭环境以及截肢后对生活的影响等其他因素。

1. 从疾病本身的发展演变来判断 以下情况应考虑截肢:

(1)急性动脉栓塞或血栓形成,肢体远端已有明显坏死,坏死范围波及较大,预计残留的肢体不能支持正常行走者。

(2)不能控制且危及生命的急性肢体感染。

(3)长期存在的创面慢性感染反复急性发作,不仅严重影响肢体功能,且影响全身情况,而又无法根治者。

(4)破坏广泛的踝关节周围感染,且影响全身健康,而又无法根治者。

2. 从患者的家庭环境判断 由于保肢治疗时间久、费用大,对患者自身及其家庭都是一个很大的挑战。因此,肢体坏死严重且有以下情况者,建议患者截肢。

(1)家庭经济条件拮据,预计难以承受治疗费用者。

(2)长期卧床或不能正常行走者。

(3)缺乏护理人员,预计不能坚持长期治疗者。

(4)保肢后局部畸形愈合,预计不能正常站立、行走者。

(5)保肢后预计生活质量无明显改善者。

3. 从患者的自身状况来判断

(1)不能忍受剧烈疼痛,昼夜不得安宁,已经影响全身其他器官功能者。

（2）心理状态有偏差，不能配合医生治疗者。

（3）并发症较多，可能会危及生命安全者。

总之，在糖尿病足溃疡的临床治疗中，我们既不要盲目追求保守治疗的愈合效果，也不要因为保守治疗的难度大、时间长而轻易选择截肢处理。合理的人性化评估病情，因病因人选择治疗方案是我们应该重视的问题。

（信铁峰）

第五节　血管闭塞的细节

所有与血管闭塞相关的疾病，均是因为管腔阻塞导致功能障碍，危及相应的器官安全，从而危害人体健康。但是，不同位置的血管闭塞原因不尽相同，在诊断和治疗上不能一概而论。常见的血管闭塞方式有血栓形成、血栓栓塞、血管狭窄、血管痉挛等，各种方式之间没有绝对界限，经常是一段闭塞的血管中几种方式同时存在。例如，动脉硬化的血管最先出现的是由斑块引起的狭窄，进而在斑块表面形成血栓，也有可能斑块脱落造成栓塞；血管栓塞后，远心端血管还会因为缺血产生痉挛，继而因为内皮损伤形成新的血栓。

一、血栓形成

（一）概念

血栓形成是指血液中的成分在血管内部发生凝固，形成凝血块或血栓，并阻碍血流的病理过程。血栓形成是最常见的血管闭塞方式，可导致血液停止流动或者流动缓慢，从而产生相应部位的功能障碍。根据产生部位的不同，可将血栓形成分为动脉血栓、静脉血栓和微循环血栓。

（二）形成条件

总体来说，血栓形成与血管自身状况、血流速度及血液高凝状态有关，即 Virchow 提出的三大因素，其中血管自身状况占主要地位。此外，动脉血栓、静脉血栓和微循环血栓形成的条件和影响因素又有一定区别,演变经过也不尽相同。

1. **血管自身状况** 在正常生理状态下,血管管腔覆盖有完整的内皮细胞,内皮细胞具有抗凝和促凝两种作用,以抗凝作用为主,因而流动的血液不发生凝固。当内膜出现损伤后,促凝作用转为主要方面,促进血栓形成,引起血管闭塞。导致血管内膜损伤的因素很多,如动脉粥样硬化斑块、管腔狭窄、炎性损伤、缺氧、休克、败血症和细菌内毒素等。在动脉血栓形成过程中,动脉粥样硬化最为常见。动脉粥样硬化是血管疾病的重要病理基础,在此基础上的血栓形成是心脑及周围血管疾病发病的主要原因,可导致诸如脑梗死、心肌梗死、心绞痛、四肢急慢性缺血等疾病。此外,免疫性损伤与机械性损伤也是常见因素。免疫性损伤发生于免疫性疾病,如血栓闭塞性脉管炎、大动脉炎、红斑狼疮、硬皮病等;机械性损伤则发生于血管狭窄后血液流动产生的血流切变应力和血管内压力,究其根本原因还是动脉硬化斑块或者免疫损伤后瘢痕引起的血管狭窄。静脉血栓形成的影响因素当中,医源性损伤与化学性损伤占主导地位,此外感染性因素也不可忽视。静脉内膜的机械性损伤包括髂静脉受压,手术中对血管的牵拉和损伤,留置导管的损伤等;化学性损伤如高渗药物,刺激性较强的抗生素,抗肿瘤药和造影剂等。微循环血管内膜则对感染因素和代谢产物敏感,如弥散性血管内凝血(DIC)状态下的微循环血栓形成。

2. **血流速度** 动脉内的血栓成分以纤维蛋白和血小板为主,动脉血栓形成启动因素主要是内膜损伤,所以管腔狭窄后在狭窄部位产生的涡流对动脉血栓形成影响最大。正常血流中,血液的有形成分处于轴流状态,与血管壁不接触,血小板不会活化;当血流状态发生改变产生涡流时,血小板进入边流,与内膜接触黏附,加之动脉硬化斑块损伤内膜,内皮之下的胶原暴露,因此可触发内外源性凝血过程,导致血栓形成。静脉血栓的主要成分是纤维蛋白和红细胞,启动因素是血液中某些影响凝血因素的变化。静脉血栓形成比动脉血栓形成概率大得多,主要原因是静脉中血流更为缓慢,尤其是存在瓣膜的位置,不但血流缓慢且会出现旋涡。血管内皮细胞对凝血的调节是切应力依赖性的,当血流缓慢时更有利于血小板的活化。因此,血流停滞对于纤维蛋白形成及其后的血栓生成是必需的,实际上静脉瓣膜的位置也常常是静脉血栓形成的起点。

3. 血液高凝状态　血液高凝状态也是血栓形成的重要因素,可分为遗传性和获得性两种。遗传性高凝状态很少见,包括第V因子过度活跃及某些抗凝血因子的缺乏。获得性高凝状态的原因很多,常见的有手术、创伤、妊娠、分娩、高脂血症、吸烟、肥胖、肿瘤、动脉硬化等。其中,动脉血栓形成与动脉硬化、高脂血症、吸烟、肥胖、肿瘤密切相关,这些因素能够导致血小板增多、黏性增加以及凝血因子合成增加,抗凝血酶合成减少,血液处于高凝状态,容易形成血栓。静脉血栓形成除了以上这些因素外,口服避孕药物也不可忽视,因为口服避孕药物能抑制肝脏合成抗凝血酶,使血液处于高凝状态。微循环的微血栓形成与羊水栓塞、溶血、严重创伤、恶性肿瘤密切相关,当疾病导致大量凝血物质短时间内进入循环时,可引起急性微循环血栓形成;而已浸润血管或转移的癌,因为不断释放组织因子样促凝因子入血,能引起慢性微循环血栓形成。

(三)临床表现

血栓可以在身体任何部位产生,静脉血栓的形成概率高于动脉血栓,但是动脉血栓的危害却远远大于静脉血栓。血栓形成后,会因为血流受阻而产生一系列症状,因其发生部位不同,所影响的器官也就不同,从而产生的临床症状各异。动脉血栓形成常常导致相应供血部位的缺血性改变,也就是常说的"梗死"。发生在心脏的血栓形成导致心肌梗死,影响循环系统;发生在神经系统的血栓形成导致脑梗死,产生神经系统功能障碍;发生在肠系膜动脉的血栓形成导致肠梗死,影响消化系统,甚至危及生命;发生在下肢的血栓形成导致下肢动脉缺血性梗死,危及肢体安全。静脉血栓形成导致相应部位的回流障碍,使局部血流瘀阻,静脉压力升高,组织液外渗,从而产生肿胀和积液。如门静脉血栓形成会导致腹水,肾静脉血栓形成导致肾肿大,造成肾功能障碍;上下肢深静脉血栓形成引起肢体肿胀,如果血栓脱落还会导致肺动脉栓塞。视网膜血栓形成导致视力急剧下降;内耳微循环血栓形成可导致突发性耳聋；而危害较大的是 DIC，可危及患者生命。

（四）治疗

1. 动脉血栓形成　动脉血栓形成后如果器官缺血严重，会危及生命安全，在短时间内祛除血栓使血管再通为当务之急。对于这一类缺血的治疗，手术是首选。其中，血栓清除术、导管溶栓术等对于急性血栓形成较为适宜；动脉血栓内膜剥除术及血管成形术、动脉旁路移植术、静脉动脉化手术、经皮腔内血管成形术多用于慢性动脉狭窄性疾病的治疗。无论是否需要手术，药物治疗都不可或缺。常见的药物治疗方法有抗凝、祛聚、降纤、溶栓、扩张血管等，尤其是祛聚药物更要长期应用，这是因为在动脉血栓形成过程中，血小板起到了主导作用，所以为了防止血栓复发，必须抗凝与祛聚并重。对于动脉慢性狭窄且侧支循环建立充分的患者，建议以保守治疗为主，在此类疾病中，中医药的应用是重要环节，可根据实际情况辨证施治。

2. 静脉血栓形成　静脉血栓形成的概率远高于动脉血栓形成，其中比较多见的是下肢深静脉血栓和肺动脉栓塞。静脉血栓形成急性期的治疗中，抗凝是基础，如果有抗凝禁忌，则可以考虑植入滤器。此外，导管溶栓和取栓术也是急性期常用的手术方式。对于并发肺动脉栓塞者，可以溶栓治疗，因全身溶栓出血概率大、效果不佳，建议采用介入溶栓的方法。急性期过后的迁延期，除了常规抗凝治疗外，中医药治疗也是一大特色。到了后遗症期，如果存在大静脉狭窄，可以采用经皮血管成形术作支架植入。

3. 微循环血栓　微循环血栓形成大多伴有原发疾病，所以首先要处理原发病灶，此外抗凝、降纤、溶栓也是常用的治疗手段。

（五）预防

1. 改变生活习惯，戒除不良嗜好　目前认为，吸烟是血管疾病发生的独立危险因素，烟草中的尼古丁能够直接损伤血管内皮，促进血栓形成。超重或肥胖能够加速动脉硬化，使血液黏度升高，是血栓形成的危险因素。因此，改变生活习惯（减肥）、戒除不良嗜好（戒烟戒酒）是预防血栓形成的基础。

2. **适当运动** 适当运动能够促进新陈代谢,促进血脂、血糖转化,降低动脉硬化风险。

3. **药物预防** 药物预防在血栓形成的预防中占有重要地位,如骨科术后的抗凝、心脑血管患者口服阿司匹林等都是相应的药物预防。另外,中药的合理运用对血栓形成的预防作用越来越得到重视。

二、血管栓塞

(一)概念

血管栓塞是指脱落的栓子堵塞在与栓子口径相当的下游血管,造成阻塞部位组织器官急性缺血的病理过程。栓子的种类包括血栓、动脉硬化斑块、胆固醇结晶、细菌团块、脂肪颗粒、羊水、空气、异物等。栓子的来源,最常见的是心源性,如房颤和风湿性心脏病等,此外还有周围血管源性、感染源性、外伤源性以及医源性栓子。

(二)病理过程

栓子嵌顿在动脉时,首先引起损伤动脉痉挛,继而出现血管内皮损伤,引发凝血反应,形成血栓。由于血栓栓塞一旦形成就是血流的完全中断,所以在栓塞形成6~12小时后,缺血部位组织便可发生坏死。

(三)临床表现

类似于血栓形成,但是更为急骤,进展更为迅速,危害也更大。血栓形成常伴有血管的慢性狭窄,在狭窄形成过程中会建立一定程度的侧支循环,即使血栓形成,血管管腔也不会完全闭塞。因此,血栓形成表现出的临床症状往往是一个慢性进展过程,而血栓栓塞闭塞在短时间内血流完全中断,此时侧支循环还未开放,这样就造成组织急剧缺血,坏死很快出现。

(四)治疗

治疗策略取决于缺血的严重程度,因此必须在短时间内对患者的缺血程度进行判定。持续性疼痛、感觉缺失及严重的功能障碍是判断患者是否处于危险的重要特征,例如脑栓塞导致的意识丧失、肺动脉栓塞导致的血压下降、冠状动脉栓塞导致的循环系统功能衰竭、肠系膜上动脉栓塞导致的全身中毒表现、周围动脉栓塞导致的"5P"征等,均预示着患者情况紧急。对于缺血不重,组织器官尚有生机的患者可以观察治疗;对于已经出现危急症状,组织器官濒临坏死的患者,应尽快手术治疗,常用的手术方式有介入溶栓和手术取栓。血栓栓塞的药物治疗与血栓形成基本相同。

(五)预防

对于内源性栓子,药物预防最重要,如房颤患者常规进行抗凝治疗,防止产生心房附壁血栓;动脉硬化闭塞症患者应用他汀类药物稳定斑块,防止脱落等。对于外源性栓子,最应注意的是医源性栓子,这就要求医务工作者在进行有创的检查和治疗时,操作规范,动作轻柔,防止人为地造成血管栓塞。

三、血管狭窄

(一)概念

血管狭窄是指血管由于各种原因导致管壁增厚向内突出,从而引起管腔狭窄、血流缓慢的病理过程。血管狭窄可发生在动脉,也可发生在静脉。动脉常见的狭窄原因有动脉硬化、炎性损伤、肿瘤、术后再狭窄等;静脉狭窄主要由血栓机化后的瘢痕导致,也包括外在的压迫性狭窄等。

(二)临床表现

血管狭窄是一个慢性过程,在这个过程中会建立侧支循环,主要表现为慢性缺血或淤血性病变。但是在狭窄的基础上,也可并发急性病变,如血栓栓塞的栓子嵌顿在血管狭窄部位。血管狭窄后局部血流还会发生改变,损伤血管内皮,从而在狭窄部位产生附壁血栓,使管腔完全闭塞,引起急性缺血的临床表现。此外,动脉硬化斑块破裂造成的夹层,以及动脉瘤内的急性血栓形成也可造成血管狭窄的急性闭塞。静脉狭窄同样也可在狭窄部位发生急性血栓形成。

(三)治疗

对于血管轻度狭窄、侧支循环建立充分、目标血管所对应的器官没有严重循环障碍的患者,按照发病原因的不同,针对病因进行治疗,观察病情变化即可。对于重度狭窄、侧支循环建立较差、已经出现相应器官病变的患者应积极进行血管开通,恢复血管通畅。在手术开通血管的同时,药物治疗也是重要手段,尤其是中医药对血管狭窄的治疗作用,越来越得到业界认可。

(四)预防

主要是术后再狭窄的预防,预防措施包括药物治疗、放射治疗、血管外支架等方法。其中,中药预防再狭窄近年来取得了较好疗效,已经证实丹参、赤芍、厚朴等单味中药以及血府逐瘀汤等方剂对于控制术后再狭窄有明确效果。

四、血管痉挛

(一)概念

血管的舒缩受神经和体液双重调节,当血管受到外界不良刺激或产生内在调节紊乱,导致血管平滑肌持续性收缩,管腔狭窄,血流不畅,即发生血管痉挛。血管痉挛是一种功能性的血管狭窄,与实质上的狭窄没有绝对界限。长期反复痉挛将导致血栓形成,从而造成实质上的狭窄;而急性血栓栓塞的早期必然伴有受累血管的痉挛。

(二)原因

免疫性损伤、物理性损伤、感染、中毒等都是引起血管痉挛的重要因素,因此血管痉挛常见于雷诺病、冻伤、免疫性血管炎等。

(三)临床表现

血管痉挛主要发生在肢端小血管,表现为肢端血管受到外界因素刺激后,发生一过性的痉挛狭窄,受累肢体苍白,皮温降低,疼痛。待痉挛缓解后,局部还会出现组织缺氧表现,出现发绀和潮红。长时间反复出现痉挛的部位,会导致血管损伤,逐渐演变为实质上的狭窄,出现慢性缺血,甚至坏死。

(四)治疗

主要是治疗原发病,可以应用交感神经阻滞药及血管扩张药解除痉挛。对于病程较长，症状严重，或出现远端组织缺血坏死，经过足量和足疗程的药物治疗仍无效者，如免疫学检查正常，可考虑手术治疗。

（信铁峰）

第六节　中西医结合外治法在糖尿病足溃疡中的应用

一般认为，糖尿病足溃疡最有效的治疗方法是局部治疗。近年来，应用科学有效的清创方法大大提高了临床疗效，缩短了创面愈合时间，为清创治疗开创了新局面。同时，中药外治法的应用更好地显示了中医药的独特优势，在糖尿病足溃疡的治疗中发挥了重要作用。下面简单介绍一下中西医结合外治法在糖尿病足溃疡中的应用。

一、常用清创技术

（一）一般创面处理

一般创面处理在糖尿病足溃疡的治疗中非常重要，可以去除局部沾染细菌的坏死组织、脓性渗出，保持创面清洁，控制感染。常用于血运良好、生长旺盛的新鲜创面。

（二）积极清创法

积极清创法常用于有大量坏死组织或慢性感染性创面，这种清创方式能够去除局部坏死组织、异常细胞及潜在窦道，开放创口，促使感染局限，有利于微血管形成及结缔组织填充。包括蚕食法和鲸吞法两种。蚕食法适用于慢性感染性创面或缺血性糖尿病足创面，特点是创面污秽，坏死组织较多，与健康组织之间界限不清，水肿较重；鲸吞法适用于干性坏疽、湿性坏疽感染已经控制或者坏死组织与健康组织间界限清晰的创面。

（三）其他方法

除了上述清创法外，临床还常用水刀、超声波、负压疗法等新技术进行清创操作,可有效提高治愈率。

二、常用中药外治法

(一)托里排脓

托里排脓是中医经典的外用治疗方法,用于痈疽不溃难消。此为正气不足,不能托毒外排之象,本法可扶助人体正气,扶正祛邪,使疮疡邪毒不致内陷,促进邪毒排出体外。临床常用金黄散、洪宝膏等,能够箍聚邪毒,收束疮形,制止毒邪扩散,具有使疮疡易消、易溃、易敛的作用。

(二)提脓去腐

提脓去腐也是重要的中医外治方法。《医学入门》:"疮口不敛,由于肌肉不生,肌肉不生,由于腐肉不去。"腐肉不去则新肉不生,本法常采用提脓去腐药物,促使疮疡脓毒尽早排出,腐肉迅速脱落。该法不仅可以起到解毒消肿作用,还可使创面坏死组织溶解,利于引流,防止炎症进一步发展。常用的提脓去腐方剂有化腐生肌散、珍珠散等。

(三)煨脓长肉

煨脓长肉首见于申斗垣《外科启玄·明疮疡宜贴膏药论》:"大凡疮毒已平,脓水未少,开烂已定,或少有疼痒,肌肉未生……故将太乙膏等贴之,则偎脓长肉,风邪不能侵,内当补托里,使其气血和畅,精神复旧,至此强壮,诸疮岂能致于败坏乎?"所谓"煨脓长肉",是指在糖尿病足疮面邪毒渐清、新肉已生之时,外敷中药膏剂或粉剂,促进创面气血运行,增强其防御能力,使创口脓液渗出增多,祛腐排毒,生肌敛疮,从而达到促进创面生长目的。煨脓长肉原理:目前认为,外用中药可在疮面形成一层保护膜,封闭和隔离疮面,减少感染机会。同时,外用中药能自动引流,清洁创面,改善局部微循环,减轻局部组织缺血、缺氧状态,促进创面愈合。另外,外用中药形成的脓液还可激活巨噬细胞,或促进 B 细胞转化为能合成各种免疫球蛋白的浆细胞,提高局部免疫能力。常用药物有生肌玉红膏、象皮膏等。

(四)丹药的应用

丹药是以矿物类药在密闭、高温、缺氧条件下炼制的药物,是中医在疮疡治疗中的独特方法,但因其中的重金属成分,在现代外科治疗中常被禁止使用。临床中,我们对于小面积的难愈创面,不适合应用积极的外科治疗手段时应用丹药治疗,常能收到较好效果。丹药主要有红升丹与白降丹,临床常用的则是红升丹与熟石膏配伍经过减毒的丹药。石膏与丹药之比为9∶1者,习称"九一丹";比例为1∶1者,习称"五五丹";比例1∶9者,习称"九转丹"。九一丹大多用于后期创面,主要用于面积较小而渗出较多者,有较好的收敛之功。五五丹拔毒去腐力强,主要用于新肉初现,但是腐肉不脱,疮口坚硬,肉暗紫黑,脓血淋漓者。九转丹具有更强的拔毒去腐能力,常被捻成管状插入疮内提脓,但是对于伴有缺血的糖尿病足创面应慎用。

(五)创面分期治疗时外用药物的选择

根据创面分期理论,按照基底颜色可将创面分为黑期、黄期、红期、粉期四期,分别对应创面愈合过程中的组织坏死期、炎性渗出期、肉芽组织期、上皮化期。

黑期和黄期的主要治疗方法是清除创面坏死及感染组织,刺激肉芽组织生长,使创面快速进入红期。因此,这两期主要应用托里排脓和提脓去腐类中药,也可根据创面情况适当应用丹药。

红期和粉期的治疗目的是保护新生肉芽组织,促进上皮增殖,启动创面的内源性修复机制并加速其进程,达到创面愈合目的。因此,这两期主要应用煨脓长肉类药物。在实际临床应用中,常常是多种清创手段以及药物配伍使用。

三、其他治疗方法

(一)创面旷置

创面旷置,我们常称之为"顺其自然法",是指对于一些肢端的干性坏疽,在感染控制良好、坏死界限清晰的条件下,可将创面暴露,除换药外无须继续处理。待坏死部位干燥,坏死组织与健康组织完全分离后,再处理残存的创面。创面在旷置时,也需换药,尤其是坏死组织与活性组织的交

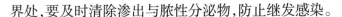

界处,要及时清除渗出与脓性分泌物,防止继发感染。

(二)早期离断

如符合早期离断适应证,应尽早行手术治疗。

(信铁峰)

第七节　中医药治疗周围血管疾病漫谈

一、辨证论治在周围血管疾病治疗中的意义

辨证论治是指导中医临床的基本原则,也是理论和实践相结合的具体体现。临床认识和治疗疾病,不能单纯着眼于"病"的异同,还要重视"证"的区别,做到既辨病又辨证,通过辨证进一步认识疾病。许多疾病在演变过程中都会体现出多"证"混杂的表现,如"痰湿夹瘀""瘀证夹寒""虚实夹杂"等,常无法以单一辨证从头到尾进行论治,在治则上也会采取"利湿化痰,活血化瘀""温补脾肾,通络止痛""清热解毒,利水渗湿"等多种证型兼顾的方法。由于不同疾病发病原因不同,其所表现出来的证型亦有主有次。如股肿(下肢深静脉血栓形成)、筋瘤(静脉曲张)、臁疮(静脉性溃疡)、脉痹(免疫性血管炎)等疾病,多以痰湿为主要发病因素,因此在治疗中多采取"利湿化痰"为主,伴有血瘀症状者,兼活血化瘀;伴有热象者,兼清热解毒;伴有虚证者,兼补益脾肾。对于脱疽(动脉硬化闭塞症、血栓闭塞性脉管炎、雷诺病)类疾病,多以血脉瘀阻为主要发病因素,因此在治疗中往往以"活血化瘀"为主要原则,有兼证时,宜多证同治。

中医学认为,同一疾病在不同的发展阶段,可以出现不同证型;而不同疾病在发展过程中又可能出现同样的证型。因此,在治疗疾病时可以分别采取"同病异治"或"异病同治"原则。"同病异治"即对同一疾病不同阶段出现的不同证型,采用不同的治法。例如,下肢动脉硬化闭塞症Ⅰ期,应当用温经散寒的治疗方法;Ⅱ期血瘀明显,则须加强活血化瘀药物的应用;

而至Ⅲ期,则应以清热活血解毒为主。"异病同治"是指不同疾病在发展过程中出现性质相同的证型,因而可以采用同样的治疗方法。比如,下肢动脉硬化闭塞症与雷诺病是两种不同疾病,但均可出现血瘀证型,都可采用活血化瘀方剂治疗。同病异治与异病同治,正是中医辨证论治原则的具体体现。

二、周围血管疾病的预防与康复

(一)动脉系统疾病的预防与康复

动脉系统疾病发生的主要因素是肢端缺血、微循环障碍、神经病变、外伤感染,在预防工作中应立足于病因预防,养成良好的生活习惯是非常重要的。我们把这类患者在日常生活中的注意事项总结为一句话,即"戒烟,限酒,低盐低脂饮食,适当运动"。除了良好的生活习惯,积极治疗糖尿病及避免肢体外伤也很重要。对于动脉系统疾病愈后的康复,需要指导患者进行循序渐进的肢体活动,不建议大运动、高强度锻炼,以防新生的侧支循环遭到破坏,此所谓"动脉静"。

(二)静脉系统疾病的预防与康复

静脉系统疾病的预防要从改善静脉回流状态入手,积极解除静脉淤滞状态。如术后或创伤后早期进行功能锻炼,避免长期卧床;避免长期站立,站立时应适当活动;穿弹力袜或缠弹力绷带以改善肢体静脉回流;应用药物防治血液高黏滞状态或应用抗血栓药物等。对于静脉系统疾病的康复,要在应用弹力袜的基础上指导患者进行一定强度的功能锻炼,充分发挥肌肉泵作用,促进静脉回流,此所谓"静脉动"。

（信铁峰）

32